JN119946

Nブックス

人体の構造と機能

四訂 生 化 学

編著　木元幸一・後藤　潔・大西淳之

共著　小野瀬淳一・倉沢新一・土生敏行・牧　久惠
　　　南　久則・安岡顕人

建帛社
KENPAKUSHA

　生化学は，生物を構成する物質の化学的性質と生理学的役割を明らかにし，それが合成される過程や分解を起こす仕組みを探究し，それぞれが関連し合うことによって，総合的な生体・生命システムをつくり上げていることを研究する学問である。

　生化学は当初，生理活性成分の精製・単離と構造決定から始まった。化学的性質と生理学的役割が明らかになるにつれて生体中での化学変化，すなわち相互の代謝の道筋を解明する方向へと進んできたが，最初は細胞内での生化学反応から今では，細胞の内外，あるいは細胞膜・生体膜にまで至っている。さらに細胞培養技術の進展とともにゲノム・遺伝子解析を中心とした遺伝子発現とその制御ならびに分子レベルでの情報伝達（シグナル伝達）機構の研究へと進んでいる状況である。

　本書は，生体構成成分としての糖質，脂質，たんぱく質・アミノ酸，核酸に加え，生体機能成分としての酵素，補酵素を含むビタミン，ホルモンそして核酸・遺伝子を記述している。これら機能・構成成分を理解した後，糖質代謝，脂質代謝，アミノ酸代謝，核酸代謝について学び，遺伝子の発現と制御，臓器間代謝とシグナル伝達，免疫の基礎へと進む形をとっている。このように本書は，生化学が含む内容の全体を把握でき，現在の最先端部分にも触れつつ，他の専門領域の基礎知識として役立つように配慮している。

　チーム医療現場において医師を筆頭とする医療スタッフにとって，生化学は欠かせない共通の基礎的知識と言える。栄養士・管理栄養士は，妊産婦・乳幼児から高齢者までの広い年齢層と保育園，学校，病院，アスリートなど多様なケースを対象としているが，いずれの場合においても生化学の基本的知識をもとにして，固有の特徴を加味された栄養指導が構築されている。

　本書の執筆者は全員，生化学の教育研究者である。2003年（平成15年）の初版から，2009年（平成21年）改訂版，2016年（平成28年）三訂版の18年間を経て今回，四訂版発刊の運びとなった。今回の改訂から，編者に大西淳之先生を迎え，執筆陣も若返りを図った。また，臨床との結びつきにも重きを置き，トピックスという欄を新たに設け，最新の話題や社会で注目されている話題を提供し，学生の学びの幅を広げ，想像力を刺激する工夫を試みた。

　本書は管理栄養士の国家試験に含まれる領域を網羅するととも

に，栄養学領域全般を体系的に理解するための知識基盤を築くことができるようにとの気持ちをもって執筆した。栄養士・管理栄養士養成教育の充実に寄与できるとともに将来の栄養学領域の研究者を志すきっかけとなることを願っている。

2021年5月

木元　幸一

後藤　　潔

大西　淳之

第 1 章

生体と細胞

　本章では，生体と細胞（cell）についての基本的事項を学ぶ。化学の視点からは分子と結合，そしてpHについて，生物の視点からは細胞構造や生体膜・浸透圧の仕組みについて把握し，細胞（または，組織）の構造がきわめて化学的合理性のもとで成り立っていることを学びとってほしい。

　ここではまず，生化学としての知識体系の基礎を理解する。

1. 分子と結合

　化学は理論的であるが，数学と違って現象の科学であり，実際に存在するものを対象としているので，最初に教わった初歩的な簡単な原理・原則が次には破られてしまう場合がある。しかし，その理由を聞いてみると納得できるはずである。つまり，実際のもの（分子，反応）には量的部分とエネルギーが含まれており，条件が異なると違った形で現れるのである。それゆえ，学習に際しては，結果だけを聞いて暗記していくことは避け，一つずつ正確な理解を積み重ねていくことが大事である。つまり，着実な知識の積み重ねと考え方の進展が要求される。それができるように，本書ではできるだけ高度な応用的知識を省くこととし，本章の分子と結合の化学でも，栄養学を学ぶうえで最低限必要と思われる範囲で要領よく記述することに努めた。

　血糖値として知られているグルコース（ブドウ糖）は$C_6H_{12}O_6$という分子式であるが，ガラクトースもフルクトース（果糖）も同様に$C_6H_{12}O_6$であり，ほかにも数種あるとなると，もうやっかいな気分になるかもしれない。その違いを示すには図1－1のような構造式という書き方で表す必要がある。構造式ではその分子中の**結合**が示されることと**官能基**が示されることによりその分子の特徴が理解されるようになっている。

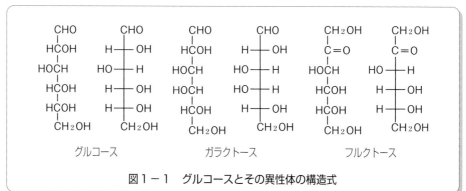

図1－1　グルコースとその異性体の構造式

$C_6H_{12}O_6$ についても，炭素どうしあるいは炭素とほかの元素などの**共有結合**と**官能基**（アルコール基−OH，アルデヒド基−CHO など）**の位置**を示すことにより，上記3種の単糖類の違いが理解される。生化学ではこのように構造式で分子を考えられるようにすることが基本で，共有結合と官能基の位置を素早く見つけることがポイントである。栄養士・管理栄養士として最低限知っておかなければならない官能基は有機化学者になるわけではないので多くは必要なく，頻繁に出てくるものは上記のほかに**カルボキシ基，ケトン基，アミノ基，チオール基，フェニル基**，そして**二重結合**などである（図1−2）。

　分子を形成する化学結合では，炭素を中心とする共有結合を中心として，**最外殻に安定な8個の電子数となるように電子を共有する。炭素の場合4つ，酸素は2つ，窒素は3つ，水素は1つの共有結合相手で安定となる**。まず，この原則を踏まえた後，配位結合，水素結合などの存在を理解する。水素結合はとくに重要である。

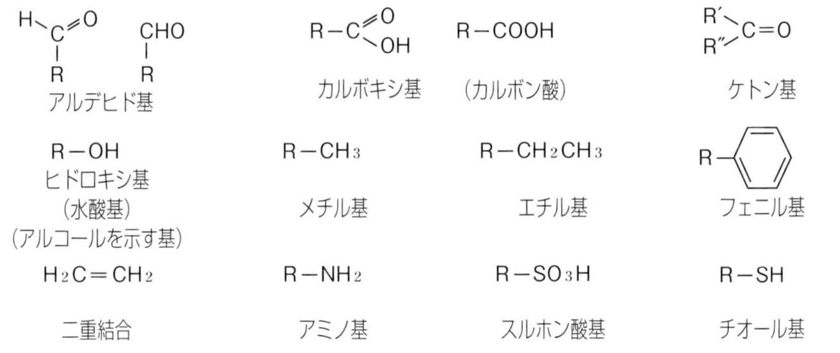

図1−2　生化学でよく使用される特徴的な原子団，結合

2．水と水素結合

　血漿の90%以上，筋肉の80%以上，動植物全体の成分の半分以上が水であり，水は生命にとって不可欠である。水は広範囲のさまざまな溶質を溶かし，生体の溶媒として役立っているのはもちろんであるが，種々の生化学反応を進めるうえでも水系の環境条件が必須である。

（1）水分子の特徴

　酸素原子は電気陰性度が高いので，水分子の水素原子の電子を引きつけ，部分的に陰電荷を帯びる。一方，水素原子は正電荷を帯びる。水分子のように，電子が分子構造に沿って不均等な分布をしていることを双極子という。双極子構造のため，水分子の正電荷を帯びた水素原子は，別の水分子の陰性原子である酸素原子と静電気的力によって引かれる。この結果，水分子を構成する水素原子と酸素原子は共有結合である

が，1つの水分子の水素原子と，もう1つの水分子の酸素原子とは，水素結合を形成する（図1-3）。**水素結合を切るには4～10kcalのエネルギーが必要であり，これは共有結合の約1/10である**（共有結合の場合は約110kcal）。この**水分子どうしの間の水素結合形成の違いが固体（氷）-液体（水）-気体（水蒸気）という変化を生じる。**

　このように水は水分子どうしの水素結合を有し，比熱は1.0と大きな値で，沸点が高く蒸発熱が大きいため，体温調節するのに有利である。また，一定の熱を吸収したときの温度変化が小さいので，生体の温度変化を一定に保ちやすい。さらに，この水素結合は生体の根幹的な反応においてきわめて重要な役割を果たしている。たとえば，たんぱく質分子の機能を決定する立体構造を維持するためには，たんぱく質を構成するアミノ酸どうしの水素結合がかかわっている。また，遺伝子［DNA（デオキシリボ核酸：deoxyribonucleic acid），RNA（リボ核酸：ribonucleic acid）］の複製，転写，翻訳というセントラルドグマの原理は水素結合に基づいている（第10章参照）。

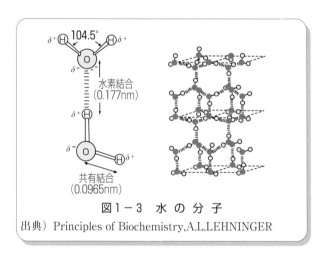

図1-3　水　の　分　子
出典）Principles of Biochemistry, A.L.LEHNINGER

（2）水　代　謝

　体内の水分量の2/3が細胞内にあり，残りの1/3が細胞外にある。細胞外液の25%が血漿である。水を飲みたくなる刺激は細胞外液が高張になることによって起こる。哺乳類の腎臓はおもに体内の水分バランスを調節する臓器である。水分バランスの調節は視床下部による渇感を調節する機能と抗利尿ホルモンおよび腎臓による水分の蓄積と排泄とによって行われる。また，摂取吸収された**糖質，脂質，たんぱく質の各1gから生じる水**は，それぞれ0.6，1.07，0.41gとみることができる。

3．pHと緩衝作用

（1）水のイオン積とpH

　今，AとBが反応して，CとDが生じるとする。

$$A + B \rightleftarrows C + D$$ ……………………………………（1）

反応が平衡に達すれば，次式が成り立つ。

$$K_{eq} = \frac{[C][D]}{[A][B]}$$ ……………………………………（2）

　これを質量作用の法則と呼び，［A］［B］［C］［D］はそれぞれのモル濃度である。

　平衡定数K_{eq}は，温度一定ならば一定であり，もしこの反応系でどれか1つの物質の濃度が変われば，K_{eq}が一定になるようにほかの物質の濃度も変化する方向に反応が進む。

　水は弱い電解質で，H^+イオンとOH^-イオンとには，ごく一部だけ解離している。

$$H_2O \rightleftharpoons H^+ + OH^- \qquad \cdots\cdots\cdots\cdots\cdots\cdots\cdots\cdots\cdots（3）$$

この平衡定数は，25℃で$1.8×10^{-16}$

$$K_{eq} = \frac{[H^+][OH^-]}{[H_2O]} = 1.8×10^{-16} \qquad \cdots\cdots\cdots\cdots\cdots\cdots\cdots\cdots（4）$$

純水のH_2O 1,000mLの濃度は，1,000/18＝55.5Mとなる。

（4）式を変形して

$$[H^+][OH^-] = K_{eq}[H_2O] = 1.8×10^{-16}×55.5 = 1.0×10^{-14} = K_w \cdots（5）$$

このK_wを水のイオン積と呼び，水溶液中のH^+とOH^-の濃度の関係を表す。

　水が電離するときは，$[H^+]$と$[OH^-]$とは同数生じるので，

$$K_w = 1.00×10^{-14} = [H^+][OH^-], \quad [H^+] = [OH^-] = 1.00×10^{-7}$$

水溶液の酸性度を表すためには，水素イオン濃度の逆数の対数をpHと定義し，これを用いる。

$$pH = -\log[H^+]$$
$$水の場合 \quad pH = -\log[H^+] = -\log 10^{-7} = 7$$

　pH＞7は**アルカリ性**でpH＜7の場合は**酸性**となり，pH 7は**中性**である。

（2）酸と塩基

　Bronnstedは，酸とはH^+（プロトン）を与える物質であり，塩基とはプロトンを受け取る物質であると定義している。

酸
$$\begin{cases} HCl \longrightarrow H^+ + Cl^- \\ CH_3COOH \longrightarrow H^+ + CH_3COO^- \\ NH_4^+ \longrightarrow H^+ + NH_3 \end{cases}$$
塩基
$$\begin{cases} H_2PO_4^- + H^+ \longrightarrow H_3PO_4 \\ HCO_3^- + H^+ \longrightarrow H_2CO_3 \\ NH_3 + H^+ \longrightarrow NH_4^+ \end{cases}$$

（3）電離とpH

　今，0.1mol/Lの塩酸と酢酸について考えてみると，塩酸は91%が$[H^+]$と$[Cl^-]$とに電離しているが，酢酸は1.35%しか電離していない。

　塩酸と酢酸の溶液のpHはどうなるだろうか。

　0.1mol/L 塩酸　$HCl \longrightarrow H^+ + Cl^-$ において0.1mol/Lの91%が電離しているので，

　　pH＝$-\log[H+]$＝$-\log[0.1×0.91]$＝1.04　となる。

　一方，0.1mol/L 酢酸CH_3COOHは1.35%が電離しているので，

$CH_3COOH \longrightarrow CH_3COO^- + H^+$ において，

$$pH = -\log[H^+] = -\log[0.1 \times 0.0135] = -\log[10^{-3} \times 1.35] = 2.87$$

となり，同じ0.1mol/Lでも塩酸と酢酸はpHが異なる。

（4）pHと緩衝液

酢酸は水溶液中では，$HA \longrightarrow H^+ + A^-$ であり，平衡状態では，

$$CH_3COOH \longrightarrow CH_3COO^- + H^+$$

$$K_a = \frac{[CH_3COO^-][H^+]}{[CH_3COOH]} \qquad [H^+] = K_a \times \frac{[CH_3COOH]}{[CH_3COO^-]}$$

$$pH = -\log[H^+] = -\log K_a - \log \frac{[CH_3COOH]}{[CH_3COO^-]}$$

$$pH = -\log[H^+], \ pK_a = -\log K_a \ であるから$$

$$pH = pK_a + \log \frac{[CH_3COO^-]}{[CH_3COOH]}$$

つまり，酸と塩基の比率が1:1のときpH＝pK_a値となる。解離曲線，つまり0.5当量のOH^-を加えたとすると50％の弱酸が解離する（酸/塩基比は1.0）。このとき，pK_a値の違いにより横軸上を平行移動する。OH^-イオンを加えていくと最初急なpHの変化がみられるが，0.1〜0.9当量の範囲でOH^-を加えてもpHの変化はわずかに±1くらいであり，このことを緩衝作用という（図1−4）。

もし，pHをpK_a値より1低くするには，塩基/酸＝1/10で，pK_a値が高くなるときは，塩基/酸＝10/1となる。つまり，それぞれ10倍量の変化が必要となる。このように多少薄めても変化せず，反応系での反応中に［H^+］が生じても，［A］と反応して［HA］となり，逆に［OH^-］が生じても［H^+］と反応してH_2Oとなるが，［HA］の解離によってH^+が補われ，［H^+］の変動はほどんどない。

各種のK値あるいはpK_a値（弱塩基の場合pK_b）の弱酸を選ぶことにより目的のpHの緩衝液を選ぶことができる（表1−1）。

酢酸の場合のpK_a値は次のようになる。

$$CH_3COOH \longrightarrow H^+ + CH_3COO^-$$

$$K_a = \frac{[H^+][CH_3COO^-]}{[CH_3COOH]}$$

$pK_a = \log 1.8 \times 10^{-5} = 4.74$（pH4.74±1の範囲で緩衝作用がある）

ヒトの健常な血液のpHは7.40であり，pHが7.35より低いとアシドーシスとなり，pH7.0近くになると死亡してしまう。血液電解質として測定される値は，健常値においては，pH7.4で［HCO_3^-］＝24mM，CO_2＝1.2mMである。臨床検査では動脈血のpHと静脈血のCO_2含量を測ることによりアシドーシス（pH7.35以下，糖尿病ケト酢酸，乳酸アシドーシスまたはケトーシス），アルカローシス（pH7.45以上，胃内液の嘔吐など）として判定される。

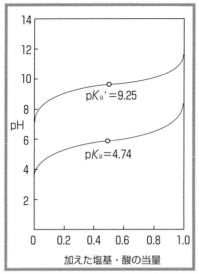

図1－4 酢酸（pK_a4.74）とNH$_4^+$（pK_a'9.25）
の酸-塩基滴定曲線

注）対応するpK_a'値に等しいpHの点においては，
等量の酸と塩基が存在するはずである。

表1－1 数種の物質のpK_a値

	pK_a値
HCOOH	3.75
CH$_3$COOH	4.74
CH$_3$CHOHCOOH	3.86
H$_3$PO$_4$	2.14
H$_2$PO$_4^-$	6.86
HPO$_4^{2-}$	12.4
H$_2$CO$_3$	6.35
HCO$_3^-$	10.2
NH$_4^+$	9.25
グリシン	2.34, 9.6
アラニン	2.34, 9.69

4. 細胞の構造（structure of cell）

　ヒト［個体］ → 臓器［器官・組織］ → 細胞という順番で見れば，細胞が最小単位であることがわかるが，そもそも酵母や細菌のように単細胞の生物も存在している。ヒトや動植物は多細胞生物で，多くの細胞が集合して組織，器官となりそれがつながり，連携して個体を形成している。生物学に関する発展は，個体の観察から始まり，近年は，細胞と組織内での出来事の解明に集中している。それには電子顕微鏡の発達，細胞培養技術の発展と簡略化，分析技術・分析機器の高度化，遺伝子工学的技術の発展などによるところが大きい。細胞の中で何が起こっているのかを知ることは何よりも大事なことであるが，最終的にはそれが組織や器官として，さらに個体としてどうなるのかをいつも視野のなかに入れておかなければならない。細胞は，細胞膜に囲まれており，その中には数種の細胞内小器官と呼ばれるものが存在している（図1－5）。核，ミトコンドリア，小胞体，リボソーム，ゴルジ体，リソソームなどであり，それは細胞質中に浮かんでいるような固定されているような状態で存在し，活動している。細胞は1つの都市のようなものであり，都市（細胞）はそのなかで多くの人びと（物質）や団体（反応グループ）のいろいろな活動を維持形成しているのに似ている。都市のように細胞も物質の出入りが盛んであり，当然廃棄物処理も必須となる。

1）細胞膜（cellular membrane）

　ヒトの細胞は，10～30μmの大きさといわれるが，もちろんすべてが同じ大きさではない。細胞膜はその細胞の内と外を隔てる膜であるが，単なる袋のようなものでは

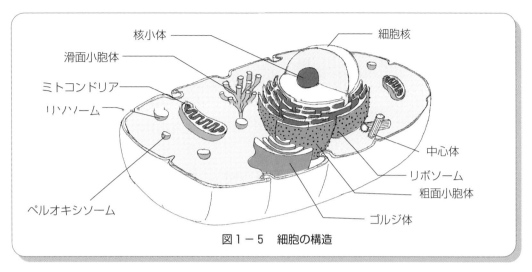

図1-5　細胞の構造

なく，細胞の内と外を巧みに連絡する仕組みが組み込まれており，細胞膜も一種の機能単位として見なされている。詳しくは，「5．生体膜」として詳述する（p. 8 参照）。

2）核（nuclear）

染色体（chromosome）の存在部位でDNAが，塩基性たんぱく質のヒストン（histone）と結合して存在している。普通のヒトの細胞は，**22対の常染色体**（autosomal chromosome）と**1対の性染色体**（sex chromosome）（**女性**はX染色体を2本，**男性**はXとY染色体）をもっている。ヒストンは，円盤状の構造体を形成しており，そのまわりにDNAが巻きついて**ヌクレオソーム**（nucleosome）と呼ばれるくり返し構造の単位をつくる。ヌクレオソームはDNAの200塩基対ごとに形成される。

核は内膜と外膜という2枚の膜で覆われている。外膜の表面にはリボソーム（ribosome）が付着した粗面小胞体が存在する。核膜孔では核と細胞質ゾルの間で絶えまなく輸送が行われている。ヒストン，DNAポリメラーゼ，RNAポリメラーゼなど，核内で働くたんぱく質の多くは，細胞質で合成されてから，核内に運び込まれる。核小体では，rRNA（リボソームRNA）合成やリボソームの組立てが行われている。

ほとんどの体細胞で核は1つ（単核）であるが，約20％程度の肝細胞が核を2つもち，骨格筋は複数の核をもつ（多核）。また，赤血球は核をもたない（無核）。

3）小胞体（endoplasmic reticulum）

核膜から細胞質に広がっている管腔状の膜系が小胞体である。表面にリボソームの付着した**粗面小胞体**とリボソームを含まない**滑面小胞体**がある。小胞体は，実験的にはミクロソームと呼ばれる小さな小胞として得られるが，ミクロソームの形で細胞内に存在するのではない。粗面小胞体の膜結合リボソームは，たんぱく質合成の場である。滑面小胞体は脂質の合成やシトクロムP450による酸化機構などを有している。最近では，小胞体によるCa^{2+}の取り組みと放出が注目されている。

4）ミトコンドリア（mitochondrion, mitochondriaは複数形）

ミトコンドリアは，図1-6のように外膜と内膜の2層によって囲まれており，内

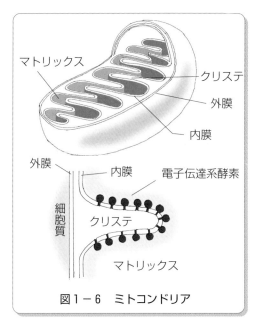

図1－6　ミトコンドリア

膜は内側にクリステと呼ぶヒダを出している。クリステと内膜には呼吸鎖系の酵素とATP合成の酵素が並んでおり，マトリックス（matrix）の糖質，脂質，アミノ酸関連の代謝や，尿素・ヘム合成系などとともにエネルギー産生を行っている。内膜はCa^{2+}を輸送する担体をもっており，細胞質のカルシウム維持にミトコンドリアは貢献しているといわれている。

5）ゴルジ体（Golgi apparatus）

　小胞体上で合成された各種のたんぱく質は，ゴルジ体（装置）に送られて貯められるので濃縮される。また，糖鎖合成酵素を有し，たんぱく質に糖鎖の修飾を行い，血中を通って身体各部へ届けられるようにする。修飾された糖鎖は，輸送中のたんぱく質の安定性や輸送先の標識になっている。

6）リソソーム（lysosome）

　リソソーム内のpHは，細胞質よりも低くなっており，多くの酸性加水分解酵素（酸性域に至適pHを有する）を含んでいる。リソソームは，種々の細胞内物質の分解を行い，またエンドサイトーシスにより細胞内にとり込んだ細胞外物質も分解する（p.11参照）。

7）ペルオキシソーム（peroxisome）

　長鎖脂肪酸の酸化分解を行う。カタラーゼも有しておりH_2O_2による酸化反応も触媒し，D-アミノ酸，尿酸などのβ-ヒドロキシ酸を酸化して，H_2O_2を生じるが，過酸化物の生産と利用の両方を行っている。

8）細胞骨格（cytoskeleton）

　細胞骨格は細胞の形態の維持，細胞内の輸送，細胞間・細胞外情報伝達，細胞の運動，細胞分裂に関与する。線維状の構造で線維の太い順に微小管（ミクロチューブール），中間径フィラメント，ミクロフィラメント（アクチンフィラメント）の3種が存在する。微小管は直径25nm，長さ不定で細胞内の特定の場所（中心子）から方向性をもって成長する。紡錘糸（mitotic spindle）の形成および機能のために必要である。

5. 生 体 膜

　生体膜とは，細胞膜（形質膜）や，細胞内顆粒であるリソソーム，小胞体，ミトコンドリアなどの膜や核膜なども合わせていう。

（1）膜の成分

　主な成分は脂質とたんぱく質である。その成分は細胞膜の種類で異なり，変動している。一般的には，脂質とたんぱく質は半分ずつであるが，ミトコンドリア内膜はたんぱく質75％，逆にミエリンは80％が脂質である。膜の脂質は，リン脂質，スフィンゴ脂質，微量の糖脂質，コレステロールなどで，リン脂質が多く，いわゆるリン脂質二重層（図1－7）を形成している。膜のたんぱく質は，表面にあって比較的とり除きやすい表面性のたんぱく質や，また細胞膜のなかに埋め込まれていて，簡単にとり出すことが困難な内在性（膜貫通）たんぱく質（少量）とが存在する。

（2）膜の構造

　流動モザイクモデルとして提案されたものが一般的な生体膜として知られており，細胞膜の流動性（可動性），機能性をよく表している（図1－7）。
　ヒトの血液型には少なくとも21系統が知られているが，そのうち最も一般的なものはABO式で，赤血球膜では大部分がスフィンゴ脂質中に存在している特徴的なABO型オリゴ糖をもっている（表1－2）。分泌型のものは糖たんぱく質である。

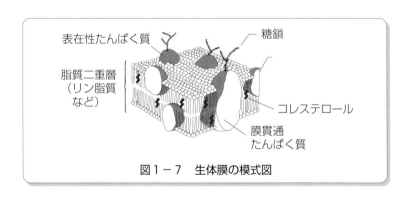

図1－7　生体膜の模式図

表1－2　赤血球膜表面の糖鎖末端

血液型	抗体認識部位
A型	N－アセチルガラクトサミン－ガラクトース－N－アセチルグルコサミン－…… | フコース
B型	ガラクトース－ガラクトース－N－アセチルグルコサミン－…… | フコース
O型	ガラクトース－N－アセチルグルコサミン－…… | フコース

（3）生体膜の機能

1）生体膜の4つの機能

生体膜の機能は4つに大別される。

① 　細胞間の接触と応答連絡：細胞間接着・認識，分裂・増殖。

② 　膜 輸 送：

　　・小さな分子やイオン…拡散（受動・促進輸送），能動輸送。

　　・大きな分子…エンドサイトーシス，エキソサイトーシス。LDL受容体。

③ 　情報伝達（細胞膜の情報伝達，p.197参照）

④ 　細胞の内側と外側の境界

2）膜 輸 送

膜輸送には次のような輸送がある。

a. 拡散輸送　　拡散輸送の場合は，溶質は濃度の高いほうから低いほうへ移動する。脂溶性成分は比較的速やかに膜を通過するが，水溶性成分の多くは輸送体（トランスポーター）を膜内に有しており輸送を促進している。グルコース，フルクトースなどの輸送体（GLUT 2．GLUT 4）などがある（図1－8）。グルコースは肝臓において摂食後は，GLUT 2によって濃度勾配に従って単純拡散でとり込まれ，また糖新生時は逆に濃度勾配に従って血糖を排出する。

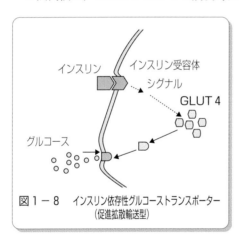

図1－8　インスリン依存性グルコーストランスポーター
(促進拡散輸送型)

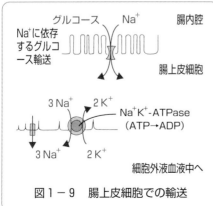

図1－9　腸上皮細胞での輸送

チャネルたんぱく質は細胞膜を貫通して存在し，内側に親水性の通り道があり，水溶性物質が通り抜けることができる仕組みになっている。アクアポリンは，水分子を選択的に通過させるチャネルである。

b. 能動輸送（図1－9）

物質の濃度差に逆らって溶質の低いほうから高いほうへ輸送を行う。ポンプといわれるシステムが知られておりポンプを動かすエネルギー源としてATP（アデノシン三リン酸）が利用される。Na^+K^+-ATPaseはATPの加水分解によって生じるエネルギーを利用して，3個のNa^+を細胞外へ出し，2個のK^+が流入する。ATPの分解にはマグネシウムが必要である。Ca^{2+}輸送において，とくに筋小胞体では，活発で必要なCa^{2+}濃度の調節が行われており，ATPの分解により，Ca^{2+}依存性ATPaseにより2個のCa^{2+}が輸送される。

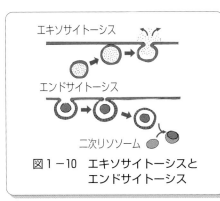

エキソサイトーシス

エンドサイトーシス

二次リソソーム

図1-10　エキソサイトーシスと
エンドサイトーシス

c. ナトリウム依存性グルコース共輸送体（図1-9）　Na$^+$の電気的勾配を利用して，ナトリウムと共に糖やアミノ酸を共輸送する。Na$^+$の勾配はNa$^+$K$^+$-ATPaseによって維持されている。

d. エキソサイトーシスとエンドサイトーシス（図1-10）　リボソームで合成されたたんぱく質などはゴルジ装置で修飾・濃縮された後，分泌顆粒となり，細胞膜と融合し，エキソサイトーシスにより細胞外へ放出される。一方，細胞外物質が細胞内へとり込まれる場合は，大きな分子のときには細胞膜が陥没して細胞膜に包まれた状態でエンドサイトーシスにより細胞内に移動し一次リソソームと融合した二次リソソーム内で処理されたりする。

6．細胞外マトリックス

　組織を構成する細胞は，細胞と細胞の間に細胞外マトリックス（extracellular matrix：ECM）（図1-6参照）が存在する。細胞外マトリックスは，構造維持や防御機能を果たすだけでなく，細胞のシグナル伝達にかかわり，細胞行動の制御を担っている。細胞外マトリックスは，コラーゲン，エラスチンとグリコサミノグリカン（ムコ多糖）などからなっている。細胞外マトリックスは，発生過程，発生分化および加齢・老化，炎症状態やがんの浸潤において注目され，ムコ多糖症なども存在する。コラーゲンは細胞外マトリックスの主成分であり，動物たんぱく質の25%を占める。リウマチ，壊血病では，ビタミンC欠乏によるコラーゲンのヒドロキシ化阻害がみられる。グリコサミノグリカンは，たんぱく質と結合し，プロテオグリカンを構成している。

トピックス　細胞の中から細胞の外へ

　生体の最小単位は細胞であると教えられると，生物は細胞で成り立っているんだなと思い込んでしまい，興味は細胞だけになってしまう。しかし，単細胞生物の場合はそのものであるが，多細胞の真核生物の場合は，細胞を支え，多細胞として繋ぎ連携する部分，つまり細胞とその細胞外成分とで成り立っているのが真実である。細胞外成分がマトリックスである。近年，細胞の外についても研究が進展し，結合組織や細胞外マトリックスが細胞を外側から保護するだけでなく細胞どうしを繋げたり，細胞どうしや細胞外マトリックスと連結したり，細胞の外側も細胞内と連動して様々な組織や器官の活動に貢献していることが明らかになった。特に近年の高齢社会にあって，細胞外マトリックスは骨や軟骨，関節，皮膚等においては主要な働きを支えており，グルコサミンなどの関連する名前もよく目にするようになった。骨はカルシウムを主とする細胞外マトリックスに囲まれて，骨を作る。皮膚の細胞外マトリックスには有名なコラーゲンが存在している。

7．浸透圧の調節

　　生体中の液体は，原形質膜（細胞膜）を境にして，細胞内液と細胞外液とに隔てられている。

　　細胞膜は，1種の半透膜であり，溶媒は通過するが，溶質は通過するものとしないものがある。低分子の代謝物質のなかには，膜を通して自然に拡散するものもあり，その通過（拡散）速度は，膜の内外の濃度差に依存する。溶質の薄いほうから溶質の濃いほうへ溶媒分子が移動し，溶液は薄まっていく。この薄いほうから濃いほうへ浸透を起こす力を浸透圧（osmotic pressure）という。希薄溶液では，P=CRTの関係がある。Pは浸透圧，Cは溶液の濃度，Tは絶対温度，Rは気体定数で0.082（気圧/モル濃度）である。

　　ヒトの細胞は，0.9%の食塩水（生理食塩水：physiological saline）と浸透圧が等しく，これを等張液という。それよりも濃度が低いと細胞より浸透圧が低く，低張液といい，逆に高濃度では高張液という。赤血球などを低張液に浸すと溶媒が入り込み，破裂（burst）する。逆に，高張液に浸すと，赤血球中の溶媒が外に出て縮んでしまう。等張液ではそのままの形が保たれる。細胞などを実験室的に扱う場合，この浸透圧を考慮しなければならない（図1−11）。

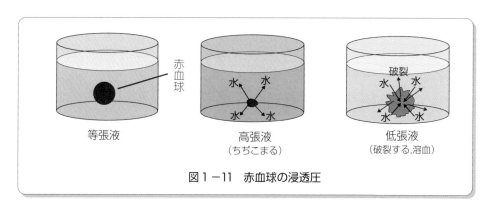

図1−11　赤血球の浸透圧

8．細胞と分化

　　万能幹細胞は初期胚（胚盤胞）から採集され，分化しすべての種類の細胞を産み出す。iPS細胞は皮膚の細胞にウイルスの遺伝子を挿入し，人工的に作成した万能細胞である。一方，成体幹細胞（体性幹細胞）は，万能ではなく関連した方向性に分化していく細胞で血球幹細胞や腸上皮幹細胞，神経幹細胞などがある（図1−12）。血球や筋肉，骨に分化増殖する骨髄を移植する方法により回復を期待できる。

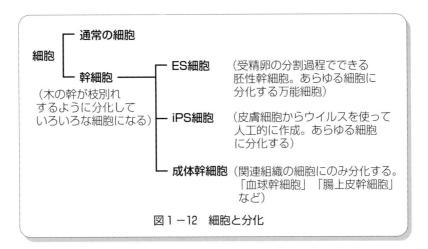

図1-12　細胞と分化

トピックス　細胞における実際の生化学反応

　細胞内小器官の核に存在する核小体には膜が無い。膜をもたないオルガネラ（機能をもつ構造体）である。実は，細胞内にはこのように膜をもたない分子密度の高い集合体が多数存在し，あるいは必要に応じて形成され，重要な役割を果たしている。

　本書の巻末（代謝マップ）にもその一部が示されているが，細胞内では信じがたいほど複雑な反応が生じている。白木によると反応を触媒する酵素は液状の細胞質に存在しているが，2つの酵素活性中心が10nm以上離れると連続反応が進まない。複数の物質が溶けているとき，混じりあっているよりも2相に分離した方が安定な場合には相分離し，溶質は局在する。この界面には仕切りが無く，液−液相分離して球状になった集合体は，ドロプレット（liquid droplet，液滴），凝縮物（condensate），コアセルベート（coacervate）等と呼ばれ，メタボロンmetabolonという言葉もあった。この現象を今では，生物学的相分離とも呼ばれていて，膜が無いにもかかわらず，たんぱく質やRNAなどが濃縮されている領域が存在し，そこでは必要に応じて連続的な反応やシグナル伝達が起こすことが可能なのである。この形成には，もっぱら生化学の主流であった反応活性物質や反応活性部位以外の部分のかかわりが推定され，興味がもたれている一つの要因となっている。

参考文献）白木賢太朗：相分離生物学，東京化学同人，2019.

第 2 章

生体成分の構造と性質

　本章では，生体を構成する成分である糖質，脂質，たんぱく質，ヌクレオチドの分類と化学的性質について記述する。糖質，脂質，たんぱく質にはそれぞれ独特の化学的性質とそれに基づく分類法があり，それを学ぶことにより基礎的な知識を得ることができる。近年の化学技術の発達で生体中のさまざまな物質が発見され，その性質が明らかになってきた。ヌクレオチドを構成単位とする核酸遺伝子分野の発展がよく知られているが，糖を含む新たな脂質，糖鎖をもつ各種のたんぱく質などもみつかり，またリン酸など無機物が結合したたんぱく質や糖質など，従来の定義を越えた形で存在する物質が数多くみつかり，さらにその構造が生体中での重要な役割にかかわっていることが次から次へ明らかになってきている。生化学を理解していくうえで，本章での基礎的知識はたいへん重要である。

1. 糖　　質

1. 1　糖質の基礎

　糖質の多くは分子式が$C_nH_{2m}O_m$というような一般式があてはまる化合物である。この分子式は，炭素と水の化合物に相当するもの〔$C_n(H_2O)_m$〕であることから，炭水化物と呼ばれている。糖質は$C_nH_{2m}O_m$という分子式をもつ化合物だけでなく，これらの分子がもととなり変化してできた誘導体も含む。また，単糖という基本的な分子，単糖が数個結合した少糖，多数結合した多糖，およびこれらの誘導体も含まれる。

　なお，栄養学的には，糖質と食物繊維に分類し，糖質と食物繊維をあわせたものを炭水化物という場合がある。この場合の糖質とは，そのままの形で吸収される単糖と，消化酵素で単糖にまで分解され吸収される少糖や多糖であり，消化酵素で消化されず吸収できない単糖が3個以上結合した少糖や多糖を食物繊維という。

（1）糖質の化学

　糖質は，分子中に2個以上のOH基（アルコール性のヒドロキシ基：－OH）をもつポリアルコールであり，アルデヒド基（－CHO）をもつアルドース（aldose）と，ケトン基（>C＝O）をもつケトース（ketose）が基本的な構造である。

1）グルコースの構造

　グルコース（glucose）（$C_6H_{12}O_6$）は，アルデヒド基をもつアルドースである。また，アルデヒド基の炭素も含め炭素6個よりなるヘキソースでもある。グルコースの炭素の2番，3番，4番，5番はいずれも不斉炭素原子である。不斉炭素原子とは，互

いに異なる４種の原子あるいは原子団（基）が結合している炭素原子のことをいう。１つの不斉炭素原子に対して１組の鏡像異性体（光学異性体）が存在する。

２）グルコースの環状構造

　　水溶液中のグルコースでは，炭素１番のアルデヒド基と炭素５番の－OH基は近くに位置できる。その結果，グルコースの同一分子内に存在するアルデヒド基と－OH基との間で反応が起こり，ヘミアセタール結合という結合が生じる。その結果，グルコースは環状の構造となっている。

　　また，グルコースが環状構造になった結果，新たに炭素１番が不斉炭素原子となるため，１組の異性体（α型とβ型）ができる。図２－１の中央の構造をα型といい，右の構造をβ型という。α型のグルコースを**α-D-グルコース**といい，β型のグルコースを**β-D-グルコース**という。同じ糖でα型とβ型になっているものをアノマーの異性体という。

　　環状構造をしている糖質を表すには，Haworthの式を用いる（図２－１）。

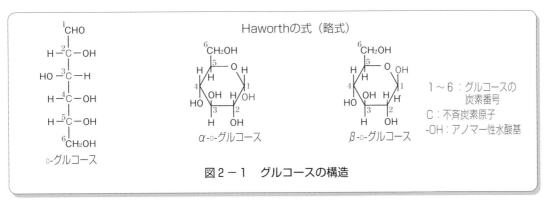

図２－１　グルコースの構造

注）水溶液中ではほとんどのグルコースは環状構造となっており，平衡状態ではα-D-グルコースが約36.4％，β-D-グルコースが約63.6％存在している。
　　Haworthの式では１～５番の炭素の原素記号を省略している。

３）グリコシド結合

　　単糖が互いに結合して少糖や多糖となる。単糖どうしの結合をグリコシド結合という（図２－２）。グルコースやガラクトースでは炭素１番のOH基，フルクトースでは炭素２番のOH基のように，ヘミアセタール結合の結果生じたOH基をアノマー性水酸基という。アノマー性水酸基は，ほかのOH基より反応性に富むためグリコシド結合に関与する。グリコシド結合には，α型のアノマー性水酸基が関与した**α-グリコシド結合**と，β型が関与した**β-グリコシド結合**とがある。なお，グルコースが関与したグリコシドをグルコシド，ガラクトースが関与したグリコシドをガラクトシドともいう。

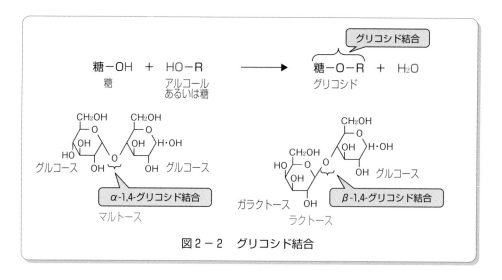

図2－2　グリコシド結合

1．2　糖質の分類

　糖質は，構成している単糖の数で，単糖，少糖，多糖に分類される。

（1）単糖類（monosaccharide）

　糖質の基本的な構造であり（図2－3），**構成する炭素数で，トリオース，ペントース，ヘキソースなどに分類され，官能基にアルデヒド基（–CHO）をもつかケトン基（>C=O）をもつかで，アルドースとケトースに分類できる。**

　a．ペントース（pentose）　　（炭素数5個：五炭糖）

　　・リボース（ribose）：核酸のRNA（ribonucleic acid）を構成している糖質。

　　・アラビノース（arabinose）：植物ガム質（アラビアゴム），ヘミセルロースなどの多糖類の構成糖。

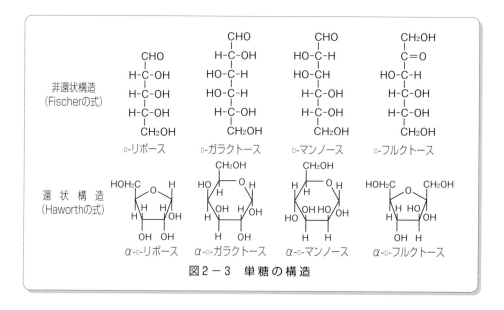

図2－3　単糖の構造

・キシロース（xylose）：木材，ワラ，豆殻などに含まれるキシランの構成糖。

b. ヘキソース（hexose）　（炭素数6個：六炭糖）

・グルコース（ブドウ糖）：血糖として血液中に溶解している，体内の糖質代謝の中心物質。多糖類のデンプン，グリコーゲン，セルロースの構成糖。少糖類のラクトース（乳糖），スクロース（シュクロース，ショ糖）などの構成糖。

・ガラクトース（galactose）：母乳に含まれるラクトースの構成糖。

・フルクトース（fructose）（果糖）：ケトースであり，スクロースの構成糖。

（2）誘　導　体

a. デオキシ糖　　酸素原子が少ない糖。

・デオキシリボース（deoxyribose）：リボースより酸素が1つ少ないリボースの誘導体。核酸のDNA（deoxyribonucleic acid）を構成している糖質（図2 - 4）。

b. アミノ糖　　糖の−OHの代わりにアミノ基（−NH$_2$）が結合した糖。

・グルコサミン（glucosamine）：グルコースの炭素2番の−OH基がアミノ基に置換されたアミノ糖（図2 - 4）。

・ガラクトサミン（galactosamine）：ガラクトース炭素2番−OH基がアミノ基に置換されたアミノ糖。

・N-アセチルグルコサミン（N-acetylglucosamine）：グルコサミンにアセチル基（−COCH$_3$）が結合。キチンの構成糖（図2 - 4）。

・ノイラミン酸，シアル酸：ノイラミン酸は炭素原子9個を含むアミノ糖，シアル酸はノイラミン酸の誘導体の総称。

c. ウロン酸　　アルデヒド基とは反対側の末端6番目のアルコール性−OH基が酸化され，カルボキシ基になった糖（図2 - 5）。

・グルクロン酸（glucuronic acid）：グルコースのウロン酸。ムコ多糖，植物ゴム質，ヘミセルロースなどの種々の多糖類の構成糖。グルクロン酸抱合体として，毒物の尿中排泄に働く。

・ガラクツロン酸（galacturonic acid）：ガラクトースのウロン酸。多糖類の構成糖。

d. 糖アルコール　　アルデヒド基が還元されたポリアルコール。甘味があり，エネルギーが低いことから低カロリー甘味料として利用されている（図2 - 5）。

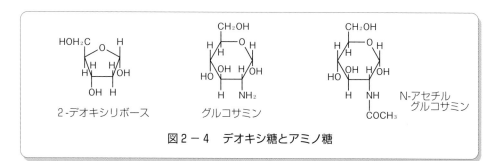

図2 - 4　デオキシ糖とアミノ糖

$$\begin{array}{c} CHO \\ | \\ (CHOH)_n \\ | \\ CH_2OH \end{array} \qquad \begin{array}{c} COOH \\ | \\ (CHOH)_n \\ | \\ CH_2OH \end{array} \qquad \begin{array}{c} COOH \\ | \\ (CHOH)_n \\ | \\ COOH \end{array} \qquad \begin{array}{c} CHO \\ | \\ (CHOH)_n \\ | \\ COOH \end{array} \qquad \begin{array}{c} CH_2OH \\ | \\ (CHOH)_n \\ | \\ CH_2OH \end{array} \qquad \begin{array}{c} CHO \\ | \\ (CHOH)_n \\ | \\ CH_2O-PO_3H_2 \end{array}$$

アルドース　　　アルドン酸　　　アルダル酸　　　ウロン酸　　　糖アルコール　　リン酸エステル

図 2 - 5　糖の酸化と還元

- **キシリトール**：キシロース由来の糖アルコールで，非う蝕性甘味料。
- **ソルビトール**：グルコース由来の糖アルコール。
- **マルチトール**：マルトース由来の糖アルコール。

　e. **糖のリン酸エステル**　　糖のアルコール性 - OH基にリン酸がエステル結合した糖。糖質の各代謝系の途中で生成される中間代謝物はリン酸エステルが多い（図 2 - 5 ）。

- **グルコース- 6 -リン酸（G- 6 -P）**：グルコースの 6 番の炭素原子にリン酸がエステル結合したもの。解糖系のはじめの反応で生成されるグルコースのリン酸エステル。
- **グルコース- 1 -リン酸（G- 1 -P）**：グルコース 1 番炭素原子にリン酸がエステル結合したもの。グリコーゲン代謝の中間代謝物。
- **フルクトース-1,6-二リン酸（F-1,6-二P）**：フルクトースの 1 番と 6 番の炭素原子にそれぞれリン酸が 2 か所エステル結合したもの。解糖系の重要な中間代謝物質。

（3）少糖類（oligosaccharide）

　単糖が数個結合した構造（加水分解すれば構成する少数の単糖に分解される）（図 2 - 6 ）。結合している単糖の数により，二糖類（単糖が 2 個結合したもの），三糖類（単糖が 3 個

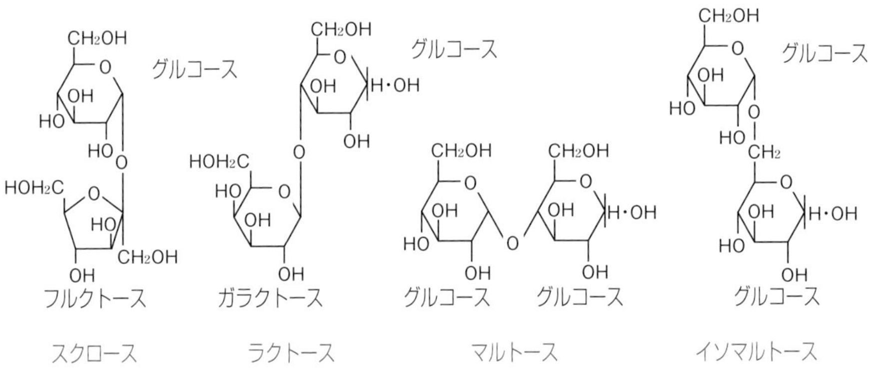

スクロース　　　　ラクトース　　　　マルトース　　　　イソマルトース

図 2 - 6　少　糖　類

結合したもの）などがある。

- ・**スクロース**（sucrose）（ショ糖）：グルコース 1 分子とフルクトース 1 分子が，1-α-D-グルコシル-2-β-D-フラクトシド結合したもの。砂糖に含まれる。
- ・**ラクトース**（lactose）（乳糖）：ガラクトース 1 分子とグルコース 1 分子とが，β-1,4-グリコシド結合したもの。哺乳類の母乳に含まれる。
- ・**マルトース**（maltose）（麦芽糖）：グルコース 1 分子とグルコース 1 分子が，α-1,4-グリコシド結合したもの。麦芽やアミラーゼによるデンプンの加水分解物に含まれる。
- ・**イソマルトース**（isomaltose）：グルコース 1 分子とグルコース 1 分子が，α-1,6-グリコシド結合したもの。デンプンの加水分解物に含まれる。

（4）多糖類（polysaccharide）

　単糖が多数結合した構造（加水分解すれば構成する多数の単糖に分解される）。結合している単糖の種類により，ホモ多糖類，ヘテロ多糖類に分類される。また，構成成分により，単純多糖（糖質のみで構成されている多糖），複合多糖類（糖質以外の成分を含む多糖類）に分類される。

a. ホモ多糖類　　1 種類の単糖から構成された多糖。

- ・**デンプン**（starch）：グルコースが多数結合したもの。グルコースの結合形式の違いによりアミロース（amylose）とアミロペクチン（amylopectin）に分類される。消化酵素アミラーゼにより分解される。アミロースはグルコースがα-1,4結合したもの。グルコースの結合は直鎖状で分岐（分枝）していない。アミロペクチンはグルコースがα-1,4結合したものが，さらにα-1,6結合したもの。α-1,6結合の箇所で分岐した構造となる（図 2 - 7）。
- ・**グリコーゲン**（glycogen）：グルコースが多数結合したもの。消化酵素アミラーゼにより分解される。グルコースがα-1,4結合し，さらにα-1,6結合したもの。α-1,6結合の箇所で分岐した構造となる（図 2 - 7）。アミロペクチンに比べ，枝

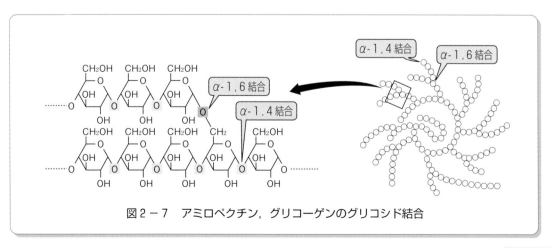

図 2 - 7　アミロペクチン，グリコーゲンのグリコシド結合

分かれが多く分枝鎖が短い。結晶構造とならない。動物の貯蔵多糖類であるが，トウモロコシにもフィトグリコーゲンと呼ばれる似た構造をもつ多糖類が蓄積される。

・**セルロース**：植物の細胞壁を構成している成分で，グルコースが多数結合したもの。グルコースどうしの結合は β-1,4結合であり，アミラーゼにより消化されない。

b. **ヘテロ多糖類**　　2種類以上の単糖から構成された多糖。

・**グルコマンナン**：グルコースとマンノースが多数結合したもの。

・**グリコサミノグリカン（ムコ多糖類）**：ウロン酸とアミノ糖を含有する複合糖質で，たんぱく質と結合してプロテオグリカンとなる。細胞間基質，関節などに存在する。ヒアルロン酸，コンドロイチン硫酸，ヘパリンなどがある。

トピックス　希少糖

　糖質の基本形である単糖には，不斉炭素原子が存在するため多様な分子構造のものが存在する。不斉炭素原子が分子中に存在すると，光学異性体が1組（2種類）存在する。グルコースを含む六炭糖の場合，24種類の光学異性体が存在する。生物にはこれら24種類の六炭糖がまんべんなくは存在している訳ではなく，存在する割合は極端に偏っている。例えば，ヒトに存在する糖質の大部分は，グルコースとグルコースから代謝される糖である。

　これ以外の糖はきわめてわずかしか存在しない。このような自然界に，特にヒトにほとんど存在しない糖を希少糖という。それでは，希少糖はヒトにとって意味のないものかというと，多様な生理的機能が希少糖にあることが明らかになってきた。フルクトオリゴ糖やアルロースなどは，消化管の内分泌系に対する作用，タガトースは食後血糖値上昇の抑制作用などが期待されている。今後も希少糖の研究はすすめられ，多様な機能が見いだされると思われるが，利用にあたっては，薬ではないことに留意すべきである。

2．脂　　質

2．1　脂質の基礎

　脂質は水に不溶で，エーテル，クロロフォルム，アセトンなどの有機溶媒に可溶性の生体成分である。生体内ではエネルギー貯蔵物質としての役割を果たすほかに，生体膜の構成要素となったり，生理活性物質として働く場合もある。皮下脂肪には内部の臓器を保護する作用もある脂質の種類を表2－1に示す。

　生体内で最も多い脂質は脂肪組織に蓄えられたトリアシルグリセロール（triacylglycerol）（中性脂肪）である。脂肪組織は成人男子で体重の約18%，成人女子で約25%を占める。脂肪は疎水性であるため，水を含まずに貯蔵することができるので，占有体積も小さく，エネルギー貯蔵物質として優れている。

　細胞膜をはじめとし，細胞内小器官を構成している生体膜の基本構造を形成するの

表2－1　脂質の種類

単純脂質	脂肪酸とアルコールとのエステル 例：脂肪酸とグリセロールとのエステル　アシルグリセロール 　　脂肪酸とコレステロールとのエステル　コレステロールエステル 　　脂肪酸と高級アルコールとのエステル　ロウ		
複合脂質	単純脂質にリン酸，硫酸，糖，アミノ基などを含むもの 例：リン脂質，糖脂質，スフィンゴ脂質		
誘導脂質	脂質の加水分解物で水に溶けないもの 例：コレステロール		
特別な構造	ステロイド：ステロイド核をもつ 例：コレステロール，胆汁酸		
	テルペノイド：イソプレンの重合体に似た構造 例：カロテノイド		
	リポたんぱく質：脂質とたんぱく質の複合体		

はリン脂質（phospholipid）やコレステロール（cholesterol）である。生体膜がもつ，水に不溶な疎水的な性質とともに膜表面が水となじむ親水的な性質を合わせもつのは，リン脂質およびコレステロールによって生体膜が構成されていることによる。

　量的にはわずかであるが，ステロイド，エイコサノイド，脂溶性ビタミンも脂質の一種であり，生体の機能を調節するホルモンやオータコイドとして働いている。

　血液を利用して水に不溶な脂質を輸送するために，たんぱく質と脂質からなるリポたんぱく質という複合体粒子が形成される。粒子の表面は，たんぱく質やリン脂質などで覆われ，内部に輸送するトリアシルグリセロールやコレステロールが収納されている。

２．２　脂質の分類
（１）脂肪酸（fatty acid）
　脂質の重要な構成成分である脂肪酸は，**モノカルボン酸**である。また，炭素と炭素の間に二重結合をもたない飽和脂肪酸（saturated fatty acid）と二重結合をもつ不飽和脂肪酸（unsaturated fatty acid）がある。通常，不飽和脂肪酸の二重結合は**シス型**（*cis-type*）である。そのため脂肪酸の分子の形は飽和脂肪酸では直線的であるが，不飽和脂肪酸ではシス型の二重結合部で折れ曲がった形となる（図2－8）。脂肪酸では略記法「炭素の数：二重結合の数（カルボキシ基から数えた二重結合の位置）」が使われる。とくに断わらない限り，二重結合はシス型である（図2－8）。

　多価不飽和脂肪酸（polyunsaturated fatty acid）（またはポリエン酸）の生合成の違いにより，不飽和脂肪酸をn－3（ω3）系列と，n－6（ω6）系列とに分類する。n－3系列の脂肪酸はα-リノレン酸，エイコサペンタエン酸などである。n－6系列の脂肪酸はリノール酸，γ-リノレン酸，アラキドン酸などである。また，融点は一般に炭素鎖が長いほど高く，飽和脂肪酸と不飽和脂肪酸とでは不飽和脂肪酸のほうが低い（表2－2）。

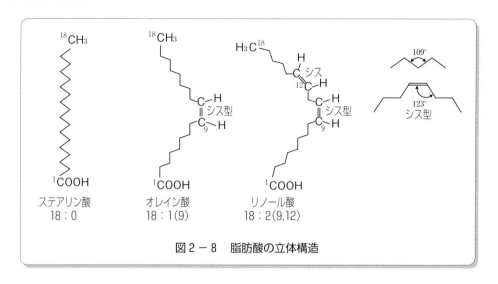

図２－８　脂肪酸の立体構造

表２－２　脂肪酸の種類

	名　称	C数：二重結合数（位置）	構造（二重結合はみなシス型）	融点（℃）
飽和脂肪酸	酪酸	4	$CH_3(CH_2)_2COOH$	− 7.9
	ヘキサン酸	6	$CH_3(CH_2)_4COOH$	− 3.4
	オクタン酸	8	$CH_3(CH_2)_6COOH$	16.7
	デカン酸	10	$CH_3(CH_2)_8COOH$	31.6
	ラウリン酸	12	$CH_3(CH_2)_{10}COOH$	44.2
	ミリスチン酸	14	$CH_3(CH_2)_{12}COOH$	53.9
	パルミチン酸	16	$CH_3(CH_2)_{14}COOH$	63.1
	ステアリン酸	18	$CH_3(CH_2)_{16}COOH$	69.6
	アラキジン酸	20	$CH_3(CH_2)_{18}COOH$	75.3
	ベヘン酸	22	$CH_3(CH_2)_{20}COOH$	79.9
	リグノセリン酸	24	$CH_3(CH_2)_{22}COOH$	84.2
不飽和脂肪酸	パルミトオレイン酸	16：1(9)	$CH_3(CH_2)_5CH = CH(CH_2)_7COOH$	− 0.5
	オレイン酸	18：1(9)	$CH_3(CH_2)_7CH = CH(CH_2)_7COOH$	13.4
	リノール酸	18：2(9,12)	$CH_3(CH_2)_4(CH = CHCH_2)_2(CH_2)_6COOH$	− 9
	α－リノレン酸	18：3(9,12,15)	$CH_3CH_2(CH = CHCH_2)_3(CH_2)_6COOH$	− 11
	γ－リノレン酸	18：3(6.9,12)	$CH_3(CH_2)_4(CH = CHCH_2)_3(CH_2)_3COOH$	
	アラキドン酸	20：4(5,8,11,14)	$CH_3(CH_2)_4(CH = CHCH_2)_4(CH_2)_2COOH$	− 49.5
	エイコサペンタエン酸*	20：5(5,8,11,14,17)	$CH_3CH_2(CH = CHCH_2)_5(CH_2)_2COOH$	− 54
	ドコサヘキサエン酸	22：6(4,7,10,13,16,19)	$CH_3CH_2(CH = CHCH_2)_6CH_2COOH$	

＊：エイコサペンタエン酸（EPA）は，イコサペンタエン酸（IPA）ともいう。

（2）アシルグリセロール（acylglycerol）

　グリセロールと脂肪酸がエステル結合したものを，アシルグリセロールまたはグリセリドという（図2-9）。グリセロールに3個の脂肪酸が結合したものをトリアシルグリセロールまたはトリグリセリドといい，自然界で広く存在し，最も一般的な脂肪である。また，脂肪酸が2個結合したものをジアシルグリセロール（ジグリセリド），1個結合したものをモノアシルグリセロール（モノグリセリド）という。

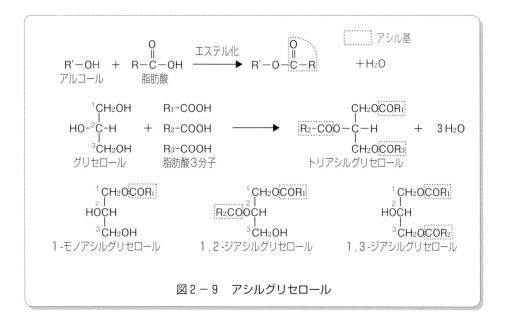

図2-9　アシルグリセロール

（3）複合脂質

　複合脂質は，単純脂質の構成成分であるグリセロールと脂肪酸のほかに，リン酸や糖なども分子中に含む。

1）グリセロリン脂質（glycerophospholipid）（図2-10）

　グリセロールの1位と2位に脂肪酸がアシル基として結合し，3位にリン酸が結合したものをホスファチジン酸という。

　グリセロリン脂質はこのホスファチジン酸のリン酸に，アルコールがエステル結合したものである。アルコールは窒素塩基を含むものが多い。リン脂質は2個のアシル基部分が**疎水性**（非極性）であり，リン酸および塩基部分は**親水性**（極性）である。このようにリン脂質には親水性の頭部と，脂肪酸の長い疎水性の尾部とが存在している。

　a.　**ホスファチジルコリン（レシチン）**　　ホスファチジン酸にコリンが結合したもの。レシチンは卵黄中に多く含まれる。また，動物の生体膜に広く存在している。

　b.　**ホスファチジルエタノールアミン（ケファリン）**　　ホスファチジン酸にエタノールアミンが結合したもの。生物界に広く分布し，レシチン（lecithin）に次いで多い。

　c.　**ホスファチジルセリン**　　ホスファチジン酸にセリンが結合したもの。生理活

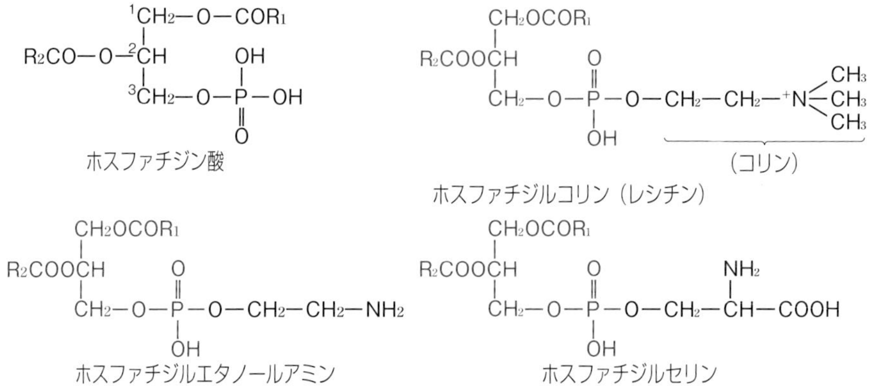

図 2 − 10　グリセロリン脂質

性としては血液凝固や血小板凝集反応を阻害することが知られている。

　　d.　ホスファチジルイノシトール-4,5-二リン酸　　細胞膜に存在しホルモン作用などの伝達物質である。イノシトール三リン酸（IP_3）を生成する。

　　2）スフィンゴ脂質（sphingolipid）（図 2 − 11）

　　グリセロールの代わりにスフィンゴシン（sphingosine）などを含む脂質をスフィンゴ脂質という。脂肪酸はスフィンゴシンなどのアミノ基に酸アミド結合している。スフィンゴ脂質には，リン酸を含むスフィンゴリン脂質と，リン酸を含まず糖を含むスフィンゴ糖脂質とがある。

　　a.　スフィンゴミエリン（sphingomyelin）　　スフィンゴリン脂質の一種である。スフィンゴシンに脂肪酸リン酸とコリンが結合している。脳神経組織に多く分布し，とくに神経線維軸索をつつむミエリン鞘に多量に含まれる。また，血液にも多い。

　　b.　セレブロシド　　スフィンゴシン，脂肪酸，ガラクトースまたはグルコースより構成されている。脂肪酸は炭素数20以上の長鎖脂肪酸が多い。成人の脳灰白質には乾燥重量で約10％ものセレブロシドが含まれている。

　　c.　ガングリオシド　　シアル酸を含むスフィンゴ糖脂質の総称である。その生理機能としては，神経機能や細胞の相互識別，分化，増殖，がん化，老化などに関係しているとされ，シグナル伝達の面から注目されている。

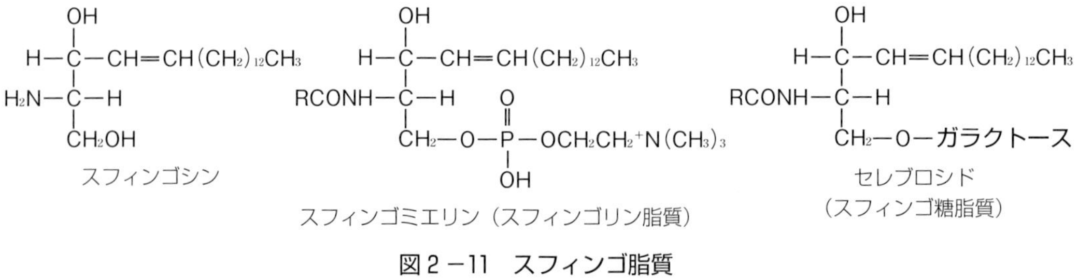

図 2 − 11　スフィンゴ脂質

（4）ステロイド（steroid）

ステロイドはステロイド核を基本構造とする一連の化合物の総称である。

a. コレステロール（図2-12）　ステロイド核の3位の炭素にOH基が結合し，炭素数27～30個のものをステロールという。動物においてはコレステロールが多く，ステロイドホルモンや胆汁酸などを合成する材料や生体膜の構成成分となるが，動脈硬化症などの原因ともなっている。生体内では遊離しているものと，脂肪酸とエステル結合しコレステロールエステルとなっているものとがある。

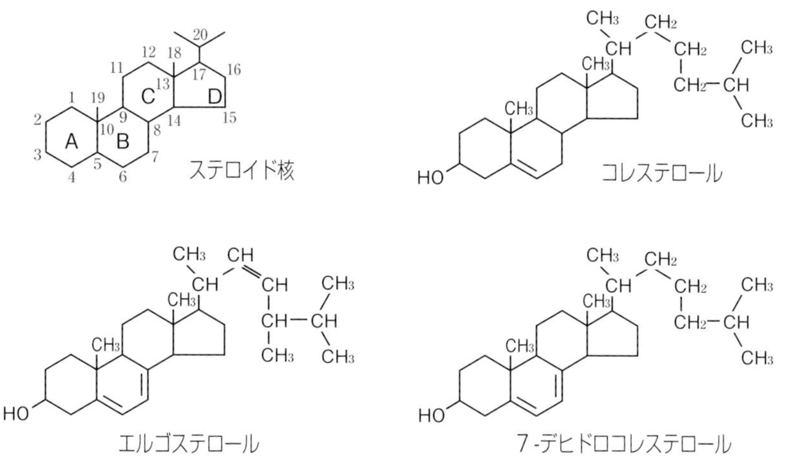

図2-12　ステロール

b. 胆汁酸（図2-13）　胆汁酸には，コール酸やデオキシコール酸などがあり，いずれもコレステロールの重要な代謝物であり，胆汁中に含まれる。一般に，胆汁酸は胆汁中で遊離しておらず，末端のカルボキシ基にグリシンやタウリンが結合している。これを抱合胆汁酸と呼ぶ。

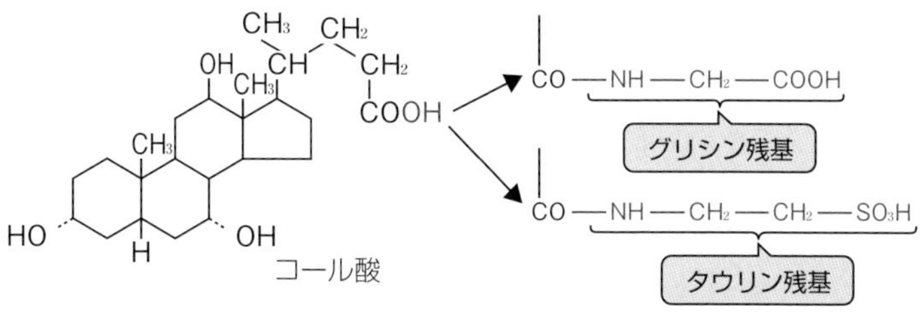

図2-13　胆　汁　酸

c. プロビタミンDとステロイドホルモン（カルシフェロール，副腎皮質ホルモン，性ホルモン）　エルゴステロールは真菌に含まれ，紫外線の作用でエルゴカルシフェロール（ビタミンD_2）に変わるプロビタミンD_2である。このほかプロビタミンDとし

て，動物の皮膚などの組織に7-デヒドロコレステロール（プロビタミンD₃）があり，同様に紫外線の作用でビタミンD₃になる（図2-12）。ステロイドホルモンには，女性ホルモンであるプロゲステロン，エストロン，エストラジオール，エストリオール，男性ホルモンであるテストステロン，アンドロステロン，副腎皮質ホルモンであるコルチゾール，コルチコステロンなどがある。

（5）テルペン類

　構造がイソプレンの重合体の形をしているものをテルペノイドという。テルペノイドには，カロテノイドという一群の化合物がある。カロテノイドにはカロテンやビタミンAなどがある（図2-14）。

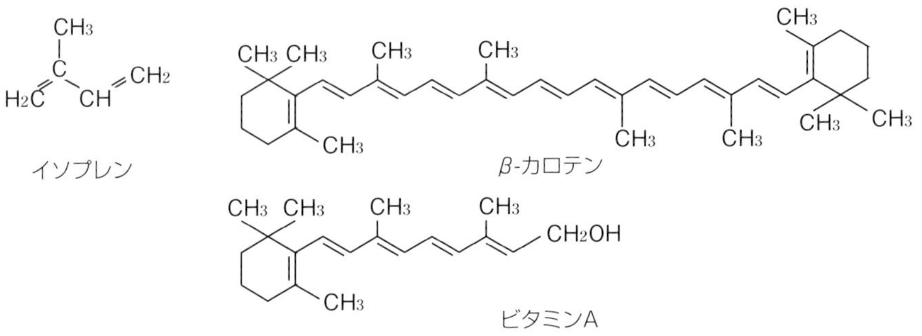

図2-14　テルペン類

（6）エイコサノイド（eicosanoid）

　アラキドン酸やエイコサペンタエン酸などから誘導され，五員環をもつ炭素数20の脂肪酸（プロスタン酸）の誘導体の総称をエイコサノイドという。エイコサノイドは，各種の臓器に対しそれぞれ特別な生理活性をもつ。イコサノイドともいう。

　血管壁で合成され血小板の凝集を抑制するプロスタグランジンや，血小板で合成され血管収縮と血小板凝集を引き起こすトロンボキサンなどがある。

2.3　リポたんぱく質（lipoprotein）

　血清中には750mg/100mLの総脂質が存在し，うち単純脂質が142mg，リン脂質215mg，総コレステロール200mg（うち遊離型55mg），遊離脂肪酸が12mgほどを占める。

　リポたんぱく質は，血液中の脂質を輸送する役割をもっている。リポたんぱく質の構造の模式図を図2-15に示した。

　リポたんぱく質は電気泳動法や超遠心法により，キロミクロン（chylomicron），超低密度リポたんぱく質（very low density lipoprotein：VLDL），低密度リポたんぱく質（low density lipoprotein：LDL），高密度リポたんぱく質（high density lipoprotein：HDL）な

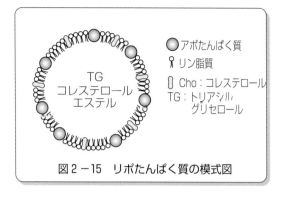

図2-15　リポたんぱく質の模式図

どに分画できる（それぞれのリポたんぱく質の性質は，p.109，表6-1参照）。これらのリポたんぱく質の脂質代謝における役割は明らかにされつつある。すなわち，キロミクロンは吸収された脂質を肝臓や脂肪組織に，VLDLは，おもにトリアシルグリセロールを肝臓からほかの組織に，LDLはおもにコレステロールを肝臓からほかの組織に，HDLはおもにコレステロールをほかの組織から肝臓にそれぞれ運搬する役割を担っている。

このほか，遊離脂肪酸はアルブミンと会合して運搬される。

2．4　貯蔵脂肪

　生体でエネルギーに余裕がある場合，その余分なエネルギーは脂肪という形で蓄えられる。また，生体のエネルギーが不足し始めると，蓄えてあった脂肪を分解してエネルギーを補充する。すなわち，エネルギーの貯蔵と動員とを，脂肪の合成と分解に置き換えて行っている。このような役割を果たしているのが貯蔵脂肪である。貯蔵脂肪はトリアシルグリセロールであり，脂肪細胞中で合成・分解されている。生化学的には，脂肪細胞で糖質から脂肪合成を行ったり，脂肪をグリセロールと脂肪酸に分解したりしている。エネルギーの貯蔵と動員はグリコーゲンの合成・分解などでも行われているが，脂肪組織は体内で最も大きいエネルギー貯蔵所である。また，脂肪組織は，レプチンやアディポネクチンなどのホルモンを分泌する器官でもある。

トピックス　コレステロールにはいくつかの種類があるのか

　健康情報に「悪玉コレステロール」や「善玉コレステロール」なる用語が多用されている。ここから，コレステロールにはいくつかの種類があるのかと錯覚する人がいる。コレステロール（$C_{27}H_{46}O$）は，ある特定の化合物に対する科学に定義された名称である。コレステロールは，生体膜成分としても重要な化合物であり，生体に必須な化合物であるので，「善玉」も「悪玉」もない。では，なぜ「善玉」「悪玉」といった表現が用いられるのか。それは他の多くの生体に必須な化合物と同様，必要量は確保しなければならないが，過剰では生活習慣病のリスクファクターとなってしまうことによる。疎水性のコレステロールは，リポたんぱく質の成分となり血液を介して輸送される。リスクを増大させる方向に輸送するリポたんぱく質に含まれるコレステロールを，便宜上「悪玉コレステロール」という。コレステロール自身には罪はなく，過剰のリスクを心配しなければならないような食生活に罪がある。

3．たんぱく質とアミノ酸

3．1　たんぱく質の基礎

　たんぱく質は細胞の原形質の生体高分子中で最も主要な物質であり，量も多く，実に多様な働きを行っている。20種のアミノ酸（表2-3）が多数結合してできている。

　たんぱく質の元素の割合は，たんぱく質を構成しているアミノ酸の種類と量によって決まるが，およそ炭素50〜55％，水素6〜8％，酸素20〜23％，窒素16〜18％，イオウ0〜4％である。普通のたんぱく質は窒素含量が約16％であり，窒素含量はケルダール法により簡単に分析できる。したがって，たんぱく質含量はN含量×100/16，すなわち，N含量×6.25（窒素換算係数）として求められる。

（1）アミノ酸（amino acid）

1）アミノ酸の立体構造

　普通のアミノ酸は，カルボキシ基（-COOH）の隣りの炭素（α-炭素）にアミノ基（-NH$_2$）が結合しているので，α-アミノ酸と呼ばれる。

　自然界に存在するアミノ酸の構造は，糖質とは逆のL型である。

2）アミノ酸の電気的性質

　一般にアミノ酸は，2〜3の例外を除き水に溶けやすい。一方，エーテルやアセトンなどの非極性溶媒には，まったく溶けない。アミノ酸は中性付近でも荷電をもつ強い極性物質である。アミノ酸は，中性付近で両性イオン（-COO$^-$，-NH$_3{}^+$）として存在している（図2-16）。酸性溶液中では-COO$^-$が-COOHとなり，全体では陽イオンとして，またアルカリ性溶液では-NH$_3{}^+$が-NH$_2$となり，全体では陰イオンとして存在している。アミノ酸は，陽イオンにも陰イオンにもなる両性の性質をもっているので両性電解質と呼ばれる。

3）たんぱく質構成アミノ酸の種類

　たんぱく質を構成しているアミノ酸の分類は，アミノ酸の側鎖（R基）の化学構造や極性に基づいて行われている。

　また，栄養学上の観点から，不可欠アミノ酸（必須アミノ酸）と可欠アミノ酸という分類も行われている（表2-3）。

4）その他の特殊なアミノ酸（表2-4）

　アミノ酸のなかには，たんぱく質にのみ存在するものや，たんぱく質中にはないが多くの細胞に遊離の形で存在し，代謝中間物として重要なもの，さらにはホルモンとして存在するものもある。

表2－3　アミノ酸の分類

名称（略称）	等電点における構造	名称（略称）	等電点における構造
1．中性－脂肪族		**4．中性－芳香族**	
グリシン (Gly, G)	$H-CH-COO^-$ 下に NH_3^+	フェニルアラニン* (Phe, F)	ベンゼン環$-CH_2-CH-COO^-$ 下に NH_3^+
アラニン (Ala, A)	$CH_3-CH-COO^-$ 下に NH_3^+	チロシン (Tyr, Y)	$HO-$ベンゼン環$-CH_2-CH-COO^-$ 下に NH_3^+
バリン* (Val, V)	CH_3 / $CH_3-CH-CH-COO^-$ 下に NH_3^+	トリプトファン* (Trp, W)	インドール環$-CH_2-CH-COO^-$ 下に NH_3^+
ロイシン* (Leu, L)	CH_3 / $CH_3-CH-CH_2-CH-COO^-$ 下に NH_3^+	**5．酸　性**	
イソロイシン* (Ile, I)	CH_3 / $CH_3-CH_2-CH-CH-COO^-$ 下に NH_3^+	アスパラギン酸 (Asp, D)	$HOOC-CH_2-CH-COO^-$ 下に NH_3^+
プロリン (Pro, P)	ピロリジン環 COO^-, H, N^+H_2	グルタミン酸 (Glu, E)	$HOOC-CH_2-CH_2-CH-COO^-$ 下に NH_3^+
2．中性－脂肪族－アルコール性OH		**6．5の側鎖のカルボキシ基がアミド化（中性）**	
セリン (Ser, S)	$HO-CH_2-CH-COO^-$ 下に NH_3^+	アスパラギン (Asn, N)	O ‖ $H_2N-C-CH_2-CH-COO^-$ 下に NH_3^+
スレオニン* (Thr, T)	OH / $CH_3-CH-CH-COO^-$ 下に NH_3^+	グルタミン (Gln, Q)	O ‖ $H_2N-C-CH_2-CH_2-CH-COO^-$ 下に NH_3^+
3．中性－脂肪族－含硫		**7．塩基性**	
システイン (Cys, C)	$HS-CH_2-CH-COO^-$ 下に NH_3^+	ヒスチジン* (His, H)	イミダゾール環$-CH_2-CH_2-COO^-$ 下に NH_3^+
メチオニン* (Met, M)	$CH_3-S-CH_2-CH_2-CH-COO^-$ 下に NH_3^+	リシン* (Lys, K)	$H_2N-CH_2-CH_2-CH_2-CH_2-CH-COO^-$ 下に NH_3^+
		アルギニン (Arg, R)	NH ‖ $H_2N-C-NH-CH_2-CH_2-CH_2-CH-COO^-$ 下に NH_3^+

注）＊：不可欠アミノ酸（必須アミノ酸）

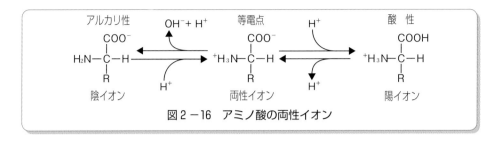

図2－16　アミノ酸の両性イオン

表2－4　特殊なアミノ酸

名　称	構　造　式	所　在
ヒドロキシプロリン		コラーゲンに含有
ヒドロキシリシン	$H_2N-CH_2-CH-CH_2-CH_2-CH-COO^-$ 　　　　　　OH　　　　　　NH_3^+	コラーゲンに含有
ホモシステイン	$HS-CH_2-CH_2-CH-COO^-$ 　　　　　　　　NH_3^+	システイン生合成中間物
オルニチン	$H_2N-CH_2-CH_2-CH_2-CH-COO^-$ 　　　　　　　　　　NH_3^+	アミノ酸代謝中間物 （尿素回路）
シトルリン	$O=C-NH-CH_2-CH_2-CH_2-CH-COO^-$ 　　NH_2　　　　　　　　NH_3^+	アミノ酸代謝中間物 （尿素回路）
β－アラニン	$^+H_3N-CH_2-CH_2-COO^-$	パントテン酸構成成分
γ－アミノ酪酸	$^+H_3N-CH_2-CH_2-CH_2-COO^-$	脳組織に存在
タウリン	$^+H_3N-CH_2-CH_2-SO_3^-$	胆汁酸結合物
チロキシン		甲状腺ホルモン

（2）ペプチド (peptide)

　アミノ酸どうしが結合したものをペプチドといい，その結合をペプチド結合という。ペプチド結合は，隣りあったアミノ酸のアミノ基とカルボキシ基から水がとれ，脱水縮合してできる（図2－17）。

　ペプチドにはアミノ酸が2つ結合したジペプチド，3つのアミノ酸が結合したトリペプチドがあり，さらに，結合しているアミノ酸が多くなるにしたがって，オリゴペプチドやポリペプチドと呼ばれる。

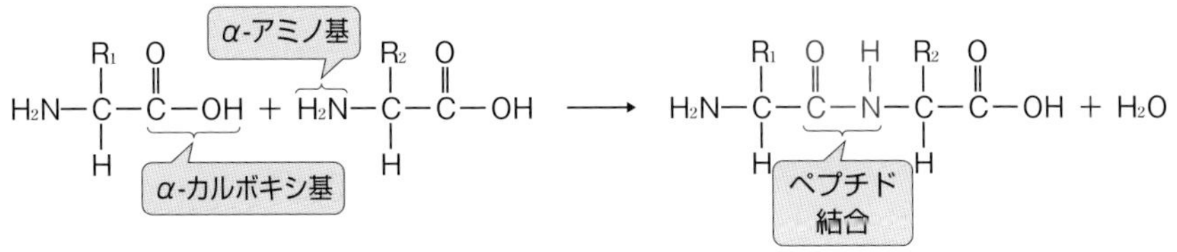

図2－17　ペプチド結合の生成

（3）たんぱく質（protein）

1）たんぱく質の構造

たんぱく質は20種のアミノ酸が数多く縮合してできた，ポリペプチドのきわめて巨大な分子であり，その分子量は1万前後から数百万というものまである。アミノ酸はペプチド結合により結合しているが，その並んでいる順番はDNAの遺伝情報により決定される。たんぱく質はただ単にアミノ酸が並んでいるだけでなく，実際には非常に複雑な立体構造となっている。たんぱく質の構造は通常，一次構造，二次構造，三次構造，四次構造と段階的に分けて考えられている。

a. 一次構造　　ポリペプチド鎖を形成しているアミノ酸の種類とその並び方，すなわちアミノ酸配列をいう。一次構造においては，ペプチド結合の主鎖にそれぞれのアミノ酸の側鎖（R）がついているかたちとなる（図2－18）。

b. 二次構造　　ペプチド結合のN－C＝O間で共鳴構造をとることや，側鎖を含めた立体障害と，水素結合ができる都合により，ペプチド鎖は直線的に伸びず，α－ヘリックスと呼ばれる右巻きの安定ならせん構造をとる。また，アミノ酸の側鎖の電荷や大きさによる立体障害などにより，β構造をとる場合もある（図2－19）。

c. 三次構造　　アミノ酸の側鎖にはさまざまな性質をもった側鎖がある。これらの性質をもった側鎖間で相互作用が働き，ポリペプチド鎖の立体構造を形成する（図2－20）。側鎖の性質により形成されるたんぱく質の立体構造を三次構造という。

このように単独で（1本のポリペプチド鎖からなる）存在するたんぱく質は，二次構造～三次構造により，それぞれのたんぱく質固有の立体構造を形成し，さまざまな機能を発揮している。

d. 四次構造　　たんぱく質によっては，三次構造をもったポリペプチド鎖がいくつか集まってより大きな分子となっているものもある。一つひとつのポリペプチド鎖をサブユニットといい，サブユニットが寄り集まることを会合という。また，サブユニットが会合している状態を四次構造という。四次構造をとっている酵素の多くは，

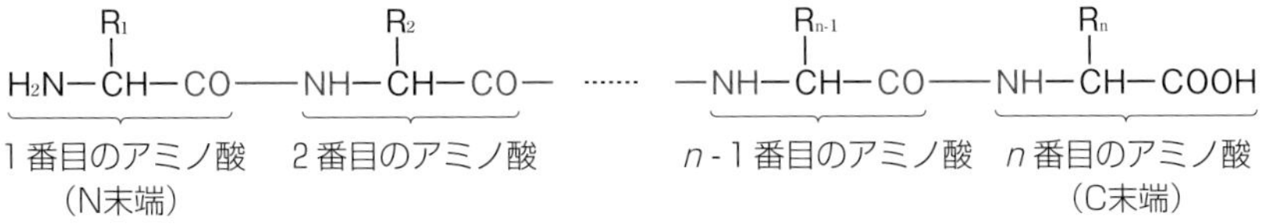

図2－18　ペプチド結合の主鎖

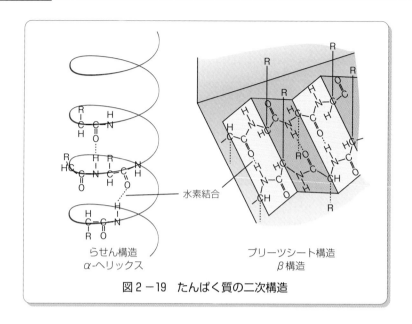

図2−19　たんぱく質の二次構造

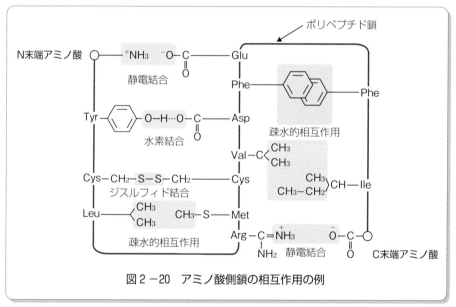

図2−20　アミノ酸側鎖の相互作用の例

サブユニット単独では酵素活性をもたず，四次構造となって初めて酵素活性が現れる。これらの酵素は，代謝系の調節に重要な役割を果たしているものもある（図2−21）。

2）たんぱく質の性質

　a. 電気的性質　　たんぱく質分子は多くの正電荷と負電荷をもつ両性イオンであり，等電点を有し，アミノ酸と同様，溶けている溶液のpHによってたんぱく質分子の電荷は変化する。したがって，たんぱく質の立体構造はpHによって影響を受ける（図2−22）。

　b. 溶　解　性　　たんぱく質の溶解性は，構成しているアミノ酸の性質により異な

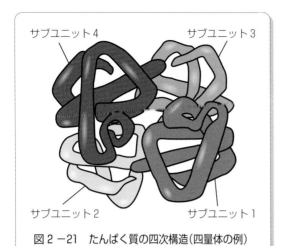

図2-21　たんぱく質の四次構造（四量体の例）

る。構成アミノ酸の側鎖に極性を
もつものが多いたんぱく質は水に
溶けやすく，非極性の側鎖が多け
れば水に溶けにくい。また，極
性・非極性の側鎖の割合が同程度
のたんぱく質でも，立体構造の外
側に極性側鎖が，内側に非極性側
鎖が偏在しているたんぱく質のほ
うが水に溶けやすく，逆の場合は
溶けにくい。たんぱく質全体の正
電価と負電価が等しくなるpH（等
電点のpH）で溶解度が最小となる。

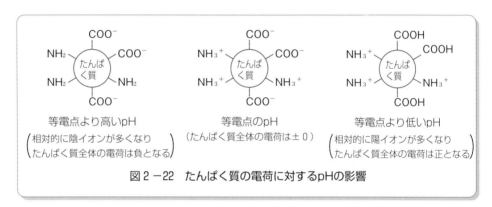

等電点より高いpH	等電点のpH	等電点より低いpH
（相対的に陰イオンが多くなり たんぱく質全体の電荷は負となる）	（たんぱく質全体の電荷は±0）	（相対的に陽イオンが多くなり たんぱく質全体の電荷は正となる）

図2-22　たんぱく質の電荷に対するpHの影響

　c. 変　性　　たんぱく質に物理的作用や化学的作用を加えると高次構造が変化
する。これを変性という。物理的作用には熱，乾燥，紫外線または放射線照射などが
あり，化学的作用には酸，アルカリ，有機溶剤，重金属の添加がある。

3）たんぱく質の分類

　たんぱく質はその形態，溶解性，組成などにより，分類される。

　以下に，たんぱく質の分類の概略と名称（所在）を示す。

　a. 形態による分類

　①　線維状たんぱく質：数本のポリペプチド鎖がより合わされたかたちで，その間
には弱い結合がある。おもに動物細胞の構造を維持する。

（例）コラーゲン（軟骨），ミオシン（筋肉），ケラチン（毛髪，爪）

　②　球状たんぱく質：ポリペプチド鎖が折れ曲がり球状となっている。通常のたん
ぱく質は球状たんぱく質である。扁平なものも多い。

（例）血清アルブミン（血液），ラクトアルブミン（乳汁）

　b. 溶解性による分類

　①　アルブミン：水に可溶，塩溶液・希酸・希アルカリに可溶。

② グロブリン：水に不溶，塩溶液・希酸・希アルカリに可溶。

③ グルテリン：水・塩溶液に不溶，希酸・希アルカリに可溶，アルコールに不溶。

④ プロラミン：水・塩溶液に不溶，希酸・希アルカリに可溶，アルコールに可溶。

⑤ ヒストン：水・塩溶液に可溶，希アンモニアに不溶（塩基性たんぱく質）。

⑥ プロタミン：水・塩溶液に可溶，希アンモニアに可溶（塩基性たんぱく質）。

c．組成による分類

① 単純たんぱく質：アミノ酸からなるもの。

② 複合たんぱく質：単純たんぱく質と非たんぱく質が結合したもの。非たんぱく質の種類により，核たんぱく質，リンたんぱく質，リポたんぱく質，色素たんぱく質，糖たんぱく質などに分類される。

3．2　生体を構成するたんぱく質

生体内に存在するたんぱく質には，実にさまざまな生理的機能がある。

① 酵素たんぱく質：代謝反応で触媒として作用する。

② 貯蔵たんぱく質：必要時に備えて，物質を確保しておく役割をもつ（フェリチンなど）。

③ 運搬たんぱく質：吸収あるいは合成された物質を運ぶのに必要なたんぱく質。膜の能動輸送においても働いている（リポたんぱく質，トランスフェリンなど）。

④ 構造たんぱく質：細胞や生物の形を維持する。たとえば，細胞のすきまを埋めたり，骨や軟骨の形成を補助する。コラーゲンは結合組織の主要たんぱく質で，ヒトの総たんぱく質の約30％を占め，生体中で最も多いたんぱく質である。また，筋肉たんぱく質（アクチンやミオシンなど）も構造たんぱく質の一種である。

⑤ 抗体たんぱく質：高等生物の生体防御機構である免疫反応に不可欠な抗体の働きをしているたんぱく質。

⑥ ホルモンたんぱく質：微量で生体内の諸機能を制御する生理活性があるホルモンのある種のものはペプチドやたんぱく質（ポリペプチド）である。

3．3　ポルフィリンおよびヘムたんぱく質

（1）ポルフィリンの化学

ポルフィリンの構造は環状のテトラピロール構造をもつ。4個のピロール環が各々メチレン基（－CH＝）で橋渡しされた構造である（図2－23）。

ポルフィリンの中央にある4個の窒素原子は特別な立体配置をしており，鉄，マグネシウム，コバルト，銅などとキレート結合をしている。

ヒトのヘモグロビンでは役目を終えたポルフィリン環は再利用されず，開環してビリルビンとなる。ビリルビンは肝臓に運ばれ，グルクロン酸と結合して胆汁色素として，胆嚢を経て腸に排泄される。ポルフィリンの分解が高まったり，肝臓の機能が低下したりすると，ビリルビンの血中濃度が高まり皮膚などに沈着し黄疸となる。

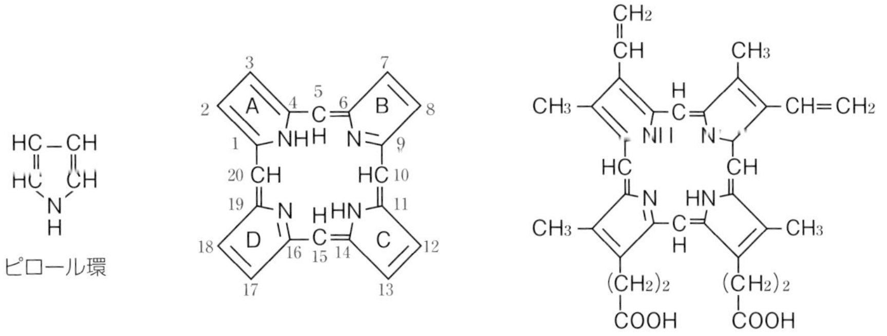

ピロール環　ポルフィリン環　プロトポルフィリン

図２－23　ポルフィリンの構造

（2）ヘムたんぱく質

ポルフィリンに鉄がキレート結合したものをヘムといい，ヘムとたんぱく質との複合体をヘムたんぱく質という。

ヘモグロビン（hemoglobin）は赤血球中に存在するヘムたんぱく質である。グロビンというたんぱく質にヘムが結合したサブユニット４個からなる四量体である（図２－24）。鉄が２価（還元型；フェロ）のときにのみ酸素と可逆的に結合する。

$$Hb \quad + \quad 4O_2 \rightleftarrows Hb(O_2)_4$$

ミオグロビン（myoglobin）は，筋肉中に存在するヘムたんぱく質であり，ヘモグロビンから酸素を得て，これを組織内に蓄え，組織の酸化に供給する役割をもつ。

シトクロム（cytochrome）は，細胞内のとくにミトコンドリアに多く存在し，電子

ヘム（プロトヘム）　ヒトヘモグロビンのサブユニット（β）

図２－24　ヘモグロビン

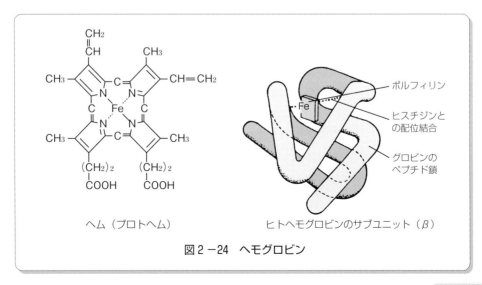

伝達系を構成している。

　カタラーゼとペルオキシダーゼは，いずれもヘムたんぱく質の酵素である。

> **トピックス　酵素の構成成分にたんぱく質が利用されているわけ**
>
> 　生体内には数千種類の反応があり，それぞれ特定の酵素が働き生命が維持されている。これらの酵素はたんぱく質からできている。たんぱく質が利用されている理由は，たんぱく質の立体構造の多様性がその大きな要因であると思われる。
>
> 　アミノ酸が100個結合した比較的小さなたんぱく質を例にして，たんぱく質の多様性を考えてみる。たんぱく質を構成するアミノ酸は20種である。アミノ酸が２個結合したジペプチドの種類は20^2となる。したがって，アミノ酸が100個のペプチドの種類は20^{100}種類となる。$20^{100}=2^{100}\times10^{100}$であり，$10^{100}$をだけでも，１の後に０が100個並ぶ数となる。すなわち，アミノ酸100個のたんぱく質だけでも，実際的には無限種類が存在している。それぞれのたんぱく質は，アミノ酸配列に起因した立体構造をしている。この無限種の存在の可能性をもつたんぱく質の一つが，たまたまある酵素としての機能があったと考えられる。このような作用の多様性に対応できる生体成分は，たんぱく質のみである。

４．ヌクレオチドと核酸

　ヌクレオチドは塩基，五炭糖，リン酸からなる化合物の総称で，DNAやRNAの基本構成単位である。ヌクレオチドおよびその関連化合物は，補酵素の一部にも含まれているほか，高エネルギーリン酸化合物としてエネルギーを供給したり，環状ヌクレオチドを形成して情報の伝達に関与している。

４．１　ヌクレオチド（nucleotide）

　核酸の基本構成単位で，DNAやRNAはヌクレオチドのくり返しでできたポリヌクレオチドである。

（１）ピリミジンとプリン（pyrimidine, purine）

　ピリミジン環をもつ化合物をピリミジン，プリン環をもった化合物をプリンと総称する。さらに，これら窒素を含む複素環式化合物を総称して，塩基と呼ぶ。核酸を構成する主要な塩基は，３種類のピリミジンと２種類のプリンで，ピリミジンとして**シトシン**（cytosine）（C），**チミン**（thymine）（T），**ウラシル**（uracil）（U）が，プリンとして**アデニン**（adenine）（A）あるいは**グアニン**（guanine）（G）が使われている（図２-25）。これら５つの主要塩基のほかに，脱アミノ反応を受けたりメチル化された塩基がごくわずかみられることがある。微量塩基はプリンヌクレオチド合成の中間体として，あるいはtRNA（転移RNA，transfer RNA）のアンチコドンの部分に存在する。

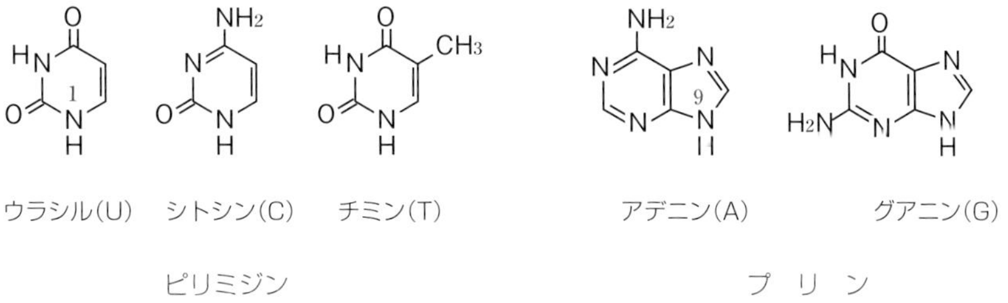

ウラシル(U)　シトシン(C)　チミン(T)　　　　アデニン(A)　　　グアニン(G)

ピリミジン　　　　　　　　　　　　　　　プ　リ　ン

図2-25　主要塩基の構造

（2）リボースとデオキシリボース （ribose, deoxyribose）

　ヌクレオチドを構成する糖は，五炭糖（ペントース）であるリボースとデオキシリボースである。デオキシリボースはリボースの2位のヒドロキシ基の酸素がはずれたものである（図2-26）。C_1のヒドロキシ基はアルコールやアミンと反応する。塩基と反応した場合はヌクレオシドとなる。

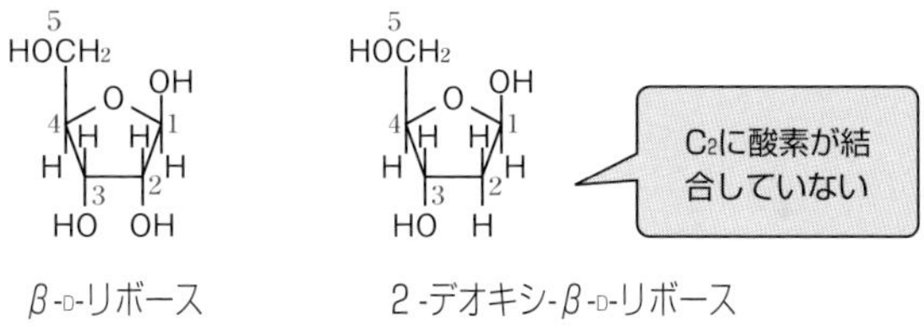

β-D-リボース　　　2-デオキシ-β-D-リボース

C₂に酸素が結合していない

図2-26　リボースとデオキシリボース

（3）ヌクレオシド（nucleoside）およびそのリン酸化合物

　塩基と糖がグリコシド結合によって結合した化合物をヌクレオシドという。糖の1位のCとプリンの9位のNまたはピリミジンの1位のNの間で結合が生じる（図2-25）。リボースを含むヌクレオシドをリボヌクレオシド，デオキシリボースを含むヌクレオシドをデオキシリボヌクレオシドという。ヌクレオシドの糖のヒドロキシ基にリン酸（phosphate）がエステル結合した化合物をヌクレオチドと総称する。

　ヌクレオチドの代表的な化合物はリン酸基が1つ結合したヌクレオシド-リン酸である。リボヌクレオシドには，2′，3′および5′の3つのヒドロキシ基にリン酸が結合することができる。デオキシリボヌクレオシドには，2′にヒドロキシ基が存在しない。

　"′"（ダッシュ，英語風に読むとプライム）はヌクレオシド中の糖のC原子につけられた番号である。ほとんど5′に結合したものであるので，省略される場合がある。表2-5に示したように，ヌクレオシド，ヌクレオチドはそれぞれ固有の名称で呼ばれ

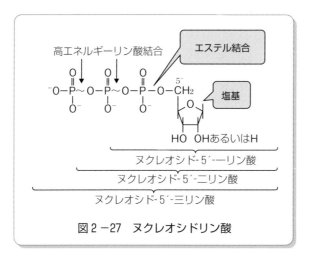

図2−27　ヌクレオシドリン酸

ている。塩基を特定しないで一般的に表現する場合には，アデニン，グアニン，シトシン，ウラシル，チミンのいずれかの塩基をNで総称し，ヌクレオシド一リン酸はNMPと表される。

ヌクレオシド一リン酸のリン酸基にさらにリン酸が結合すると，ヌクレオシド二リン酸（NDP）となり，さらにリン酸が結合すると，ヌクレオシド三リン酸（NTP）となる（図2−27）。表2−5にヌクレオシドとヌクレオシド一リン酸を示した。

ヌクレオシドとヌクレオシド一リン酸は高エネルギーリン酸結合をもち，結合が切断されると多くのエネルギーを放出する。ヒトも含めて生物のエネルギー源として利用されている。ヌクレオシド三リン酸は，このほかにも核酸合成や環状ヌクレオチド生成の原料として使われている。

表2−5　ヌクレオシドとヌクレオチド

塩基	リボヌクレオシド	リボヌクレオチド		デオキシリボヌクレオシド	デオキシリボヌクレオチド	
アデニン（A）	アデノシン	アデニル酸 （アデノシン一リン酸）	AMP	デオキシアデノシン	デオキシアデニル酸	dAMP
グアニン（G）	グアノシン	グアニル酸 （グアノシン一リン酸）	GMP	デオキシグアノシン	デオキシグアニル酸	dGMP
シトシン（C）	シチジン	シチジル酸 （シチジン一リン酸）	CMP	デオキシシチジン	デオキシシチジル酸	dCMP
ウラシル（U）	ウリジン	ウリジル酸 （ウリジン一リン酸）	UMP	—	—	—
チミン　（T）	—	—	—	デオキシチミジン	デオキシチミジル酸	dTMP
ヒポキサンチン	イノシン	イノシン酸 （イノシン一リン酸）	IMP	—	—	—

（4）環状ヌクレオチドと環状ADPリボース

リン酸が1つの糖の2つのヒドロキシ基とエステル結合をした化合物を環状ヌクレオチド，あるいは環状ヌクレオシド一リン酸という。生物学上重要な化合物は，アデ

ノシン-3′, 5′-サイクリック―リン酸（サイクリックAMPあるいはcAMP）とグアノシン-3′, 5′-サイクリック―リン酸（サイクリックGMPあるいはcGMP）である（図2-28）。環状ヌクレオチドは特定のたんぱく質と結合して，その活性を制御している。環状ヌクレオチドはシクラーゼ（cyclase）によってヌクレオシド三リン酸からつくられるが，その合成は細胞外のホルモン，神経伝達物質などのリガンドが細胞膜の受容体に結合することによって促進される。これらの環状ヌクレオチドは，細胞外の信号（一次メッセンジャー）を受けて細胞内で合成され，さまざまな生理過程が制御されていることから，セカンドメッセンジャーと呼ばれている。

環状ADPリボース（cADPR，図2-28）もセカンドメッセンジャーとして働いている。細胞内小器官から細胞質へのCa^{2+}の放出，細胞外からのCa^{2+}の流入を制御している。筋収縮，膵臓からのインスリン放出などに関与している。

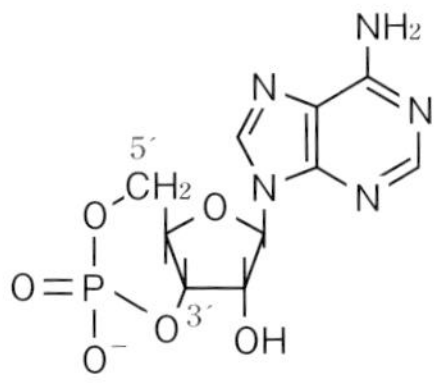

アデノシン3′, 5′-サイクリック―リン酸
（3′, 5′-cAMPあるいはcAMP）

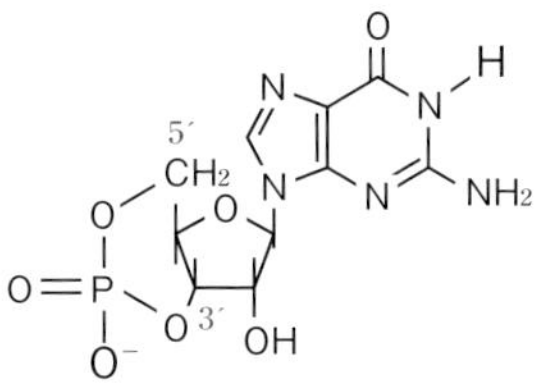

グアノシン3′, 5′-サイクリック―リン酸
（3′, 5′-cGMPあるいはcGMP）

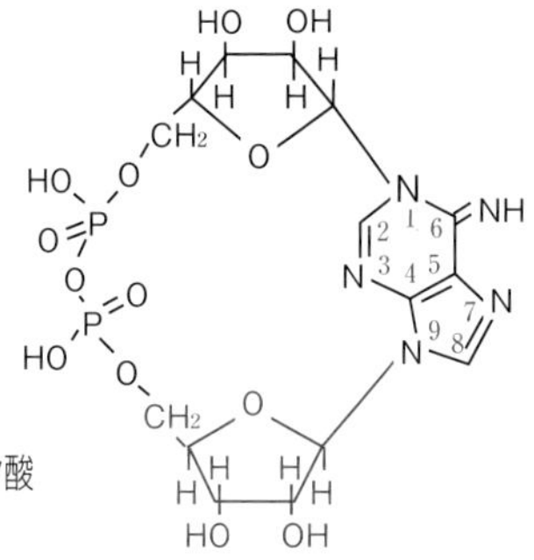

環状ADPリボース
（cADPR）

図2-28　環状ヌクレオチドと環状ADPリボース

4.2 核　　酸

ヌクレオチドは脱水反応により，糖とリン酸基の間にホスホジエステル結合を形成し，オリゴヌクレオチド・ポリヌクレオチドとなる。生理的pHでは，リン酸基の2つの－OH基はいずれもイオン化しており，ポリアニオンとなる。対イオンはMg^{2+}や塩基性たんぱく質である。

(1) DNA（deoxyribonucleic acid）
1）D N A

DNAはデオキシリボヌクレオチド（deoxyribonucleotide）のポリマーで，塩基としてA，G，C，Tが使われている。鎖を形成しているのはデオキシリボースとリン酸のホスホジエステル結合で，ポリヌクレオチド鎖は5′末端にリン酸基，3′末端にデオキシリボースがくる。それぞれの糖の1位のCに塩基が結合しており，塩基の配列が遺伝情報としての意味をもっている。

図2-29に示すように，アデニン（A）とチミン（T）との間には2つの水素結合が

生じる。また，グアニン（G）とシトシン（C）との間には3つの水素結合が生じる。水素結合によってつくられた塩基のペアを相補的塩基対（A：T，G：C）と呼ぶ。DNAは通常，2本のポリヌクレオチド鎖が逆平行に向かい合い，水素結合を形成して，ねじれている。この構造を二重らせん構造という（図2－30）。逆平行は二重らせん構造に適合しており，2本のポリヌクレオチド鎖を平行に並べて相補的塩基対を形成することはできない。鎖を形成するデオキシリボースとリン酸の鎖は二重らせん構造の外側に位置し，塩基対は内側に位置している。

　一対の塩基間でつくられる水素結合は非常に弱く，体温程度でも結合がはずれるほどであるが，水素結合の数が増えるに従って，安定な構造となり，結合をはずすためには高いエネルギー（共有結合以下）が必要となる。DNA分子は多くの塩基対をもち，全長にわたって相補的塩基対が形成されているので，生理的な温度，pH，塩濃度で二本鎖に解離することはない。水素結合による相補的塩基対はDNAの分子構造を安

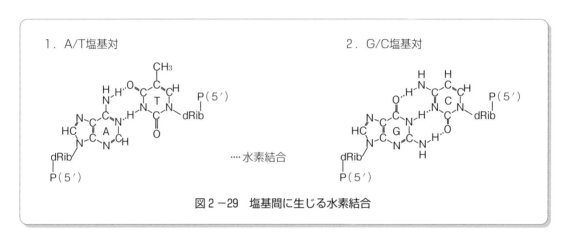

1．A/T塩基対　　　　　　　　　　　　　　　2．G/C塩基対

…水素結合

図2－29　塩基間に生じる水素結合

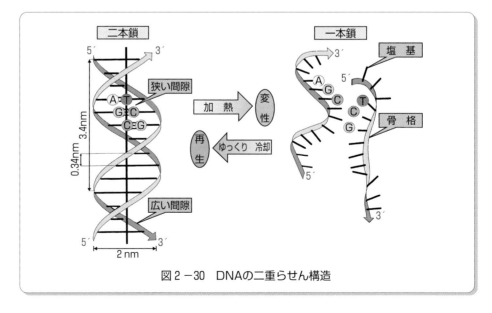

図2－30　DNAの二重らせん構造

定化するだけでなく，DNAの複製，DNAからmRNA（伝令RNA，メッセンジャーRNA）への情報の転写，tRNA上のアンチコドンによるmRNA上のコドンの認識など，遺伝情報処理において重要である。

ヒトの場合，1つの細胞に含まれるDNAの延長は2mにもなる。それが46本の染色体上に分配されている。染色体は細胞の分裂時にみられる特殊な構造で，細胞分裂時でないときには**クロマチン**（染色質）として存在している。クロマチンはDNAとたんぱく質の複合体である。おもなたんぱく質はヒストンで，アルギニンやリシンに富む塩基性のたんぱく質である。正の電荷をもつのでDNAの二重らせんの外側にあるリン酸基の負の電荷とイオン結合している。

クロマチンは，細胞分裂期に，さらに凝縮され染色体（クロモソーム）と呼ばれる構造体となる。各々の染色体の末端には**テロメア**と呼ばれるくり返し構造がある。DNA複製時には，DNA鎖の一方が末端まで完全に複製が行われない。テロメアーゼはテロメアを合成し，その長さを維持するために働く。ヒトはテロメアーゼをもたないので，DNAの複製ごと，すなわち細胞分裂のたびに，末端部のテロメア部分が短くなっていく。テロメアの短縮は，悪性腫瘍と老化に関することがわかり，テロメアーゼに注目が集まっている。

ヒストンはコアヒストンと呼ばれるものが4種類あり，それぞれが2分子ずつ集まって，ヌクレオソームコアを形成する。その周囲におよそ146塩基対のDNAが2まわりして，ヌクレオソームを形成する。ヌクレオソームを基本単位とし，隣りのヌクレオソームとの間にリンカーDNAと呼ばれる20〜60塩基対のDNAが存在する。このDNAにはリンカーヒストンや非ヒストンたんぱく質が結合し，ヌクレオソームが数珠繋ぎになった高次構造体，クロマチン線維ができ上がる。これによって，DNAの長さは1/40程度になる。クロマチン線維はさらに折りたたまれていく。最終的に2mもあるDNA鎖が1μm程度の核内におさめられる。

2）核DNAとミトコンドリアDNA

DNAは真核生物の場合，核とミトコンドリアに存在する。緑色植物の場合には，葉緑体にもDNAが存在する。ヒトの場合は，99%が核に存在し，残り1%がミトコンドリアに存在する。ゲノムDNAは，ミトコンドリアや葉緑体のオルガネラDNAに対して，核ゲノムDNAを指す場合が多いが，総称的にはオルガネラDNAも含まれる。核ゲノムDNAとミトコンドリアDNAの違いを表2−6に示した。

（2）RNA（ribonucleic acid）

RNAはリボヌクレオチド（ribonucleotide）のポリマーである。塩基としておもにA，G，C，Uが使われているが，tRNAには微量塩基が使われている場合がある。DNAと違い，一本鎖構造である。RNAには多くの種類がある。主要なものを表2−7に示した。DNAとRNA，RNAどうしの間ではアデニンとウラシルとの間に2つの水素結合が生じる。

（3）2種類の核酸の意義

　表2－8に，DNAとRNAの物理化学的構造と生理機能の違いをまとめた。RNAで使われている塩基がウラシル（U）であるのに対してDNAではチミン（T）であること，RNAのリボースに対してDNAではデオキシリボースであるという化学的な違い，RNAが一本鎖構造であるのに対し，DNAが二本鎖構造であるという物理構造の違い

表2－6　核ゲノムDNAとミトコンドリアDNA

	核ゲノムDNA	ミトコンドリアDNA
存在場所	核	ミトコンドリア
構造	直鎖二重らせん（線状二本鎖）	環状二重らせん（環状二本鎖）
塩基対の数	30億	16,569
細胞内のコピー数	2コピー（二倍体の体細胞の場合）	500～600
遺伝子数	3万～4万	37
存在様式	ヒストンなどと結合してクロマチンを形成	DNA単独で存在
遺伝形式	メンデル型	母性遺伝
終止コドン	3種類	2種類
進化速度		ゲノムDNAの5～10倍
たんぱく質非コードDNA	95%	7%

表2－7　RNAの種類

RNAの種類	存在割合	生理機能	合成酵素	存在する場所
rRNA	80	リボソームの構成成分	ポリメラーゼⅠ	核小体
mRNA	4	DNA塩基配列の転写	ポリメラーゼⅡ	hnRNA，snRNA
hnRNA		mRNAの前駆体	ポリメラーゼⅡ	
tRNA	16	コドンとアミノ酸の認識	ポリメラーゼⅢ	5SRNA

注）rRNA：リボソームRNA，hnRNA：ヘテロ核RNA

表2－8　DNAとRNA

核酸	構成要素			構造		生理機能		
	塩基部	糖部		1分子中の塩基数	1分子中の鎖数	遺伝情報	存在場所	生合成の方法
DNA	AGCT	デオキシリボース	リン酸	数千万	二本鎖	保存	核（ミトコンドリア）	複製
RNA	AGCU	リボース	リン酸	60～10,000	一本鎖	発現	主として細胞質	転写

が認められる。これらの物理化学的な構造の違いはそれぞれの分子が担っている生理機能に由来すると考えられる。

シトシンは脱アミノ化されてウラシルとなる。もし，DNAにシトシンが存在し，ウラシルに変異すると，アデニンはシトシンとウラシルの区別ができず，どちらにも結合するので，変異に対応できない。

RNAはDNAより不安定である。リボースの2位のヒドロキシ基に対しリン酸基のもつO^-イオンが求核反応を示し，2′,3′の環状リン酸エステルを形成しやすい。これによってポリヌクレオチド鎖のリン酸ジエステル結合は2′,3′の環状リン酸エステルに転換し，ヌクレオチド鎖は切断される。DNAでは2′-OHが存在しないので，このような反応は起こることがなく，鎖状高分子は安定である。

DNAが遺伝情報を保存する物質として使用され，生命の設計図は数万年という時代を超えて祖先から子孫へと伝えられていくのに対し，RNAが遺伝情報を処理するための一時的な物質として使われているのは，上記のような理由によるのであろう。

トピックス　**新型コロナウイルスの変異**

新型コロナウイルス（COVID-19）は一本鎖RNAをゲノムとして有するエンベロープウイルスである。生物がDNAをゲノムとするのに対し，RNAをゲノムとする特異な存在である。RNAウイルスは，レトロウイルスともいわれ，インフルエンザウイルス，ヒト免疫不全ウイルス（HIV）やヒトT細胞白血病ウイルスなどが知られている。

ウイルスは，単独では生存・増殖することができない寄生体で，細菌と違って試験管内で培養できない。宿主と呼ばれる生きた生物の細胞を利用して，増殖する。RNAウイルスが宿主に感染すると，ウイルスは逆転写酵素によりRNAからDNAを生成し，エンベーロープに埋め込まれたスパイクが細胞膜受容体に結合し，細胞内に侵入して，宿主細胞の転写・翻訳過程を利用して，ウイルスたんぱく質を合成する。この過程を積極的に利用して，ウイルスRNAを注射して体内でウイルスたんぱく質をつくらせ，宿主の抗体合成を誘導しようというのがmRNAワクチンである。

ウイルスの一本鎖RNAは，使われている塩基が変化しやすく，転写の誤りを修正する機構もないことから，突然変異しやすい。生物が一本鎖RNAより安定な二本鎖DNAをゲノムとしてもち，さらに複製時の誤りを修正することで，ゲノムの安定性を保持し，変異を極力抑える機構を進化させてきたのに対し，RNAウイルスはむしろ変異しやすいことを自らの特徴としている。RNA塩基配列に生じる変異の箇所や変異の仕方によってはウイルスたんぱく質のアミノ酸配列が変化し，たんぱく質そのものが変化している例が報告されている。たんぱく質の変化は抗原性の変化に繋がる場合もあり，開発されたワクチンの有効性に影響を与えるのではないかと懸念されている。

文　献

・Koolman, J.：谷口直之監訳：『生化学アトラス』，文光堂（1997）

・中島邦夫ほか：『新生化学入門』，南山堂（2002）

第 3 章

生体機能成分

1. 酵　　素

　酵素（enzyme）とは生体中のあらゆるところで起こっている種々の生化学的反応を触媒する物質である。物質としては**たんぱく質ないしは糖たんぱく質**ということになるが，生体にとって大事なことはその働き・機能である。触媒機能を示すためにほかの低分子成分の助けを必要とする酵素もある。酵素なしでは生命体は存在しえない。

1．1　酵素の特質
（1）活性化エネルギー（activation energy）

　化学反応が起こるためには多くの場合，大きなエネルギーを必要とする。化学反応を起こすために必要なエネルギーは活性化エネルギーといわれ，酵素は活性化エネルギーを低くして生体中の生化学的反応がスムーズに行われるようにする役割を果たし

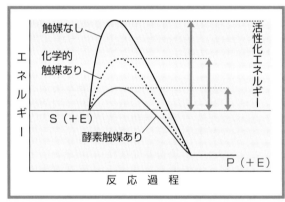

図3－1　活性化エネルギー

注）E：Enzyme，S：Substrate，P：Product
　　酵素　　　　基質　　　　　生成物

ている。図3－1でわかるように，通常の活性化エネルギーの半分かそれ以下で反応を進めることができる。ガスバーナーなどでフラスコ内を加熱し，沸騰させて化学反応を起こす必要がなく，私たちの体温（37℃）近くでも反応を円滑に進めることができると考えれば，なぜ酵素が生体にとって重要かがよくわかる。

（2）至適pH（optimum pH）と至適温度（optimum temperature）

　酵素反応は，その反応が最も速く進むのに適当なpH環境と温度環境をもっている。たとえば，胃に存在するペプシン（pepsin）はpH約2で最もよく働き，トリプシン（trypsin）などはpH8付近で最もよく働く。リン酸結合を分解するホスファターゼなど，pH5付近で最も活性が高いものを酸性ホスファターゼといい，pH8付近で最も活性が高いものをアルカリホスファターゼと名づけ，至適pHにより名前を分けている。

　各々の酵素はまた，その反応が最も速く進むのに適当な温度環境がある。ヒトの体温付近が酵素反応の至適温度と推定されるが，試験管での反応実験ではそれよりやや高く40℃あたりが至適反応温度となる。新鮮なものを冷蔵庫や冷凍庫で保存することは，温度を低く抑えることにより，酵素反応を抑え酵素反応が進むことによる成分の変化を抑制するためである。冬眠する動物などは，体温を下げることにより代謝を抑制している。酵素反応の速度は温度が10℃上昇すると2〜3倍になる。しかし，温度を上げすぎると酵素分子は変性して活性を失う（変性失活という）（図3－2）。

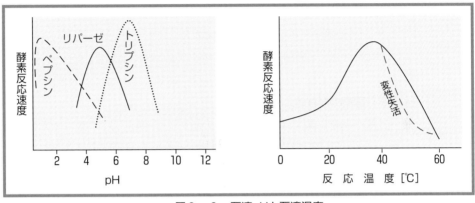

図3－2　至適pHと至適温度

（3）基質特異性

　1つの酵素はある特定の反応だけを触媒し，ほかの反応は触媒しないという反応特異性をもつ。酵素は類似した構造をもつ限られた基質に対する反応だけを触媒する。この性質を基質特異性という。グリコシダーゼ（glycosidase）はグリコシド結合を分解し，プロテアーゼ（protease）はペプチド結合を分解する。しかし，プロテアーゼのなかでもトリプシンは塩基性アミノ酸の隣りのペプチド結合を，キモトリプシン（chymotrypsin）は芳香族アミノ酸の隣のペプチド結合を分解するなどの一段と高い基質特異性を有している（p.128，図7－1参照）。異性体に対する特異性もあり，特異性にもさらに厳密な段階がある。

（4）酵素分子と活性

　図3－3に示すように酵素分子は基質が結合して触媒作用を受ける活性部位（active site）をもち，それは分子全体の一部であり，立体的な形が保持されていることが活性を示す条件である。酵素本来の立体的形が壊れると活性部位の機能が失われてしまう。また，逆に基質との結合に際しその立体構造を微妙に変化させて酵素の触媒反応に対応させていく"ゆらぎ"のような立体構造をもつものもある。活性部位には基質を特異的に識別して結合する基質結合部位と直接に触媒作用に関与する触媒部位とがある。

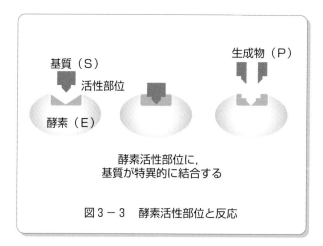

図 3 - 3　酵素活性部位と反応

基質（S）

活性部位

生成物（P）

酵素（E）

酵素活性部位に，
基質が特異的に結合する

酵素分子が活性を発揮するためには，補酵素（coenzyme）との結合が不可欠な酵素も存在している。本命の基質以外に金属（亜鉛，マグネシウム，カルシウムなど）との結合が必須となる金属酵素（metalloenzyme）も存在する。

（5）酵素の局在性

　アスパラギン酸アミノトランスフェラーゼ（AST），アラニンアミノトランスフェラーゼ（ALT）などは主として肝臓でつくられ肝臓細胞中に存在しており，血液中には常に一定量しか見いだされないが，肝臓に何か病変があり細胞が損傷すると，本来肝臓にある酵素が血液中に漏出し，血中の酵素活性が高くなる。臨床検査においては，血液中の種々の酵素活性を測定するが，測定値に異常があれば（逸脱酵素，表3-1），病変部位，場合によっては疾病まで推定される。

表3-1　おもな逸脱酵素と疾患

酵 素 名	本来の所在臓器	疾　　　患
AST	心筋, 骨格筋, 肝臓	心筋梗塞
ALT	肝臓	肝炎, 肝腫瘍（ALT＞AST）
アミラーゼ	膵臓	膵炎，膵疾患など
γ-GTP	肝臓	肝炎，肝腫瘍
アルカリホスファターゼ	骨	骨軟化症, くる病, 腫瘍など
酸性ホスファターゼ	前立腺	前立腺腫瘍など

　細胞内における局在性もあり，解糖系の酵素は細胞質ゾルに存在し，クエン酸回路（TCAサイクル）や脂肪酸酸化，電子伝達系の酸化的リン酸化にかかわる酵素は，ミトコンドリア内に存在している。酸性加水分解酵素は，リソソーム内に存在している。

（6）アイソザイム（isozyme）

　1つの個体のなかに同じ化学反応を触媒する酵素分子が数種存在する場合があり，それらをアイソザイムという。ヒトの血清には数種の**乳酸デヒドロゲナーゼ**（乳酸脱水素酵素）（lactate dehydrogenase；LDH）のアイソザイムが存在する。これらは電気泳動により分離され，5種類が検出でき，かつその濃度比が健康人ではほぼ一定である。ところが心疾患（心筋梗塞）や肝臓疾患があると，血清中の乳酸デヒドロゲナーゼアイソザイムの濃度比（アイソザイムパターン）が変化し，心疾患か肝臓疾患かが判定できる（図3-4）。これは心臓でつくられている酵素と肝臓でつくられている酵素が同一の反応を触媒しながら分子構造が異なるために可能となるのである。

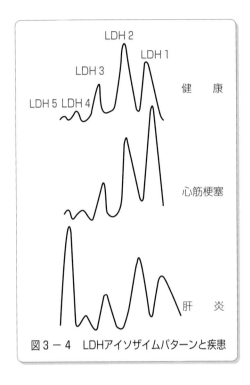

図 3－4　LDHアイソザイムパターンと疾患

（7）補　酵　素

　基質のほかに補酵素の助けがあって初めて活性を示す酵素がある。補酵素も触媒作用に関与し，第二基質ともいわれ，多くはビタミンB群やAMPの誘導体である。例として，デヒドロゲナーゼ類におけるNAD$^+$・NADP$^+$（ナイアシン），FADH$_2$（B$_2$）やトランスアミナーゼのピリドキサールリン酸（B$_6$），ピルビン酸デヒドロゲナーゼ複合酵素のチアミンピロリン酸（B$_1$）などがある。

1．2　酵素の分類と名称

　反応の型と反応機構に基づいて分類される。国際生化学連合（IUB）により反応機構に基づいて酵素命名法が確立され，国際生化学分子生物学連合（NC-IUBMB）により改変された。酵素は作用する相手がすぐわかるように酵素名に基質名が挿入されている場合が多く，酵素名の最初の部分は基質名がきて，続いて触媒する反応の型を示し，最後に～ ase（アーゼ）となる。IUB酵素命名法の体系は，酵素に４桁の酵素番号（EC番号：Emzyme Commission numbers）を振ることで，１番目の数字は生体中の反応を７つの群に大分類したもので，１から７までの数字である。それぞれの反応供与体となる基質の性質によって小さな群に分かれてそれが２番目の数字となり，その各々がまたさらに受容体となる基質の種類によって区分されて３番目の数字となり，最後の４番目に酵素固有の番号が書かれる。以下（1）～（7）がその分類である。

（1）EC 1：　酸化還元酵素（オキシドレダクターゼ）

　酸化還元反応を示し，デヒドロゲナーゼ，オキシダーゼ，レダクターゼなどがある。

　　例）アルコールデヒドロゲナーゼ（EC1.1.1.1 alcohol dehydrogenase）

　　　　$RCH_2OH + NAD^+ \rightleftharpoons RCHO + NADH + H^+$

（2）EC 2：　転移酵素（トランスフェラーゼ）

　基質分子の一部原子団をもう一方の基質分子へ転移する酵素で，アミノトランスフェラーゼ（トランスアミナーゼ）などがある。

　　例）アスパラギン酸アミノトランスフェラーゼ（AST）

　　　　（EC2.6.1.1 aspartate aminotransferase）

　　　　アスパラギン酸 ＋ α-ケトグルタル酸 $\rightleftharpoons$ オキサロ酢酸 ＋ グルタミン酸

（3）EC 3：　加水分解酵素（ヒドロラーゼ）

　消化酵素がよく知られている。加水分解を行う酵素である。デンプンを分解するアミラーゼ（amylase），脂肪を分解するリパーゼ（lipase），たんぱく質を分解するプロテアーゼ（protease），エステル結合を分解するエステラーゼなど多くがあり，分解を受ける基質名の後にase（アーゼ）がついている。

　　　例）アセチルコリンエステラーゼ（3.1.1.7 acetylcholinesterase）

　　　　アセチルコリン ⟶ コリン ＋ 酢酸

（4）EC 4：　脱離酵素（リアーゼ）

　基質分子の一部を取り除く反応を行う。

　　　例）グルタミン酸デカルボキシラーゼ（EC4.1.1.15 glutamate decarboxylase）

　　　　グルタミン酸 ⟶ γ-アミノ酪酸 ＋ CO_2

（5）EC 5：　異性化酵素（イソメラーゼ）

　異性化反応を行う。イソメラーゼ，エピメラーゼ，ムターゼなどがある。

　　　例）グルコース-6-リン酸イソメラーゼ（EC5.3.1.9 glucose-6-phosphate isomerase）

　　　　グルコース-6-リン酸 ⟶ フルクトース-6-リン酸

（6）EC 6：　合成酵素（リガーゼ）

　リガーゼ，シンテターゼ，DNAリガーゼ，RNAリガーゼなどがある。

　　　例）スクシニルCoAシンテターゼ（EC6.2.1.5 succinate-CoA ligase（ADP-forming））

　　　　コハク酸 ＋ ATP ＋ CoA ⟶ スクシニルCoA ＋ ADP

（7）EC 7：　輸送酵素（トランスロカーゼ）

　膜を介したイオンや分子等の輸送，または膜内でのそれらの分離を触媒する，ABCトランスポーターやシトクロムcオキシダーゼなど。

　　　例）シトクロムcオキシダーゼ（EC7.1.1.9：cytochrome-c oxidase）

　　　　4フェロシトクロムc ＋ O_2 ＋ 4H^+ ＝ 4フェロシトクロムc ＋ 2H_2O

1．3　酵素反応速度論

（1）酵素反応と基質濃度

　酵素反応の初速度は，基質濃度が反応と同時に減少するため，正確な測定は困難であるので，反応開始後すぐの反応速度を初速度として測定する。酵素濃度が一定ならば，基質濃度と初速度の関係は図3－5のような双曲線となる。

　基質濃度が低い範囲では，基質濃度が増加するに従い，反応速度も増す。しかし，一定の速度に達するとそれ以上は基質の濃度を増しても反応速度は増加しない。それは，酵素が基質によって飽和された状態に近いととらえることができる。この値を最

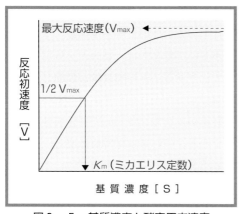

図３−５　基質濃度と酵素反応速度

大反応速度（Vmax）という（図３−５）。最大反応速度の1/2のときの基質濃度をミカエリス定数といい，K_mと書く。K_mは基質と酵素の親和度を示し，最大反応速度に達するまでの基質濃度を反映しており，K_mが小さいということは基質と酵素の親和性が高く非常に少ない基質濃度でも反応が進み，K_mが大きいということは基質と酵素の親和性が低く基質濃度が高くないと最大反応速度に達しないと考えることができる。たとえば，生体中にはグルコースをリン酸化する２種類の酵素がある。ヘキソキナーゼ（hexokinase）とグルコキナーゼ（glucokinase）である。グルコキナーゼのK_mはヘキソキナーゼのK_mの100倍くらい大きい（p.88，図５−３参照）。その結果，通常の生理的状態ではK_mの小さいヘキソキナーゼが働き，摂食後多量のグルコースを処理する必要が出てきたときはK_mの大きいグルコキナーゼが登場し，迅速なグルコース処理が行えるような仕組みを備えている。

（２）酵素反応の阻害

　酵素の働きは反応の触媒であるので当然その触媒の働きを阻害するものの存在がある。インヒビター（inhibitor）と呼ばれる多くの酵素阻害物質は人工的なものもあれば，その生理的状況に合わせて生体内に存在し，酵素活性を調節しているものもある。阻害は大きく分けて可逆的阻害と不可逆的阻害がある。次に可逆的な阻害様式を示す。

　阻害剤は酵素の活性部位に基質の代わりに入り込み，酵素と基質が結合できなくなり阻害が起こる。この阻害は基質と拮抗的に競合するので，競合（拮抗）阻害（competitive inhibition）といわれる。ところが，なかには活性部位以外のところに阻害剤が結合して活性を阻害する場合もあり，これは，非競合（非拮抗）阻害を示す。ほかに阻害物質が酵素基質複合体に結合する不競合（不拮抗）阻害（non-competitive inhibition）がある。

1．4　酵素活性の調節
（１）酵素の活性調節の仕組み

　酵素の本体はたんぱく質であり，遺伝子の塩基配列に基づいてアミノ酸から合成されている。その活性の発現方法は，生理的条件やその酵素の性質により異なる。酵素の活性調節は，遺伝子から新規に合成される酵素たんぱく質の量的変化により調節する方法と，すでに存在する酵素たんぱく質の構造変化や化学的修飾による活性への影響により調節する方法とある。

　　酵素たんぱく質の量的変化による活性調節においては，酵素の合成速度と分解速度のバランスで酵素活性が調節されている。このような調節は，生体のある発達段階や，特殊な生理条件下で受ける場合が多い。たとえば，細胞が，外部からの刺激に応答し，転写因子などが遺伝子の働きを変化させることで酵素量が調節される。飢餓や激しい運動後，ストレスに応答し肝細胞では，グルココルチコイドというステロイドホルモンにより，糖新生系に関与する酵素が，新規（*de novo*）に合成され増加することが知られている。ホルモン量が低下すると，それらは正常値に戻る。

　　酵素たんぱく質の構造変化による調節として，酵素前駆体による方法と化学修飾による方法とがある。遺伝子の塩基配列に基づいてつくられた最初の酵素分子は，シグナルペプチドを含むプレ酵素と呼ばれ，活性は保持していない。プレ酵素からシグナルがはずされ，プロ酵素となる。これらは，酵素前駆体（zymogen）ともいわれる。生体内の目的の場所で，プロ酵素 → 酵素の順にさらに構造を変化させた後，活性を発現する。ペプシノーゲン，トリプシノーゲンは，各々消化酵素であるペプシンとトリプシンの前駆体である。これらは，目的とする場所以外で機能を発現した場合，周囲の有用なたんぱく質を分解してしまうため，目的の場所以外では活性をもたない状態で存在し，限定分解によりシグナルペプチドがはずされると，ペプシンやトリプシン（図3－6）などの活性型となり，本来の触媒活性をもつ酵素として働くことができる。

　　自らの酵素分子に化学修飾を行い活性調節を行っている場合もある。たとえば，グリコーゲンの合成と分解におけるリン酸化と脱リン酸化による酵素活性の調節機構である（p.103，表5－3参照）。グリコーゲンホスホリラーゼは，リン酸化されていない低活性状態（不活性型：p.104参照）から，ホスホリラーゼキナーゼによりリン酸化を受け，活性型（p.104参照）となり，高い活性を示す。しかし，活性型グリコーゲンホスホリラーゼは，ホスファターゼ（プロテインホスファターゼ）により脱リン酸化されると，酵素活性は再び低下する。このようなリン酸化と脱リン酸化による一連の反応は，酵素たんぱく質の合成や分解を伴わない酵素活性調節様式のひとつであり，短時間で可

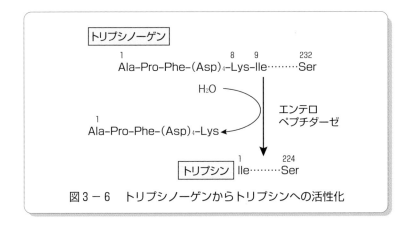

図3－6　トリプシノーゲンからトリプシンへの活性化

逆的に行われる。

（2）アロステリック酵素，フィードバック阻害

　酵素分子は生体中のあらゆる場所で，動的平衡状態で働いているので，その活性は
さまざまな方法で調節されている。通常，生体中の反応は連続して起こっており，一
連の代謝経路を築いている。各反応は単独というよりも，一連の代謝経路の一翼を
担っているので，各反応の調節はその代謝経路全体のなかでコントロールされる必要
がある。その代表的な例がフィードバック阻害といわれるものである（図3－7）。

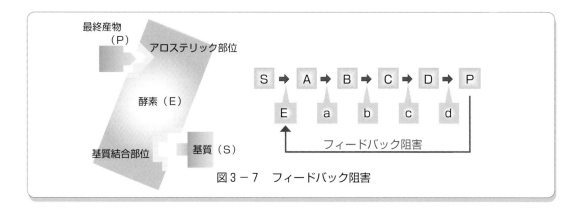

図3－7　フィードバック阻害

　一連の　S → A → B → C → D → P　という反応をそれぞれE, a, b, c, d
という酵素が触媒しているとすると，最終産物Pの生産は最後のdという酵素で調節
され，dの活性を抑えてPの生産を止めようとするとDの蓄積量が増加することになる。
それを防ぐためには，最初の反応（S → A）を阻害し一連の代謝経路全体にブレーキ
をかけることが肝要である。そのためには，酵素Eの触媒活性を抑える必要があり，
最終代謝産物Pが酵素Eの触媒活性を抑制することにより可能となる。酵素Eは基質S
の結合する部位（基質結合部位，活性部位）のほかに最終産物Pが結合する部位（アロス
テリック部位）を有している。アロステリック部位に最終産物Pが結合することにより
基質結合部位が変化を受け，基質との結合が阻害されることによって反応が抑制され
る。このような阻害システムをフィードバック阻害という。また，アロステリック部
位をもつ酵素をアロステリック酵素という。基質以外の物質によるアロステリックな
酵素活性の調節には，阻害ばかりでなく逆に活性が促進される場合も含まれる（解糖
系の酵素のATPによる活性促進と抑制の効果）。一方，フィードバック阻害には，酵素の
生産を遺伝子レベルで抑制して酵素濃度を減少させることにより，反応にブレーキを
かける場合もある。

トピックス　乳糖不耐症

　牛乳などの乳製品を食すとお腹が張り，下痢などを起こして体調が悪くなる人がいる。これらの人たちの多くは，消化酵素であるラクターゼの欠乏により乳糖（ラクトース）が消化できない状態であると考えられる。乳糖は，主に牛乳や乳製品に含まれている二糖類で，小腸上皮細胞で産生されるラクターゼという酵素で，ブドウ糖とガラクトースという単糖類に分解する。それらは，腸壁から血液中に吸収される。しかし，ラクターゼが働かない場合，乳糖を消化吸収できず，その結果，高濃度の未消化の乳糖が小腸に水分を引き寄せ，水様性下痢を起こす。その後，乳糖は小腸を通過して大腸に入り，細菌による発酵でガスが生じ，腹部膨満，鼓脹，腹部けいれん痛等が起こる。

　乳糖不耐症の原因として，ラクターゼの構造遺伝子（LCT遺伝子）の異常により起こる先天性ラクターゼ欠乏症と，他に，多くの民族（黒人およびヒスパニック系，アジア人）でよくみられる，後天性ラクターゼ欠乏症等がある。それらの新生児は，ラクターゼ値が高く，母乳や牛乳を消化することができる。しかし，離乳後，ラクターゼ活性が減少するため，離乳後の小児や成人は，多量の乳糖を消化できなくなる。北西欧系の白人の80〜85％は生涯にわたってラクターゼを産生するため，成人でも牛乳や乳製品を消化することができる割合が高いことが知られている。

　乳製品であるチーズや，ヨーグルトにも乳糖は含まれているが，乳酸菌などにより分解され乳糖の含量は少なくなっている。しかし，加工食品中の粉ミルクの使用や，医薬品，ダイエット食品への乳糖の添加が増加し，最近の問題となっている（p107参照）。

2．ホルモン

　ヒトが体内環境の恒常性維持を調節するためには，各器官の協調的な働きが必須となる。この調節を担う2つの代表的な系が神経系と内分泌系であり，この2つの系は密接に関連している。

　身体に分布する内分泌腺は，異なるホルモンの産生・分泌機能をもつ内分泌細胞の集合体である。代表的な内分泌腺は，松果体（メラトニン），脳下垂体（成長ホルモン，副腎皮質刺激ホルモン，バソプレッシン，オキシトシンなど），甲状腺〔チロキシン（T_4，サイロキシンともいう），トリヨードチロニン（T_3，トリヨードサイロニンともいう）〕，上皮小体（パラソルモン），心臓（心房性ナトリウム利尿ペプチド），副腎皮質（コルチコステロイド），副腎髄質（カテコールアミン），膵臓（インスリン，グルカゴン），精巣（テストステロン），卵巣（エストロゲン，プロゲステロン）である（図3-8）。

　内分泌細胞で産生されるホルモンは，細胞外液に分泌され，**血液を介して**全身を循環する。この過程で特定のホルモンに反応する細胞は限定されており，標的細胞と呼ばれる。これは，ホルモンの作用が標的細胞に存在する特異的な受容体に結合して初めて発揮されるためである。ホルモンと結合する特異的な受容体は，標的細胞の細胞膜上あるいは細胞内に存在する。また，シナプス間隙を瞬時に移動する神経伝達物質と異なり，ホルモンは血中を循環しながら移動するため，その反応は緩慢で持続的であることが特徴である。

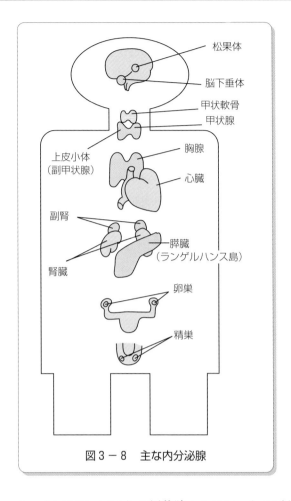

図3-8 主な内分泌腺

神経伝達物質とホルモンの違いは，標的細胞への輸送のされ方と移動距離の違いである。したがって，同じ調節物質が神経伝達物質とホルモンの両方の機能を発揮する場合がある。たとえば，ノルアドレナリンは交感神経の終末部から放出される場合に神経伝達物質として機能し，副腎髄質から分泌される場合にホルモンとして機能する。また，視床下部や脳下垂体後葉，副腎髄質内の特殊なニューロンは，血中に調節物質を分泌する。この調節物質は，神経ホルモンと呼ばれる（図3-9）。

内分泌細胞から放出されるホルモンは，その化学構造から次の4つに分類できる。

① **生理活性アミン**：アミノ酸のチロシンから生じるカテコールアミン（ドーパミン，アドレナリン，ノルアドレナリン）や甲状腺ホルモン，トリプトファンから生じるセロトニンがあげられる。

② **ポリペプチド**：約100個以下のアミノ酸からなるホルモンで，インスリンやグルカゴン，バソプレッシンやオキシトシンなどが含まれる。

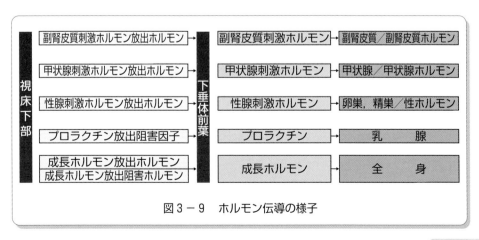

図3-9 ホルモン伝導の様子

③　糖たんぱく質：約100個以上のアミノ酸から構成されるたんぱく質に糖鎖が結合したホルモンで，卵胞刺激ホルモン（FSH）や黄体形成ホルモン（LH）などが含まれる。

④　ステロイド：コレステロールから生じる脂溶性のホルモンである。生殖器官から分泌される性ステロイド（エストロゲンやプロゲステロンなど）と副腎皮質から分泌されるコルチコステロイド（糖質コルチコイドと鉱質コルチコイド）がある。

２．１　各種ホルモン
（1）視床下部－下垂体－標的腺系による分泌調節
1）副腎皮質刺激ホルモンと副腎皮質ホルモン

a. 副腎皮質刺激ホルモン　　副腎は腎臓の上に位置している内分泌器官で，発生起源の異なる2つの内分泌腺（副腎皮質と副腎髄質）からなる。副腎皮質刺激ホルモン（ACTH, コルチコトロピン）は，大きな前駆体たんぱく質（プロオピオメラノコルチン，POMC）から切断されて生じるペプチドホルモンのひとつである。血中を循環するACTHは副腎皮質細胞に作用して，糖質コルチコイド（おもに，コルチゾール）と性ステロイド（おもに，アンドロゲン）の合成・分泌を促進する。

　副腎皮質刺激ホルモン放出ホルモン（CRH）の刺激を受けた下垂体前葉のACTH産生細胞にて，POMCは切断されてACTHとβ-リポトロピンが生じる。ACTHからはさらにα-メラニン刺激ホルモン（α-MSH）が生じ，β-リポトロピンからは鎮痛作用物質（オピオイド）であるβ-エンドルフィンが生じる（図3－10）。

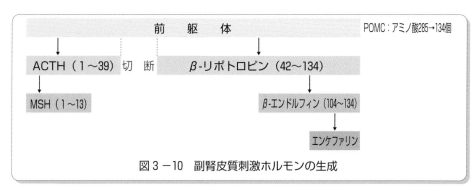

図3－10　副腎皮質刺激ホルモンの生成

コルチコステロン
コルチゾール

図3－11　糖質コルチコイド

アルドステロン

図3－12　鉱質コルチコイド

b. 副腎皮質ホルモン（図3−11,12）　　副腎皮質には3つの層領域があり，それぞれから異なるタイプのステロイドホルモンが産生される。副腎皮質の最外層は鉱質（電解質）コルチコイド（おもに，アルドステロン）を産生する。下垂体ACTHの刺激を受けて，中間層では糖質コルチコイド（おもに，コルチゾール）が産生され，最内層では男性ステロイドであるアンドロゲン（おもに，デヒドロエピアンドロステロン：DHEAとアンドロステンジオン）が産生される。

①　糖質コルチコイド（グルココルチコイド）：肝臓での糖新生を促進し，血中グルコース濃度を高めるステロイドの総称である。主要なコルチゾール（90％以上）とコルチコステロン（数％程度）からなる。コルチゾールは骨格筋においてたんぱく質分解を促進し，血中へアミノ酸（とくに，アラニン）を放出させる。また，脂肪細胞では中性脂肪の合成を抑制し，遊離脂肪酸とグリセロールの放出を増加させる。この過程で放出されたアミノ酸とグリセロールは，肝臓での糖新生の原料となる。

②　鉱質（電解質）コルチコイド（ミネラルコルチコイド）：腎臓でのNa^+の再吸収を促進させ，血中のNa^+濃度を高めるステロイド。血中のNa^+濃度が高まると血漿浸透圧が上昇するとともに，水の再吸収も促進され結果的に血圧が上昇する。アルドステロンがその代表である。アルドステロンの合成・分泌は，レニン−アンギオテンシン系により調節される（図3−13）。肝臓から分泌されるプレホルモンのアンギオテンシノーゲンは，腎臓で産生・分泌される酵素レニンの作用を受けてアンギオテンシンⅠ（AⅠ）となる。AⅠは変換酵素の作用により，昇圧ペプチドのアンギオテンシンⅡ（AⅡ）となる。AⅡは，副腎皮質（最外層）に働きかけてアルドステロンの分泌を促進する。また，AⅡ自身が直接，血管平滑筋の収縮を引き起こすことにより血圧を急速に上昇させる。

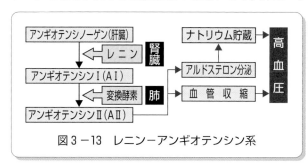

図3−13　レニン−アンギオテンシン系

　近年，昇圧ペプチドAⅡの生成に直接つながる変換酵素（ACE）を阻害することにより高血圧を予防・改善する機能性食品が注目されている。

2）甲状腺刺激ホルモンと甲状腺ホルモン

a. 甲状腺刺激ホルモン（TSH）　　甲状腺ホルモン（TH）の合成促進を行う。TSHは下垂体前葉から分泌される。TSHは甲状腺の濾胞細胞に作用し，甲状腺ホルモン（T_3，T_4）の合成・分泌を促進する。TSH刺激を受けた濾胞細胞は，血液中からヨウ素イオン（I^-）をとり込み，濾胞腔でチログロブリン（サイログロブリン）のチロシン残基をヨウ素化する。ヨウ素化されたチログロビンが加水分解されて，甲状腺ホルモンであるT_3（トリヨードチロニン）とT_4（チロキシン）が遊離する。

b. 甲状腺ホルモン（T_4，T_3）（図3−14）　　代謝率の上昇と熱産生を行う。脂溶

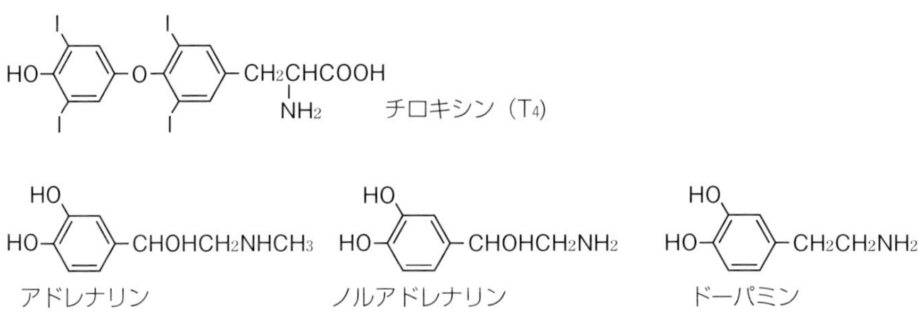

図 3 - 14　甲状腺ホルモンとカテコールアミンの構造式

性の甲状腺ホルモン（T_4，T_3）は細胞膜を直接透過して血中に分泌される。その後すぐに，グロブリン（チロキシン結合グロブリン）かアルブミンと結合して血中を循環する。遊離型のT_4は標的細胞内でT_3に変換され，核内受容体と結合してT_3-受容体複合体となる。この複合体は二量体を形成し，転写調節因子として機能を発揮する。そして，甲状腺ホルモン応答性エレメント（TRE）という特異的なDNA配列上に結合して，標的遺伝子の転写を調節する。甲状腺ホルモンは，成長ホルモン（GH）とならんで多くの組織の**分化や成長**に必須である。とくに脳と精巣の発達に，甲状腺ホルモンは不可欠である。また，甲状腺ホルモンは，脳，精巣，子宮を除くほとんどの組織で**酸素消費を増加**させ，代謝率を上げることから**熱産生が促進**される。さらに，甲状腺ホルモンは心臓のアドレナリン受容体を増加させてカテコールアミンの作用を増強する。その結果，心拍数や筋収縮力が高まり**血圧が上昇**する。

3）性腺刺激ホルモン（ゴナドトロピン：FSHとLH）と性ホルモン（♂：アンドロゲン，♀：エストロゲンとプロゲステロン）（図 3 - 15）

a．卵胞刺激ホルモン（FSH）　　FSHは下垂体前葉から分泌される。女性では，FSHが卵巣に作用して卵胞を発育させ，女性ホルモンの**エストロゲン**（エストラジオールなど）の合成・分泌を促進する。エストロゲンは子宮内膜の増殖と肥厚を促進する。男性では，FSHが精巣に作用して**精子形成を促進**する。

b．黄体形成ホルモン（LH）　　LHは下垂体前葉から分泌される。女性では，LHが卵巣に作用して**排卵を誘発**し，その後の黄体形成と黄体ホルモンであるプロゲステ

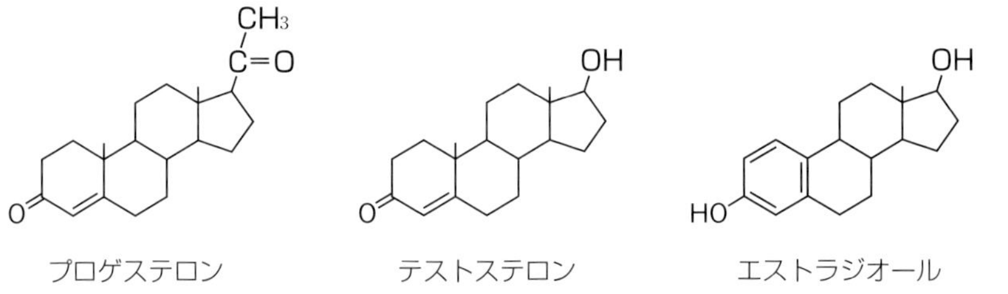

図 3 - 15　性ホルモン

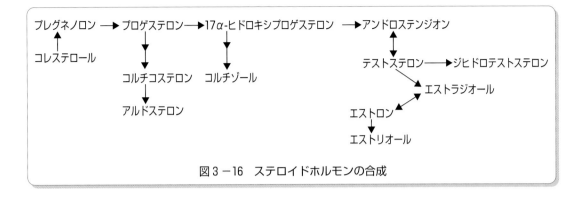

図3－16　ステロイドホルモンの合成

ロンの合成・分泌を促進する。プロゲステロンは子宮内膜腺に作用して，グリコーゲンやたんぱく質に富む液体の分泌を促進する。この結果，受精卵の着床を容易にする環境を整える。男性では，LHが精巣に作用して男性ホルモンであるテストステロンの合成・分泌を促進する。テストステロンは生後の精巣形成や二次性徴の発現を起こす。

4）プロラクチン（乳腺刺激ホルモン）

乳腺刺激ホルモン（PRL）は下垂体前葉から分泌される。通常，PRLの分泌は，視床下部からのプロラクチン分泌抑制因子（ドーパミンが主体）の作用により常時抑えられている。妊娠期にPRLの分泌が解除になると，PRLは乳腺細胞に作用しカゼインやラクトアルブミンの合成を促し，乳汁分泌を活発化させる。

5）成長ホルモン

ヒトの成長ホルモン（GH）は下垂体前葉から分泌される。成長ホルモンのおもな作用は2つある。ひとつは骨，筋肉および内臓組織の**成長を促す作用**で，もうひとつは脂肪細胞や肝臓，筋肉での**代謝を促す作用**である。

骨や組織の成長を促すGHの作用は，インスリン様成長因子（IGF-Ⅰ，IGF-Ⅱ）を介して発揮される。IGF-IはGHの刺激によりおもに**肝臓で合成・分泌**され，骨や筋肉や内臓組織の細胞増殖や分化を促進する。また，IGF-IはGHの標的組織である骨，筋肉，腎臓でも産生され，それぞれの組織で局所的に成長作用を促す。

GHは三大栄養素（エネルギー産生栄養素：脂質，糖質，たんぱく質）の代謝調節においても作用する。筋肉細胞では，GHが筋細胞内へのアミノ酸の輸送を促進し，たんぱく質合成を増強する。GHは肝臓でのグリコーゲン合成を抑制する一方，骨格筋細胞や脂肪細胞でのグルコースのとり込みを抑える。その結果，成長や生存に必要な血中グルコース量を維持する。さらに，GHは脂肪組織において中性脂肪の分解を促進する。その結果，血中で増加した遊離脂肪酸は，心臓や骨格筋でエネルギー源として消費される。これは，必要以上のたんぱく質の分解を制限して，成長を促すことになる。

6）下垂体後葉ホルモン

バソプレッシン（ADH）とオキシトシンは下垂体後葉から分泌される。どちらのホルモンも視床下部から後葉まで伸びてきた神経細胞から分泌される点で，前葉ホルモ

ンの分泌とは大きく異なる。バソプレッシンは抗利尿ホルモンとも呼ばれ，集合管に作用して水分の再吸収を促し，尿量と体液量の調節をする。オキシトシンはおもに女性で出産と授乳の時期に作用する。オキシトシンは分娩中に子宮筋の強い収縮を引き起こし，授乳期には乳腺の筋上皮を収縮させて乳汁を放射させる。

（2）その他のホルモン

1）副腎髄質ホルモン

　副腎髄質では内臓神経からの節前線維が実際に終わっており，交感神経系の延長である。これらの神経線維は髄質においてカテコールアミンであるドーパミン，ノルアドレナリン（ノルエピネフリン）とアドレナリン（エピネフリン）を産生するクロム親和性細胞を支配する。カテコールアミンはストレスへの対応に必要であり，ストレスはアドレナリンの分泌を刺激し，交感神経の興奮を高め，さらにACTHの分泌を促し，副腎皮質ホルモンの分泌を促進する。アドレナリンの血糖上昇作用はノルアドレナリンより高いが，血圧上昇作用はノルアドレナリンのほうがはるかに高い（図3-14参照）。

2）カルシウム代謝を調節する3つのホルモン

　a. 副甲状腺ホルモン（PTH）　　骨吸収と腎臓でのカルシウムイオン（Ca^{2+}）再吸収の促進を行う。甲状腺の背面に上下2対ある上皮小体の主細胞は，血漿中のCa^{2+}量の減少に反応して副甲状腺ホルモン（パラソルモン：PTH）を分泌する。PTHは，破骨細胞を間接的に刺激して骨吸収（骨の消化と血中へのCa^{2+}放出）を促進し，一方で，腎臓でのCa^{2+}の再吸収を促すことにより血漿Ca^{2+}濃度を高める。また，PTHは腎臓において活性型ビタミンD_3への変換を促進する。活性型ビタミンD_3は，十二指腸でのカルシウム輸送たんぱく質（カルビンジンD）合成促進を介したCa^{2+}の吸収を高めて血漿Ca^{2+}濃度を調節する。

　b. 活性型ビタミンD_3（カルシトリオール）　　腸管からのCa^{2+}吸収を促進する。ビタミンD_3（コレカルシフェロール）は，日光の紫外線にあたることで皮膚の中でコレステロールの代謝物から生成される。ビタミンD_3（コレカルシフェロール）は，肝臓での水酸化反応により25-$(OH)D_3$（25-ヒドロキシコレカルシフェロール）となる。さらに，

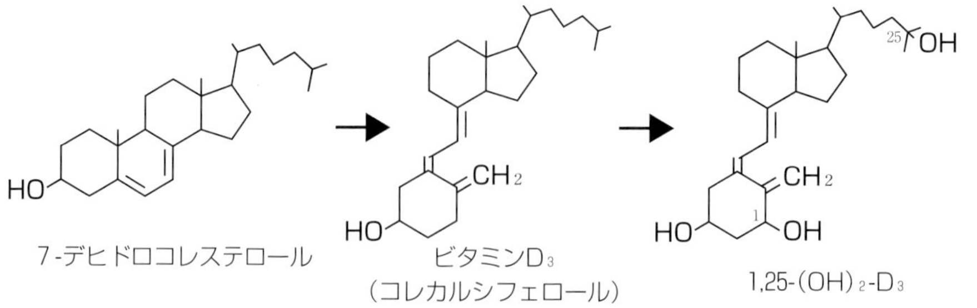

7-デヒドロコレステロール　　ビタミンD_3　　$1,25-(OH)_2-D_3$
（コレカルシフェロール）

図3-17　ビタミンDの生合成

腎臓において水酸化され活性型ビタミンD$_3$（1,25-(OH)$_2$D$_3$：1,25-ヒドロキシコレカルシフェロール）に変換され生理活性が最も強くなる（図3-17）。

　血漿Ca^{2+}が低下すると，上皮小体から分泌された副甲状腺ホルモン（PTH）が腎臓の近位尿細管に作用して，水酸化酵素（1-α-ヒドロキシラーゼ）による活性型ビタミンD$_3$の合成が促進される。**小腸上皮内に到達した活性型ビタミンD$_3$は核内受容体と結合して転写因子として機能し**，カルシウム輸送たんぱく質の合成を促す。このカルシウム輸送たんぱく質の働きにより，勾配に逆らって腸管粘膜細胞での**Ca^{2+}輸送が促進される**。この結果，血漿中のCa^{2+}濃度が上昇する。

　c．カルシトニン　　造骨細胞（骨芽細胞）の活性化と血漿Ca^{2+}濃度を低下させる。カルシトニンは血漿Ca^{2+}濃度の増加に反応して**甲状腺の傍濾胞細胞**（C細胞）から分泌される。カルシトニンの作用は，副甲状腺ホルモン（PTH）の作用と逆である。カルシトニンは，破骨細胞の活動（骨吸収）を抑制して骨から血漿へのCa^{2+}遊離を減少させると同時に，造骨細胞（骨芽細胞）に作用して血漿から骨中へのCa^{2+}のとり込みを促進する。その結果，血漿Ca^{2+}濃度が低下する。カルシウム代謝の全体的な調節を図3-18に示す。

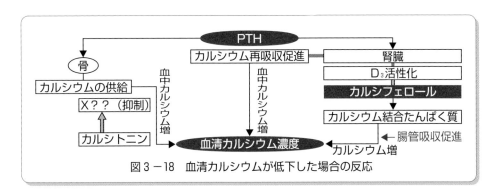

図3-18　血清カルシウムが低下した場合の反応

3）膵臓ホルモン

　a．インスリン　　インスリンは，膵臓の内分泌細胞である**ランゲルハンス島のβ細胞**で合成・分泌される。インスリンは最初にプレプロインスリン（分子量約115,000）として合成され，分子量9,000のプロインスリンとなる。さらにC-ペプチドが切り離され，2本のペプチド鎖（α鎖とβ鎖またはA鎖とB鎖）がジスルフィド結合（S-S結合）で結合したインスリンとなる（図3-19）。

　β細胞からのインスリンの分泌は，血漿中のグルコース濃度によって調節される。血糖値が90mg/dLまではほぼ一定のインスリン分泌が行われ，これを基礎分泌という。血糖値が90mg/dLを超えると血漿グルコース濃度に依存して増大してくる。血漿中のグルコースの半減期は約5分と短い。

　インスリンの主要な作用は，骨格筋，脂肪細胞，肝臓における貯蔵型エネルギーの合成である。インスリンは，**骨格筋細胞と脂肪細胞においてグルコース輸送体**（グル

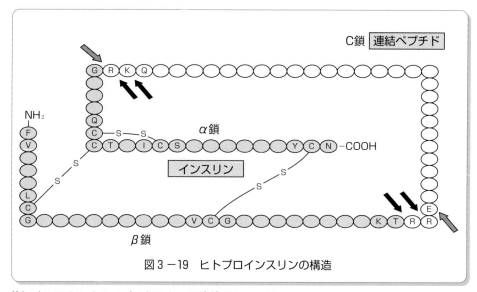

図 3 −19　ヒトプロインスリンの構造

注）インスリンはC−ペプチドによって連結されている。
　　トリプシン様酵素（➡）により切断を受け，次いで数種のカルボキシペプチダーゼ
　　様酵素（➡）による切断が起こり，生成される。

コーストランスポーター）（GLUT 4）を細胞内から細胞膜へ移送させる。この結果，こ
れらの細胞で血漿グルコースのとり込みが促進される。骨格筋細胞内にとり込まれた
グルコースは，グリコーゲン合成に使用され貯蔵される。またインスリンは骨格筋細
胞において血漿アミノ酸のとり込みとたんぱく質合成も促進する。

　インスリンが**脂肪細胞**に作用すると，GLUT 4 を介して細胞内にとり込んだグル
コースを用いて脂肪酸や中性脂肪（トリアシルグリセロール）の合成と蓄積を促進する。
また，インスリンの作用により脂肪細胞での合成・分泌が上昇したリポたんぱく質リ
パーゼは，血中を循環するリポたんぱく質中の中性脂肪を脂肪酸とグリセロールに分
解する。これらの脂肪酸とグリセロールは，脂肪細胞内にとり込まれ，再び中性脂肪
に合成される。

　肝臓におけるインスリンの主要な作用は，肝臓内に流入してくるグルコース，中性
脂肪や脂肪酸，アミノ酸を用いて貯蔵用のグリコーゲンや中性脂肪，たんぱく質を合
成することである。

　b．グルカゴン　　グルカゴンは膵臓の**ランゲルハンス島のα細胞**で合成・分泌さ
れる。食間での血糖値が70mg/dL以下に低下するとグルカゴンの分泌が盛んになる。
グルカゴンは遊離のまま血中を循環しており，その半減期は約 5 分である。**グルカゴ
ンの主要な作用**は，肝臓における糖新生である。グルカゴンはグリコーゲン分解を促
進し，合成を抑制する。また，グルカゴンはアミノ酸からグルコースへの変換（糖新生）
を強力に推し進める。これらの反応により，血中へ放出されるグルコース量を増やし，
低下した血糖値を上昇させる。加えて，グルカゴンは脂肪分解を促進して，エネル
ギー源としての脂肪酸とグリセロールを生成する。

　グルカゴンが脂肪細胞に作用すると，ホルモン感受性リパーゼを活性化し，細胞内での中性脂肪分解を促進し，脂肪酸生成を活発にする。産生された脂肪酸は血中に放出され，エネルギー代謝にまわされるかケトン体となる。

　c．インスリン受容体　インスリン受容体は，チロシンキナーゼ共役型の膜貫通受容体である。インスリン受容体は，2つのα-サブユニットと2つのβ-サブユニットが互いにジスルフィド結合を介して構成されている。細胞外に露出しているα-サブユニットにインスリンが結合すると，β-サブユニットの細胞内領域は活性型のチロシンキナーゼとして基質分子のリン酸化反応を促進する。このリン酸化反応を起点に，次々と細胞内に情報が伝達されてインスリンの作用が発揮される。

　4）消化管ホルモン

　a．ガストリン　十二指腸にも存在が報告されているが，おもに胃幽門粘膜のG細胞で産生される。摂食や自律神経の脳相刺激などにより胃液の分泌が促進され，口中の食物が胃内に送り込まれると，胃壁が伸展し胃内部のpHは3以上に上昇する。これらが刺激となってG細胞から血液中にガストリンが分泌される。血中のガストリンは，胃底部に作用して胃液（塩酸とペプシン）の産生・放出を促進すると同時に，胃壁平滑筋の蠕動運動を亢進させる。

　b．セクレチン　酸性の粥状になった胃内容物が十二指腸に送り出されると，十二指腸および小腸上部のpH低下が刺激となり**十二指腸粘膜（S細胞）からセクレチン**が分泌される。セクレチンは膵臓に作用して膵液分泌（とくに，水と炭酸水素イオン）を促進し，十二指腸内の酸を中和する。同時に，セクレチンは胃に作用して，**幽門括約筋を収縮**させ，胃内容物が一気に十二指腸に流れ込むことを防ぎ，**胃酸分泌を抑える**。

　c．コレシストキニン（CCK）　粥状になった胃内容物が十二指腸に送り出されると，糜粥中の脂肪酸やアミノ酸が刺激となり**コレシストキニン（CCK）が十二指腸粘膜のI細胞**から分泌される。CCKは，胆嚢の収縮を強め胆汁を十二指腸内に放出させるとともに，膵臓に作用して膵液酵素の分泌を促す。

　d．その他　これまで述べたもの以外に，12種類以上ものペプチド・ホルモンが消化管組織から発見されている。胃抑制ペプチド（GIP）は，現在ではグルコース依存性インスリン放出ペプチドと呼ばれ，小腸内のグルコースや脂肪酸に反応して十二指腸（K細胞）から分泌される。GIPの重要な作用として，胃の消化活動（胃液分泌）を抑制するとともに，血糖値が上がる前にインスリン分泌を促進することがあげられる。**腸管神経系から分泌される血管作動性腸管ペプチド（VIP）**やサブスタンスPは，消化管の平滑筋の弛緩と収縮を調節し，ペプシンをはじめとする消化液の分泌を促進する。

2．2　ホルモンの作用機序

　ホルモンの血中濃度は10^{-6}〜10^{-12}mol/Lという非常に低い濃度で循環している。ホルモンは高親和性の受容体に特異的に結合し，細胞内での情報伝達経路を活性化す

ることによりその作用を発揮する。

　脂溶性のステロイドホルモンは直接細胞膜を透過でき，細胞質または核内に存在する**細胞内受容体**と結合して転写調節因子として機能する（詳細は，p.184，図10-10）。

　一方，水溶性ホルモンは膜を直接透過できないため，標的細胞の細胞膜上に存在する**細胞膜受容体**を介して細胞内の情報伝達経路を始動させ機能を発揮する。詳細は，第11章，表11-2（p.200），図11-2～7（p.199～203）に記述する。

3．補酵素とビタミン

　ビタミン（vitamin）とは微量でも生体内での代謝が正常に機能するために必要な有機化合物であり，生体内では合成されないかあるいは合成されても必要量を満たすことのできない物質である。そのため外界から摂取しなければならない。1日の必要量はミリグラム（mg）またはマイクログラム（μg）の単位で示される微量であるが，不足すると固有の欠乏症をきたす。

　欠乏原因としては，摂取量・吸収量・利用効率の低下，あるいは要求量・排泄量・分解能の増加などであり，さらにビタミンの輸送に必要なたんぱく質やプロビタミン（provitamin）をビタミンに転換する酵素を先天的につくれない場合などがあげられる。

　ビタミンは，油に溶ける脂溶性ビタミンと，水に溶ける水溶性ビタミンとに大別される。現在ビタミンとして認められているものは13種で，脂溶性ビタミンはA，D，E，Kの4種（表3-2），水溶性ビタミンはB_1，B_2，B_6，B_{12}，ナイアシン，ビオチン，パントテン酸，葉酸，Cの9種である（表3-3）。水溶性ビタミンのうちC以外はビタミンB群と称され，いずれも**補酵素**の構成成分となっているので，その一部が体内に吸収されて利用される。

3．1　ビタミンA（レチノール）（図3-20）

　抗夜盲症因子として発見されたビタミンで，天然にはレチノールならびに3-デヒドロレチノールとそれらの誘導体が存在する。A_1とA_2があり，前者がレチノールで陸上動物および海産魚類に存在し，後者は3-デヒドロレチノールで淡水魚に含まれている。植物にはビタミンAは含まれておらず，プロビタミンAとして緑黄色野菜の色素のカロテン（α，β，γ）が存在する。この中でビタミンAに変換する残基を2個もっているβ-カロテンが最も高いA効率を示す。カロテンは腸粘膜および肝臓において酵素の働きでビタミンAになる。食事由来のβ-カロテンの吸収率は約30%で，そのうち半分がビタミンAになるといわれている。レチノールの体内輸送は，肝臓で合成されるレチノール結合たんぱく質（RBP：retinol-binding protein）が担っている。

　【生理機能】　網膜には光に反応する色素たんぱく質のロドプシンが存在する。ロドプシンはレチノールのアルコール基がアルデヒド基となった11-シスレチナールにオプシンといわれるたんぱく質が結合したものである。ロドプシンに光があたると，

表3-2　脂溶性ビタミン

総称名	化合物名	多く含む食品例
ビタミンA プロビタミンA	レチノール α-, β-, γ-カロテン クリプトキサンチン	レバー，ウナギ，卵黄，バター，マーガリン，緑黄色野菜（ニンジン，カボチャ）
ビタミンD プロビタミンD	コレカルシフェロール エルゴカルシフェロール 7-デヒドロコレステロール エルゴステロール*	ウナギ，煮干し，シラス干し，イワシ，サケ，サバ，カツオ，シイタケ，キクラゲ
ビタミンE	α-, β-, γ-, δ-トコフェロール α-, β-, γ-, δ-トコトリエノール	穀物，胚芽油，サフラワー油，緑葉野菜，アーモンド
ビタミンK	フィロキノン メナキノン	レバー，納豆，チーズ，緑葉野菜

注）＊エルゴステロールは食品中でのみ紫外線照射でビタミンD_2に転換され，ヒトの体内では転換できない。

表3-3　水溶性ビタミン

総称名		化合物名	多く含む食品例
ビタミンB群	チアミン （ビタミンB$_1$）	チアミン	米ヌカ，胚芽，豚肉，酵母，ゴマ，豆類，ニンニク，枝豆
	リボフラビン （ビタミンB$_2$）	リボフラビン	レバー，卵黄，酵母，干しシイタケ，緑葉野菜，チーズ，肉類，牛乳，納豆
	ナイアシン*	ニコチン酸 ニコチン酸アミド	レバー，肉類，魚類，豆類，酵母，キノコ，のり，穀類
	ビタミンB$_6$	ピリドキシン ピリドキサール ピリドキサミン	レバー，牛肉，魚類，酵母，牛乳，卵，大豆
	パントテン酸	パントテン酸	レバー，肉類，魚類，大豆，酵母，牛乳
	ビオチン	ビオチン	レバー，酵母，胚芽，エンドウ
	ホラシン （葉酸群）	葉酸 プテロイルトリグルタミン酸またはプテロイルヘプタグルタミン酸	レバー，腎臓，酵母，緑葉野菜
	ビタミンB$_{12}$	コバラミン	レバー，肉類，魚介類，牛乳，チーズ
ビタミンC		アスコルビン酸	芽キャベツ，ピーマン，トマト，緑黄色野菜，果物（レモン，イチゴ），緑茶

注）＊栄養ではナイアシンとしてニコチン酸やトリプトファンをニコチンアミド量に換算して表示する。

全トランスレチナールとオプシンに分解し，この全トランスレチナールが視神経を刺激し，その結果，ものが見える。全トランスレチナールは11-シスレチナールに異性化され，オプシンと結合してロドプシンが再生される。レチノイン酸はレチナールに戻れないが，聴覚，生殖などの機能維持，成長促進，皮膚や粘膜などの上皮組織の正

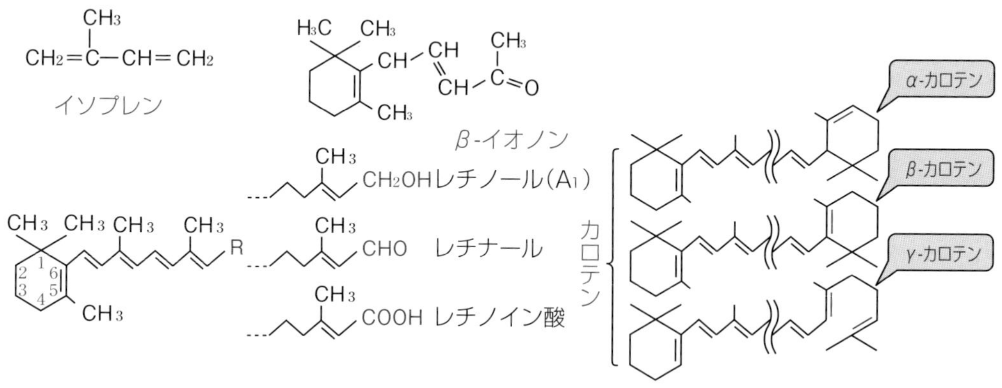

図3－20　ビタミンAとその誘導体およびカロテン誘導体の構造

常維持，分化機構，遺伝子発現を介する制がんなどに関与することが知られている。β-カロテンは毒性もなくそのままの形で貯蔵されるので問題ないが，レチノールやレチノイン酸は過剰摂取により軽度であれば下痢などの食中毒様症状，重篤であれば倦怠感や皮膚障害などがある。特に妊娠中で注意が必要であるとの報告もある。

3．2　ビタミンD（カルシフェロール）（図3－21）

抗くる病をもつビタミンで化学名が示すとおり，カルシウム代謝にかかわる。植物起源のエルゴカルシフェロール（D_2）と動物起源のコレカルシフェロール（D_3）の2種類がある。前者はキノコなどに含まれているエルゴステロール，後者は動物組織にある7-デヒドロコレステロール（プロビタミンD_3）がいずれも紫外線（UV）照射によって9，10位での開裂が起こり，ついで熱依存性に異性化されてビタミンDとなる。

ビタミンDは体内において活性型となってホルモン様作用を示す。活性化反応はまず肝臓において，25位の炭素に水酸基が付加されて25-OH型となり，ついで腎臓で1位の炭素に水酸基が付加されて1,25-$(OH)_2$型となる。

【生理作用】　小腸粘膜細胞のDNAに作用してカルシウム結合たんぱく質の生成を促進し，カルシウムやリンの吸収を促し，血中カルシウム濃度を高める。近年，表皮細胞や骨髄細胞の増殖と分化を制御する機能が注目されている。

3．3　ビタミンE（トコフェロール）（図3－22）

抗不妊因子をもつビタミンで，化学的にはトコールという物質にメチル基が付加したメチル誘導体で，α，β，γ，δの4つの同族体がある。さらに，二重結合が多いトコトリエノールもビタミンEの活性を有する。動植物界に広く分布し，動物体内においてもすべての組織に分布する。

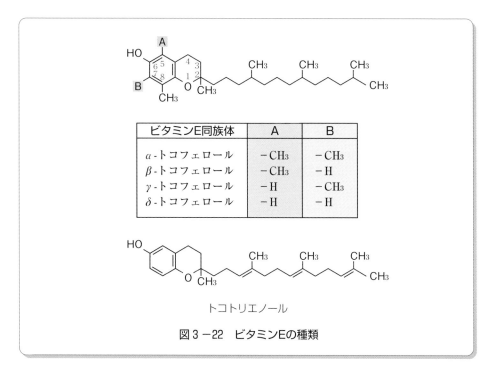

図 3 −21　ビタミンDの生成と活性化

ビタミンE同族体	A	B
α-トコフェロール	$-CH_3$	$-CH_3$
β-トコフェロール	$-CH_3$	$-H$
γ-トコフェロール	$-H$	$-CH_3$
δ-トコフェロール	$-H$	$-H$

トコトリエノール

図 3 −22　ビタミンEの種類

【生理作用】　ビタミンEは非常に酸化されやすいので共存する物質の酸化を防ぐ作用を有する。その機構は，ビタミンEが脂質の過酸化反応の過程で生じるフリーラジカルの捕捉，一重項酸素の三重項酸素への安定化などを行うことで生体膜のリン脂

質やコレステロールの不飽和脂肪酸の分解を防御しているものと理解されている。過酸化脂質は老化，動脈硬化やがんを誘発するので，ビタミンEの抗酸化作用は脳卒中や心筋梗塞予防に効果が期待される。

３．４　ビタミンK（K_1：フィロキノン，K_2：メナキノン，K_3：メナジオン）（図3−23）

抗出血性ビタミンとも呼ばれている。ビタミンKにはK_1，K_2およびK_3があり，K_1は食品（植物油，緑黄色野菜，大豆など）中に存在し，K_2は腸内細菌および納豆菌によって合成され，K_3は合成品である。これらは，いずれもナフトキノンの誘導体である。

【生理機能】　ビタミンKは肝臓において，血液凝固因子のプロトロンビンほか，数種の血液凝固因子の生合成に必要である。プロトロンビンの前駆物質分子中に存在するグルタミン酸残基をカルボキシ化してγ-カルボキシグルタミン酸残基に変換するのに，ビタミンKがかかわっているためである。さらに，骨中に存在するたんぱく質にもγ-カルボキシグルタミン酸を多く含有するたんぱく質が多く，これが骨へのカルシウム沈着作用を促すと考えられている。

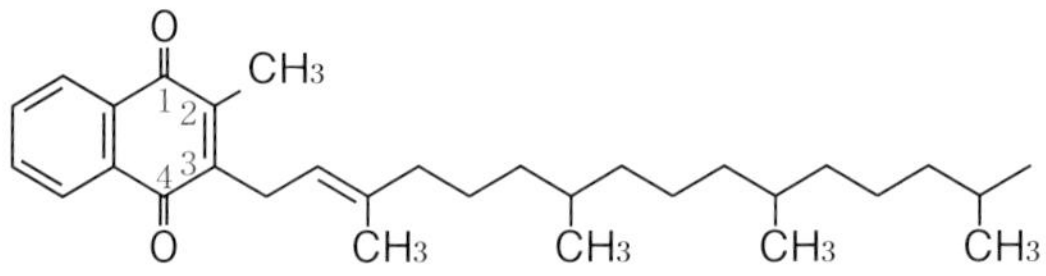

ビタミンK_1（植物）
（2-メチル-3-フィチル-1,4-ナフトキノン）

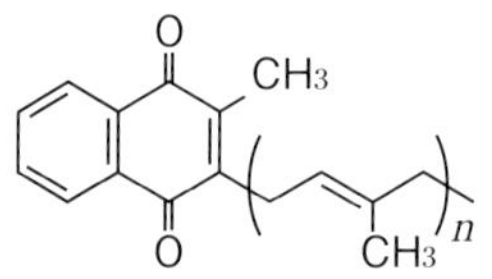

ビタミンK_2（腸内細菌，納豆菌が産生）
（メナキノン，n=6,7,9）

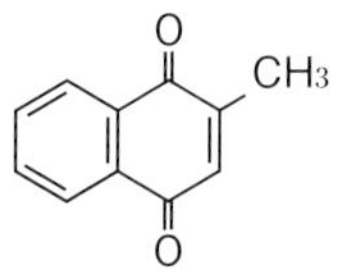

ビタミンK_3（合成品）
（メナジオン）

図3−23　ビタミンK同族体

３．５　ビタミンB_1（チアミン）（図3−24）

脚気を予防するビタミンである。ピリミジン部である2-メチル-4-アミノ-5-ヒドロキシメチルピリジンとチアゾール部である4-アミノ-5-ヒドロキシエチルチアゾールがメチレン基を介して結合した化合物である。生理作用を発揮するのはリン酸基が2つ結合した**チアミンピロリン酸**（TPP：thiamin pyrophosphate）の活性型である。なお，化学名のチアミンは分子中に硫黄とアミノ基を有することからついた名称である。

【生理作用】　おもに2つの生理作用を有し，①糖質代謝における3つの酵素，ピルビン酸デヒドロゲナーゼ，α-ケトグルタル酸デヒドロゲナーゼ，トランスケトラーゼの補酵素として働くことである。②神経組織の必須成分として興奮伝達などの神経

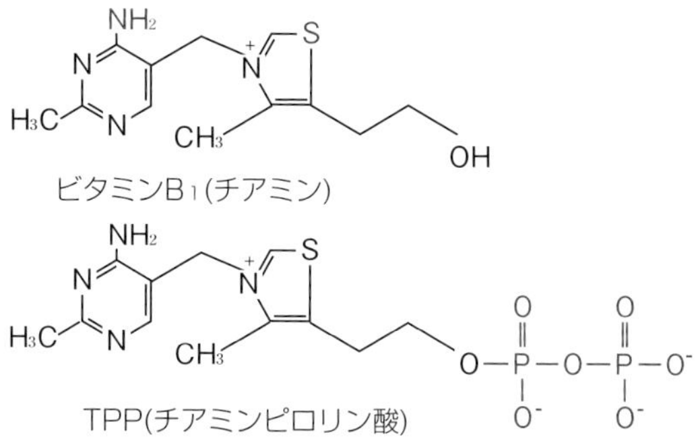

図 3 −24　ビタミンB_1と活性型ビタミンB_1

トピックス　鈴木梅太郎によるビタミン発見

　鈴木梅太郎は，1910（明治43）年に，糠と麦と玄米には脚気を予防して快復させる成分があることを報告し，特に米糠の有効成分は，抗脚気因子にとどまらず，ヒトと動物の生存に不可欠な未知の栄養素であることを発表した。これをのちに「オリザニン」（ビタミンB_1）と名づけた。

　江戸時代より日本人はビタミンB_1不足により手足のしびれや倦怠感が現れる病気である「脚気」に苦しめられており，死に至ることも珍しくなかった。

　脚気の原因は食生活にあり，江戸時代になってから，人々は白米を食するようになり，米糠に含有されているビタミンB_1が不足してしまっていた。梅太郎の発見によって，日本人を苦しめてきた脚気は大幅に減少した。

　なお，梅太郎が発見したのは正確にはチアミン（ビタミンB_1）である。ビタミンとは微量で必要な栄養素のうち有機化合物の総称として現在は定義されている。

　ビタミンを初めて抽出したとして世界的に知られるのはカジミール・フンクであり，ビタミンの名称は彼の命名によるものとされる。

機能に関与する作用である。TPPはTDP（チアミン二リン酸）とも呼ぶ。

3．6　ビタミンB_2（リボフラビン）（図 3 −25）

　ビタミンB複合体のうち耐熱性成長促進因子である。イソアロキサジン誘導体であり，生理作用を発揮するためにはリン酸基がついたFMN（flavin mononucleotide）と，FMNにさらにアデニル基がついたFAD（flavinadenine dinucleotide）の活性型になる必要がある。なお，化学名のリボフラビンは，分子中にリボースの誘導体を有し，黄色を呈することからついた名称である。

【生理作用】　FMNとFADはフラビン酵素群といわれる酵素の補酵素となるが，そのひとつはコハク酸デヒドロゲナーゼをはじめとするエネルギー生成過程における酸化還元反応に関与する場合と，もうひとつはFADを補酵素とするグルタチオンレダクターゼの反応における作用である。グルタチオンレダクターゼは還元型グルタチオンの生成に関与し，還元型グルタチオンは過酸化脂質の抑制方向に働く重要な物質

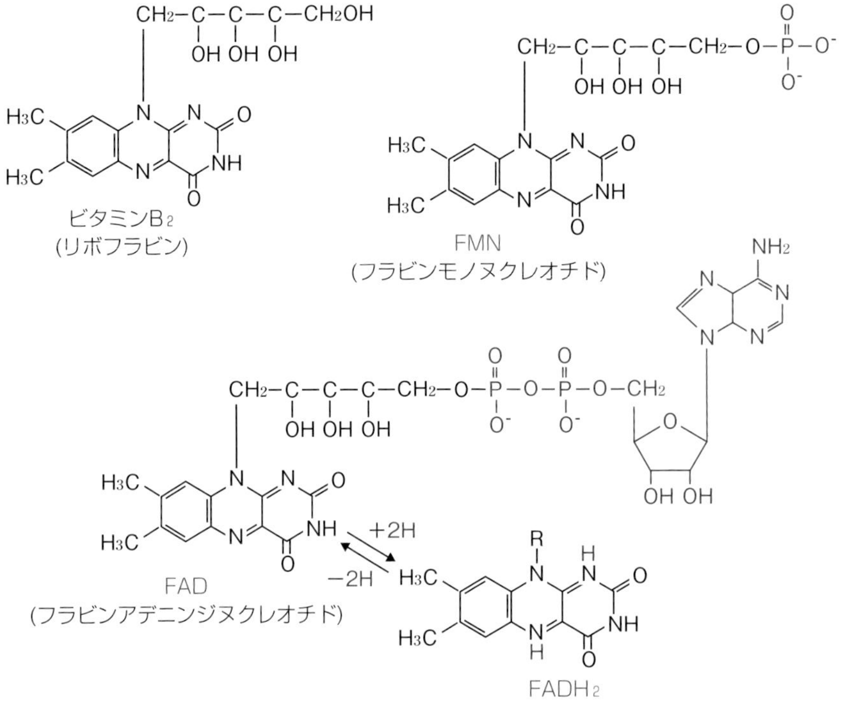

図 3 −25　ビタミンB₂含有補酵素と酸化還元型

である。このため，ビタミンB$_2$は過酸化脂質によって引き起こされる動脈硬化などの予防に役立つ。

3．7　ビタミンB$_6$（ピリドキシン）（図3 −26）

ネズミの抗皮膚炎因子として発見されたビタミンで，ピリドキシンのほかにピリドキサールとピリドキサミンの同族体がある。生体内においてはこれらにリン酸が結合したピリドキシンリン酸，ピリドキサールリン酸（PLP：pyridoxal phosphate），ピリドキサミンリン酸が存在する。これら6種は相互に変換する。動物組織，酵母，マメ，穀類に多く，植物ではかなりの部分がピリドキシン-β-グルコシド誘導体として存在する。

【生理作用】　PLPのみがビタミンB$_6$の活性型で，おもにアミノ酸代謝酵素の補酵素としてアミノ酸のアミノ基転移，脱炭酸など多くの反応に関与している。

3．8　ビタミンB$_{12}$（シアノコバラミン）（図3 −27）

シアノコバラミンという化学名は分子中にコバルト（Co）とシアン基を含むことからつけられ，B群の中で12番目に発見されたことからB$_{12}$といわれる。Coについているシアン基の代わりにメチル基がついたメチルコバラミン，またはアデノシンがつい

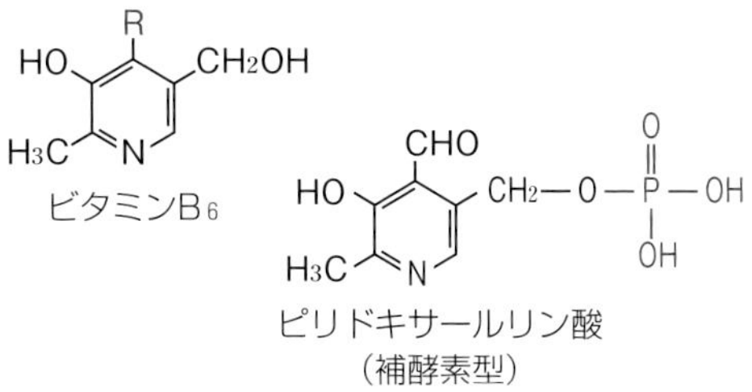

ビタミンB₆同族体	R
ピリドキシン	−CH₂OH
ピリドキサミン	−CH₂NH₂
ピリドキサール	−CHO

図3－26　ビタミンB₆とその誘導体

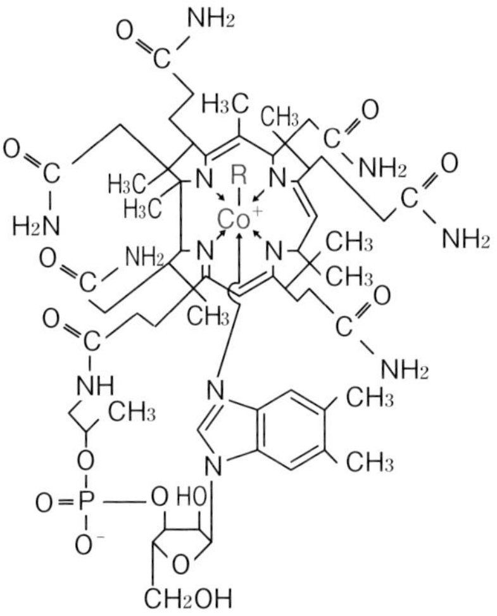

ビタミンB₁₂同族体	R
シアノコバラミン（VB₁₂）	−CN
アデノシルコバラミン（活性型VB₁₂）	−アデノシン

図3－27　ビタミンB₁₂とその活性型

たアデノシルコバラミンの2種がある。小腸におけるビタミンB₁₂の吸収には，胃の粘膜から分泌される糖たんぱく質の内因子（ビタミンB₁₂の担体）が必要である。このため，胃切除した場合や胃粘膜が破壊される疾病時には，内因子がないのでビタミンB₁₂の吸収不能が起こり，欠乏状態になる。

【生理作用】　アデノシルコバラミンはメチルマロニルCoAからスクシニルCoAに変換する際の補酵素になっている。このほか，水素転移反応やメチル基転移反応の酵素の補酵素となる。

3．9　ナイアシン（ニコチン酸）（図3－28）

　ナイアシンはニコチン酸ともいわれる。化学的にはニコチンを酸化して得られるが，動植物の組織中ではほとんどニコチンアミドとなっている。これにリボースとアデノシンニリン酸がついたNAD（nicotinamide adenine dinucleotide）とさらにもう1つリン酸がついたNADP（nicotinamide adenine dinucleotide phosphate）がある。ニコチン

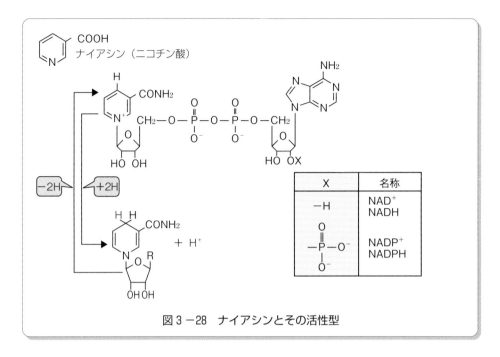

図3-28　ナイアシンとその活性型

アミドのピリジン核はピリジニウムイオンとして存在するため，NAD^+，$NADP^+$と表示する。

　【生理作用】　NAD^+は解糖系，クエン酸回路（TCA回路）をはじめ多くの代謝系で，$NADP^+$はペントースリン酸回路（五炭糖リン酸回路），脂肪酸やコレステロールの合成における酵素の補酵素となり，水素の授受に関与する。

3．10　パントテン酸（図3-29）

　パントテン酸とはギリシャ語の"どこにでもある酸"という意味が由来であるとおり，多くの食品に含有しているビタミンである。パントテン酸の作用は活性型の補酵素A：コエンザイムA（coenzymeA: CoA）によって行われる。

　【生理作用】　CoA分子中のチオール基（-SH）の部分にアセチル基やアシル基をつけたアセチルCoAやアシルCoAとなって糖質，脂肪およびアミノ酸からのエネルギー生成反応に関与する。また，コレステロールやアセチルコリンなどの合成にもかかわっている。

3．11　葉　　酸（図3-30）

　葉酸はホウレンソウ中に存在することから，ほうれんそうの"葉"にちなんでついた名称である。構造上はプテロイン酸とグルタミン酸からなるプテロイル・グルタミン酸である。天然ではプテリジン環に水素が4個ついたテトラヒドロ葉酸（THFA：tetrahydroforic acid）のポリ-γ-グルタミン酸誘導体の形で存在する。活性型はテトラヒドロ葉酸である。

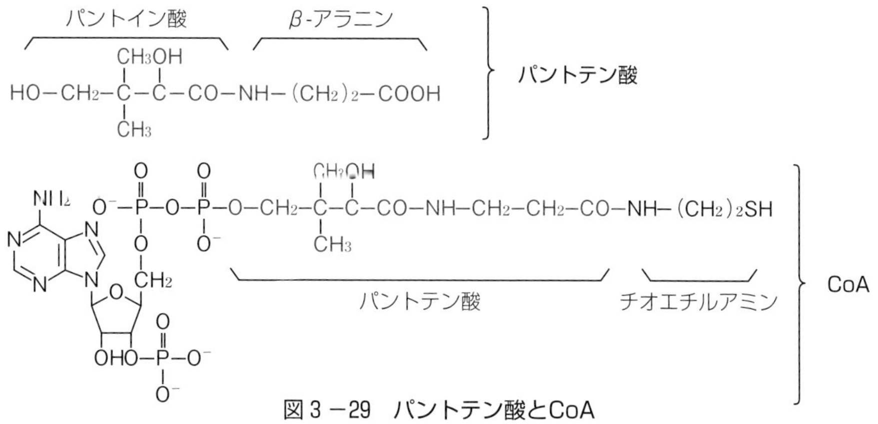

図3-29　パントテン酸とCoA

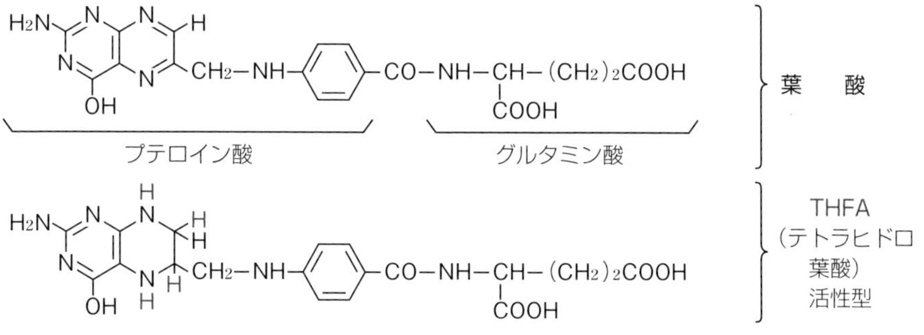

図3-30　葉酸とその活性型

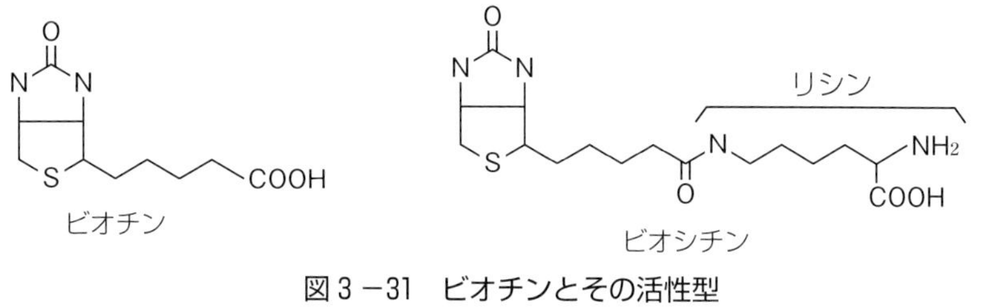

図3-31　ビオチンとその活性型

【生理作用】　THFAは$-CH_3$，$-CH_2-$，$-CH=$，$-CHO$などC_1単位の転移反応に関与する補酵素となっており，また，核酸に必要なプリンやチミンの合成などに関与している。

3.12　ビオチン（図3-31）

ビオチンは抗皮膚炎因子に由来してビタミンH（ドイツ語の皮膚Haut）といわれた。活性型はリシンが結合したビオチンが補酵素として作用する。

　　ビオチン−アビジン複合体を用いたシステムは，組織免疫学やDNA解析などの分野で広く利用されている。

　【生理作用】　ビオチンは炭素固定反応やカルボキシ基転移反応などにおけるCO_2の転移反応に関与している。

3．13　ビタミンC（アスコルビン酸）（図3−32）

　　アスコルビン酸という化学名は壊血病を防ぎ酸性を呈することに由来しており，γ−ラクトン環をもつ一種の糖誘導体である。アスコルビン酸は容易に水素原子をほかの物質に与えることによりその物質を還元し，その結果アスコルビン酸は**デヒドロアスコルビン酸**となるが，デヒドロアスコルビン酸はほかの物質から水素原子を受け取ってアスコルビン酸になる。水素を与えた物質は酸化されたことになる。このようにアスコルビン酸は水素の授受により直接体内で酸化還元反応に関与している。広く動物組織に分布し，柑橘類や野菜類，動物では脳や腎臓に高濃度で存在している。

　【生理作用】　皮膚，腱，軟骨や結合組織の主成分となっているコラーゲンの生成においてプロリンからヒドロキシプロリンおよびリシンからヒドロキシリシンを合成する必要があり，これらの反応時に水素供与体として関与している。ビタミンCの欠乏による壊血病では，コラーゲンに異常が生じる。鉄は2価と3価をとるが，2価のほうが吸収されやすく，腸管において3価の鉄を2価に還元して吸収を促進する。また，チロシンからメラニンが合成される途中の反応を阻害し，さらにメラニンそのものを還元して無色の還元型メラニンにする作用も有するようである。このほか，ニトロソアミンの生成抑制，シトクロムP450を中心とする薬物代謝の促進，ウイルスの不活性化などの生理機能も注目されている。

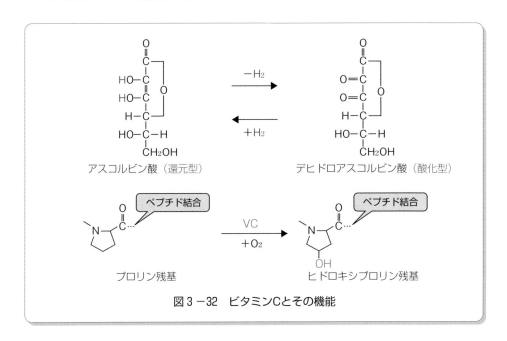

図3−32　ビタミンCとその機能

第 4 章

生体エネルギー

　エネルギー（energy）の語源はギリシア語のergon（仕事）を意味する。生物が生命を維持するために行うさまざまな代謝（metabolism）は同化と異化に大別される。同化（anabolism）は，エネルギーを消費し生命活動に必要な生体構成成分（高分子化合物），生理活性物質などを合成する過程である。異化（catabolism）は，外界から摂取した栄養素に含まれるエネルギーを生体が利用できるような形に変換したり，生体内の高分子化合物を分解する過程である。同化と異化をエネルギー代謝からみれば，同化はエネルギーを消費し〔ATP（アデノシン三リン酸）を利用〕，異化は食物のもつエネルギーをATPに変換する。このように物質代謝とATPの分解・合成を中心としたエネルギー代謝は，互いに密接に共役している。ヒトを含め動物（従属栄養生物）は，エネルギー源として，ほかの生物が合成した有機化合物（糖質，脂質，たんぱく質）を利用している。これらの有機化合物を酸化することにより，その有機化合物に存在していた化学エネルギーを取り出し，生命活動に利用している（図4-1）。

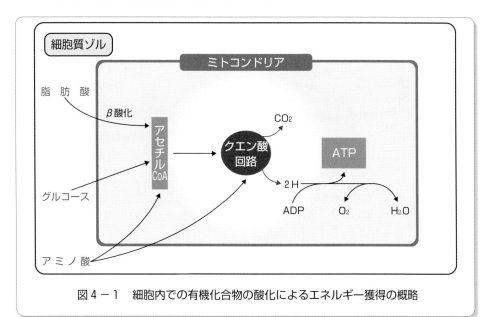

図4-1　細胞内での有機化合物の酸化によるエネルギー獲得の概略

1．エネルギーの単位と種類

　エネルギーには熱エネルギーのほかに，①化学，②力学，③光，④電気，⑤磁気，⑥音，⑦核エネルギーなどがある。エネルギーの単位は古くから熱量を意味するカロ

リー（calorie, cal）が用いられている。1 calとは，純水1 gを1気圧のもとで1℃上昇させるのに必要な熱量であり，温度に依存している。熱エネルギーも国際単位系（SI：LeSystème International d'unités）で示すことが適当と考えられ，国際的にはジュール単位を用いることとされている。栄養学においてもジュールの使用が推奨されているが，実用面では今日でもカロリー単位が用いられている。

　1ジュールとは1 kgの質量の物質を1ニュートンの力で1 m移動させるために必要なエネルギー量をいう。カロリーとジュールは次の式で換算できる。

$$1\,\text{kcal} = 4.184\,\text{kJ} \qquad 1\,\text{kJ} = 0.239\,\text{kcal}$$

　食品が保有しているエネルギー量は，Bomb熱量計を用い，高圧酸素を充満した容器内で試料を瞬間的に完全燃焼させたとき発生する熱から測定する。このようにして測定した熱量は物理的燃焼値と呼ばれる。食品中の各栄養素の物理的燃焼値（kcal/g）は平均して，糖質：4.10，脂質：9.40，たんぱく質：5.65である。しかしながら，これらのエネルギー量が体内ですべて利用されるわけではない。消化吸収過程における各栄養素の消化吸収率を考慮する必要があり，さらにたんぱく質の場合には，たんぱく質の代謝産物がエネルギーを保持した状態で尿中に排泄されるので（主として尿素），それらのエネルギーを補正する必要がある。このようにして求めたエネルギー量を生理的燃焼値という（表4－1）。

表4－1　体内で利用できる栄養素のエネルギー量

	物理的燃焼値 （kcal/g）		消化吸収率 （%）		尿中排泄エネルギー （kcal/g）		生理的燃焼値* （kcal/g）
糖　　　質	4.10	×	0.97	－	0	=	4.0
脂　　　質	9.40	×	0.95	－	0	=	9.0
たんぱく質	5.65	×	0.92	－	1.25	=	4.0

注）＊「日本食品標準成分表2020年版（八訂）」のエネルギー計算に利用する成分項目は原則として，アミノ酸組成によるたんぱく質，脂肪酸のトリアシルグリセロール当量で表した脂質，利用可能炭水化物（単糖当量）および食物繊維総量ならびに糖アルコール，有機酸およびアルコールを用いている。詳細は「日本食品標準成分表2020年版（八訂）」を参照のこと。

2．自由エネルギー変化

　生体内の代謝も化学反応のひとつであり，熱力学の法則に従っている。熱力学の第一法則はエネルギー保存の法則であり，「系およびそれをとりまく環境の総エネルギーは一定であり，どのような経路で変化しても，系内の総エネルギーは失われたり増加したりしない」と定めている。しかしながら，系の内部では，エネルギーはある部分から他の部分に移されたり，あるいは別の形のエネルギーに変換可能である。生体内においては種々の化合物のもつ化学的エネルギーが機械，熱，電気，光エネルギーな

どの多くの形に変換される。

　化合物はそれぞれ固有の自由エネルギーをもっている。生体内での化学反応に関しては，自由エネルギーの大きさではなく，さまざまな反応に利用できるエネルギーが重要である。反応系で起こる全エネルギー変化のうち，仕事に利用できる有効なエネルギーを自由エネルギー変化（ΔG）という。標準状態（25℃，1気圧，濃度は1.0mol/L）であるときの自由エネルギー変化を標準自由エネルギー変化（ΔG^0）という。生化学反応の場合は，pH＝7.0を標準状態と定め$\Delta G^{0'}$と表される。

　生体内の反応には電子や水素の授受を伴う酸化還元反応が数多く存在する。酸化還元反応を酸化と還元で考えてみると物質の酸化とはその物質が酸素と化合したり，水素を失うことを意味するが，広義には，物質が電子（e^-）を失うことをいう。還元とは電子を得ることをいう。反応系では酸化と還元は必ず共役している。たとえば，

$$AH_2 + B \rightleftharpoons A + BH_2 \qquad の反応では$$
$$AH_2 \longrightarrow A + 2H^+ + 2e^- \quad （酸化反応）と$$
$$B + 2H^+ + 2e^- \longrightarrow BH_2 \qquad （還元反応）が$$

共役している。Hとe^-は等価であり，両者を還元当量と呼ぶ。

　酸化還元反応での自由エネルギーの変化は，反応する物質の相互の酸化還元電位の差に比例し，酸化還元電位によって数量的に表せる（表4−2）。

　自由エネルギーの大きな物質が，自由エネルギーの小さな物質に変化するとき，自由エネルギーの差に相当するエネルギーが放出される。このような変化を発エルゴン

表4−2　酸化還元系の酸化還元電位

電 子 供 与 系	$E'_0[V]$
α-ケトグルタル酸 $\longrightarrow$ コハク酸 $+ CO_2 + 2H^+ + 2e^-$	−0.67
グリセロアルデヒド-3-リン酸 $\longrightarrow$ 3-ホスホグリセリン酸 $+ 2H^+ + 2e^-$	−0.58
$H_2 \longrightarrow 2H^+ + 2e^-$	−0.42
$NAD(P)H \longrightarrow NAD(P) + H^+ + 2e^-$	−0.32
β-ヒドロキシ酪酸 $\longrightarrow$ アセト酪酸 $+ 2H^+ + 2e^-$	−0.26
エタノール $\longrightarrow$ アセトアルデヒド $+ 2H^+ + 2e^-$	−0.20
乳酸 $\longrightarrow$ ピルビン酸 $+ 2H^+ + 2e^-$	−0.19
リンゴ酸 $\longrightarrow$ オキサロ酢酸 $+ 2H^+ + 2e^-$	−0.17
コハク酸 $\longrightarrow$ フマル酸 $+ 2H^+ + 2e^-$	−0.03
ユビキノール $\longrightarrow$ ユビキノン $+ 2H^+ + 2e^-$	+0.10
シトクロムb (red) $\longrightarrow$ シトクロムb (ox) $+ 2e^-$	+0.03
シトクロムc (red) $\longrightarrow$ シトクロムc (ox) $+ e^-$	+0.25
シトクロムa3 (red) $\longrightarrow$ シトクロムa3 (ox) $+ e^-$	+0.39
$H_2O \rightarrow 1/2O_2 + 2H^+ + 2e^-$	+0.82

反応といい，逆の反応を，吸エルゴン反応という。吸エルゴン反応が起こるためには
エネルギーの補給が必要であり，吸エルゴン反応は発エルゴン反応に共役して進行し
ている。たとえば，

$$A + B \longrightarrow C + D + 熱$$

の反応では，化合物AがCへ変換する際にエネルギーの放出が起こり，そのエネル
ギーを化合物BがDへ転換することに利用（共役）している。図の反応が左から右に
進行する場合，全体としての反応は，自由エネルギーの一部を熱として喪失する（図
4－2）。

　発エルゴン反応が吸エルゴン反応に共役するもうひとつの仕組みとして，発エルゴ
ン反応により高エネルギー化合物が合成され，この高エネルギー化合物を吸エルゴン
反応に利用することにより，反応が進行する機構が存在する。図4－3では，〜Eは
エネルギーを含むポテンシャルの高い化合物（高エネルギー中間体）を意味し，Eはそ

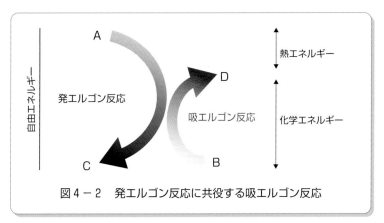

図4－2　発エルゴン反応に共役する吸エルゴン反応

注）A＋B─→C＋D＋熱の反応において，AがCに変化する際の自由エネ
　　ルギー変化を利用して，BがDに変化する。

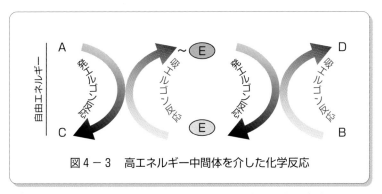

図4－3　高エネルギー中間体を介した化学反応

注）A＋B─→C＋Dの反応において，AがCに変化する際の自由エネ
　　ルギー変化を利用して，Eが〜Eに変化し，〜Eのエネルギーを用いて
　　BがDに変化する。

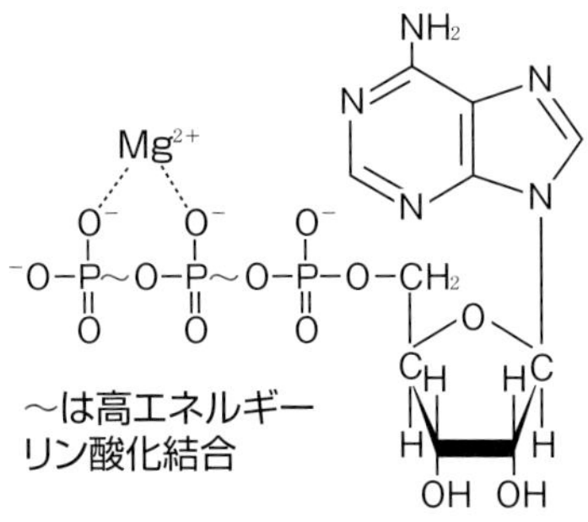

～は高エネルギー
リン酸化結合

図4-4　ATPの構造

れから生じるポテンシャルの低い化合物を示す。この反応の場合，～Eは，反応成分A，B，C，Dと構造的に関連していなくてもよい。生体内における高エネルギー中間体のうち最も大切なものはアデノシン三リン酸（adenosine triphosphate，ATP，図4-4）である。

3．高エネルギー化合物

　生化学的に重要な各種リン酸エステルの加水分解の標準自由エネルギー変化（$\Delta G^{0'}$）を表4-3に示す。エネルギーが，どの化合物からどの化合物へ供給されやすいかという傾向は，各化合物の加水分解の際の$\Delta G^{0'}$を目安として判断できる。

　ATPの加水分解に伴う自由エネルギー変化（7.3kcal/mol）は，ほかの有機リン酸化合物の加水分解の自由エネルギー変化の値と比べると中位の大きさである。この値を境界として上下2群に分け，$\Delta G^{0'}$値がこれよりも小さい群は低エネルギーリン酸群で，大きい群は高エネルギーリン酸群に分類される。細胞内には多くのリン酸エステル化合物が存在するが，ATPのピロリン酸結合に容易に転換しうるような結合を，高エネルギーリン酸結合と呼び，～Pで表す。ATPは，低エネルギーリン酸化合物に対し高エネルギーリン酸の供与体となり，必要な酵素系が利用できれば，ATPより上位に位置する化合物の加水分解の際のエネルギーを利用して，ADP（アデノシン

表4-3　種々のリン酸化合物の加水分解の標準自由エネルギー

| | | $\Delta G^{0'}$ | |
		kJ/mol	kcal/mol
高エネルギー	ホスホエノールピルビン酸	-61.9	-14.8
	カルバモイルリン酸	-51.4	-12.3
	1,3-ビスホスホグリセリン酸	-49.3	-11.8
	クレアチンリン酸	-43.1	-10.3
	ATP ⟶ ADP＋Pi	-30.5	-7.3
	ADP ⟶ AMP＋Pi	-27.6	-6.6
	ピロリン酸	-27.6	-6.6
低エネルギー	グルコース-1-リン酸	-20.9	-5.0
	フルクトース-6-リン酸	-15.9	-3.8
	AMP	-14.2	-3.4
	グルコース-6-リン酸	-13.8	-3.3
	グリセロール-3-リン酸	-9.2	-2.2

二リン酸）とPi（無機リン酸）からATPを形成できる。生体内では，ホスホエノールピルビン酸，1,3-ビスホスホグリセリン酸（1,3-ジホスホグリセリン酸）やクレアチンリン酸の加水分解で発生するエネルギーを利用して，ATPの生合成が行われている。また，グルコース-6-リン酸などの糖リン酸エステルの生合成は，ATPの加水分解を共役させ，エネルギーとリン酸を供給することにより可能となる。

　アデノシン以外の塩基をもつヌクレオチド（GTP：グアノシン三リン酸，CTP：シチジン三リン酸，UTP：ウリジン三リン酸）のピロリン酸結合もすべて高エネルギーであり，細胞内の特定の反応に直接関与している。無機のピロリン酸（PPi）も高エネルギー結合である。クレアチンリン酸はクレアチンキナーゼの作用でATPから合成され，筋細胞や神経細胞における高エネルギーリン酸の貯蔵化合物と考えられている。

4．細胞内でのATP産生

　細胞が利用するエネルギーは，すべて同一細胞内で自給される。しかし，細胞内には大量のATPを蓄積することはできない。活動している細胞では，ATPの合成と分解が同時に進行し，ATPの合成量と消費量は等しい（ATPサイクル）。ATPの合成は，細胞内にとり込まれたグルコース，脂肪酸あるいはアミノ酸などの有機物が酸化分解される際に遊離するエネルギーによってなされる。そのため，激しい仕事をするときには多量の栄養素が酸化される。一般に，細胞のATP合成能は十分に大きく，消費されたATPを容易に補充することができるので，盛んにATPを消費しているときでもATPは80%以上の補充率に保たれている。

（1）基質レベルのリン酸化

　中間代謝物が分解されるときに遊離するエネルギーを用いてATPを合成する過程を，基質レベルのリン酸化という。前節で述べたように，反応の前後の自由エネルギー変化がATPの生合成に必要なエネルギーより大きい場合，ATPの生合成が可能である。ATPの加水分解の自由エネルギー変化（7.3kcal/mol）以上のエネルギーの遊離を伴う反応と共役することにより，ADPとPiからATPを合成できる。解糖系における，1,3-ビスホスホグリセリン酸が3-ホスホグリセリン酸に変化する反応の自由エネルギー変化は11.8kcal/molであり，ホスホエノールピルビン酸がピルビン酸になる反応の自由エネルギー変化は14.8kcal/molである。これらの反応の自由エネルギー変化はATP生成に必要なエネルギー量より大きく，これらの反応とATP生成反応との共役により，ATPの生成が行われる。また，クエン酸回路（TCAサイクル）において，スクシニル-CoAがコハク酸に変換する反応で生成するGTPも高エネルギー化合物であり，GTPはADPと反応しATPを生成する。なお，基質レベルのリン酸化反応で生成されるATPは，全ATP生成量の約5%である。

（2）酸化的リン酸化

　グルコースが二酸化炭素に酸化される際に放出される自由エネルギーのほとんどは
還元型の補酵素であるNADHやFADH$_2$のなかに保持される。呼吸している細胞では，

$$NADH + H^+ + 1/2\ O_2 \longrightarrow NAD^+ + H_2O\ (\Delta G^0 = -52.6kcal/mol)$$
$$FADH_2 + 1/2\ O_2 \longrightarrow FAD + H_2O\ (\Delta G^0 = -43.4kcal/mol)$$

の反応で電子がO$_2$に伝達されH$_2$Oとなる。しかし，この反応は1段階で進行するので
はなく，酸化還元電位の低いほうから高いほうへ，いくつかの酸化還元反応が連続し
て進行している。この連続した反応系を電子伝達系（呼吸鎖）と呼び，NADHがO$_2$で
酸化されるときの大きな自由エネルギーの変化を利用してATPが合成される。これら
の反応はミトコンドリア内膜で行われ，それらの過程を酸化的リン酸化と呼ぶ（図4

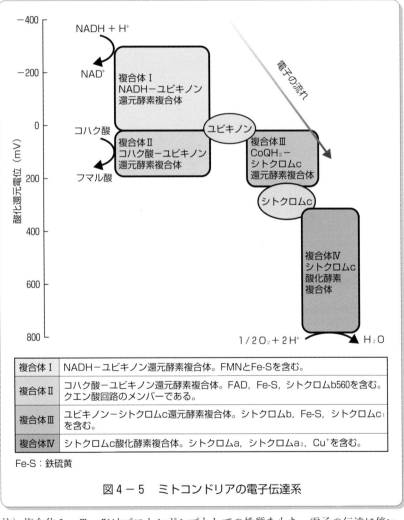

複合体I	NADH－ユビキノン還元酵素複合体。FMNとFe-Sを含む。
複合体II	コハク酸－ユビキノン還元酵素複合体。FAD，Fe-S，シトクロムb560を含む。クエン酸回路のメンバーである。
複合体III	ユビキノン－シトクロムc還元酵素複合体。シトクロムb，Fe-S，シトクロムc$_1$を含む。
複合体IV	シトクロムc酸化酵素複合体。シトクロムa，シトクロムa$_3$，Cu$^+$を含む。

Fe-S：鉄硫黄

図4－5　ミトコンドリアの電子伝達系

　注）複合体I，III，IVはプロトンポンプとしての性質をもち，電子の伝達に伴い
　　　水素イオンをマトリックス側から膜間腔側へ輸送する。

－5）。電子伝達系は4つの複合体とユビキノン（CoQ：補酵素），シトクロムcから構成されている。

　酸化的リン酸化反応は，有機物の酸素による酸化，すなわち燃焼で放出されるエネルギーを利用するATP合成反応である。呼吸によって体内にとり入れられる酸素の99％以上は，この反応のために用いられている。

（3）化学浸透圧説*

　電子伝達系の複合体Ⅰ，Ⅲ，Ⅳは，それぞれ2当量の電子による酸化還元反応で遊離するエネルギーを利用してH$^+$（水素イオン，プロトン）をミトコンドリア内膜の外に放出するプロトンポンプとして機能している。プロトンポンプによるH$^+$のくみ出しの結果，ミトコンドリア内膜の両側にH$^+$の濃度勾配ができ，電気的に内膜の内側が陰性で外側が陽性の膜電位が発生する。この2つのエネルギー状態により形成されるプロトン駆動力によって，ミトコンドリア内膜の外のH$^+$が複合体Ⅴ（F$_o$F$_1$ATPase，ATP合成酵素）を通ってミトコンドリアマトリックス内に流入するとき，ADPとPiからATPが合成される。3個のH$^+$の流入により1分子のATPが合成される。ADPのミトコンドリア内への輸送に使われるH$^+$を加える考え方もある。電子伝達系では，NADH 1分子あたり10分子のH$^+$を，FADH$_2$は1分子あたり6分子のH$^+$を輸送するので，NADHからは3分子のATPが，FADH$_2$からは2分子のATPが生成される（図4－6）。

　2,4-ジニトロフェノール（DNP），ジニトロクレゾール，CCCP（クロロカルボニルシアニドフェニルヒドラゾン）は，ミトコンドリア膜にプロトンチャネルを形成し，H$^+$透過性を増大して膜電位を消失させる。これらをミトコンドリアに添加すると，膜電位が消失するとともに呼吸速度が増大するが，ATPの合成は起こらない。そのため，これ

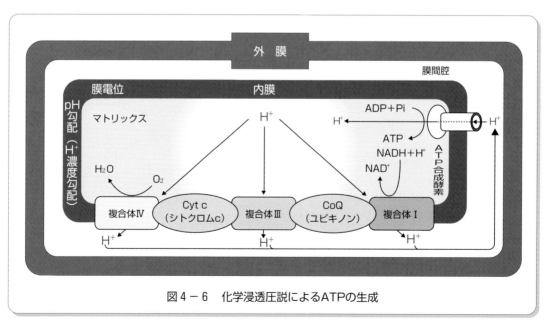

図4－6　化学浸透圧説によるATPの生成

表4－4 酸化的リン酸化反応の阻害剤

阻害剤	阻害部位
バルビタール剤（アモバルビタール），ピエリジジンA, ロテノン	NAD関与のデヒドロゲナーゼによって直接呼吸鎖につながる基質，たとえばβ-ヒドロキシ酪酸の酸化を阻害する
ジメルカプロール, アンチマイシンA	シトクロムbとシトクロムcの間で呼吸鎖を阻害する
H_2S, 一酸化炭素, シアン化物	シトクロムオキシダーゼを阻害する
カルボキシンやTTFA	コハク酸デヒドロゲナーゼからユビキノンへの電子伝達を阻害する
マロン酸	コハク酸デヒドロゲナーゼを競争的に阻害する
オリゴマイシン	リン酸化の過程を阻害する
アトラクチロシド	アデニンヌクレオチドの輸送に依存する酸化的リン酸化を阻害する
脱共役剤（2,4-ジニトロフェノール, ジニトロクレゾール, CCCP）	呼吸鎖上で起こる酸化反応とリン酸化反応を脱共役する

らの試薬は脱共役剤と呼ばれる。酸化的リン酸化の阻害剤を，表4－4にまとめた。O_2の供給が不足すると，シトクロムなどが還元され電子伝達系が停止する。

　　＊化学浸透圧説：1961年にイギリスのP.Mitchellが提案したもので，今日広く支持されている考え方である。

（4）褐色脂肪細胞の脱共役たんぱく質

　ミトコンドリア呼吸の脱共役は，ヒトのからだでも生理的条件下で存在している。乳児の皮下に存在する褐色脂肪細胞は，普通の脂肪細胞と異なり多くの大型のミトコンドリアを含んでいる。褐色脂肪細胞のミトコンドリア内膜にはサーモゲニン（脱共役たんぱく質，UCP：uncoupling protein）と呼ばれるH^+チャネルが存在する。サーモゲニンは，普通の状態ではATPまたはGTPが結合して閉じているが，ノルアドレナ

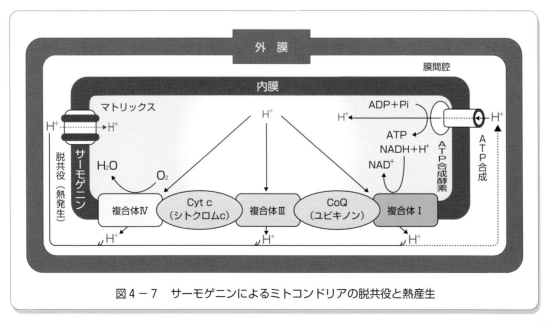

図4－7 サーモゲニンによるミトコンドリアの脱共役と熱産生

リンの作用により細胞質のcAMP量が増大すると，サーモゲニンのH$^+$チャネルが開かれ，H$^+$がミトコンドリア内に流入する。その結果，電子伝達系の複合体Ⅰ，Ⅲ，ⅣによるH$^+$の放出により発生するプロトン駆動力が解消され，複合体Ⅴ（ATP合成酵素）によるATP合成ができず，呼吸だけが進行する。この結果，電子伝達系によって遊離するエネルギーはATP合成に使われることはなく，熱として消費される。生体内では，このような状態では，脂肪の分解が起こり，アシルCoAがミトコンドリア内に大量に輸送される。ミトコンドリア内でアシルCoAはβ酸化され，その過程で生成した大量のNADH，FADH$_2$は電子伝達系で酸化されて熱を発生する。成人にも，褐色脂肪組織が存在することが明らかになり，この褐色脂肪細胞は，寒冷刺激に対する非振戦熱発生の重要な部分を占めているものと考えられている。

　褐色脂肪細胞のミトコンドリアよりサーモゲニン（UCP-1）が発見されたが，その後，それ以外の組織でも同様の機能を有するたんぱく質が発見され，UCP-2，UCP-3と命名されている。UCP-1は胎児や早産児の褐色脂肪細胞にみられ，寒冷刺激や再摂食により活性化される。UCP-2は褐色脂肪細胞だけでなく多くの組織に存在し，成人にも存在する。UCP-3は骨格筋にある。

5. ミトコンドリアへの還元当量の移行

　ピルビン酸が好気的な生理条件下で酸化されるとき，解糖系で生成したNADHはミトコンドリアの電子伝達系に入って酸素で酸化される。しかし，NAD$^+$とNADHはミトコンドリア内膜を透過できないので，特別な仕組みによって間接的に酸化される。

（1）リンゴ酸－アスパラギン酸シャトル（図4-8）

　細胞質ゾルのオキサロ酢酸がNADHにより還元されてリンゴ酸になり，リンゴ酸はミトコンドリア内に移行する。ミトコンドリアに移行したリンゴ酸は，ミトコンドリア内のNAD$^+$により酸化されてオキサロ酢酸になり，同時にNADHが生成する。オキサロ酢酸とアスパラギン酸との間のアミノ基転移反応がミトコンドリアの内外で共役し，オキサロ酢酸→リンゴ酸→オキサロ酢酸→α-ケトグルタル酸→オキサロ酢酸の流れが，ミトコンドリア内膜を通してサイクルを形成している。

（2）グリセロール－リン酸シャトル（図4-9）

　細胞質ゾルのNADHによりジヒドロキシアセトンリン酸が還元されてグリセロール-3-リン酸に転化し，ミトコンドリア内に移行する。グリセロール-3-リン酸はミトコンドリア内膜のグリセロール-3-リン酸デヒドロゲナーゼにより酸化されてジヒドロキシアセトンリン酸に変換し，同時にFADを還元しFADH$_2$を生成する。この場合の電子伝達系におけるATP生成量はNADH1分子あたり2分子となる。

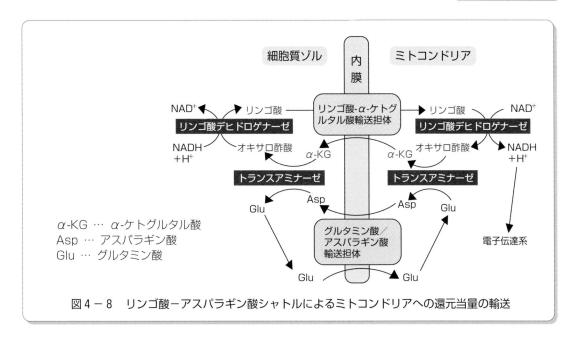

図4-8 リンゴ酸-アスパラギン酸シャトルによるミトコンドリアへの還元当量の輸送

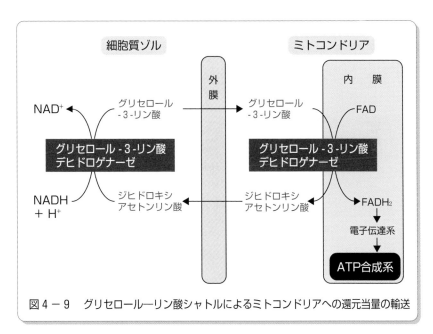

図4-9 グリセロール-リン酸シャトルによるミトコンドリアへの還元当量の輸送

6. エネルギーの利用

　　ATPの合成系とは対照的に，ATPを利用する系は多種多様である。この多様な細胞の仕事のエネルギー源は，すべて細胞内のATPなどのピロリン酸結合の開裂反応に依存している。ATP以外にUTP，CTP，GTPなどの加水分解のエネルギーが利用される場合もある。このエネルギー消費過程には，次のようなものがある。

（1）生体分子の生合成

　生体外からとり込んだ元素や単純な分子から，生体にとって必要な分子につくり変えていく過程にはエネルギーを必要とする。アミノ酸の生合成，たんぱく質合成，尿素合成，ヌクレオチドの合成，ヌクレオチドからDNAやRNAの合成，アミノ酸の炭素骨格からの糖新生，グリコーゲン合成などがあげられる。

（2）能動輸送

　生体膜を横切り，イオンや低分子を濃度勾配に逆らって輸送する過程にはエネルギーを必要で，低分子化合物を細胞内や細胞内小器官へとり込む過程や，神経細胞における刺激の伝達におけるNa$^+$とK$^+$の膜透過性の調節にエネルギーを利用する。ATPの加水分解を直接利用する輸送形態を一次性能動輸送と呼び，一次性能動輸送で生じたイオン濃度勾配（あるいは電気化学的濃度勾配）を利用して能動輸送を行う形式を二次性能動輸送と呼ぶ。一次性能動輸送にはNa$^+$/K$^+$-ATPase（Na$^+$ポンプ）によるNa$^+$とK$^+$の輸送，二次性能動輸送にはNa$^+$濃度勾配を利用したグルコース輸送があげられる。

（3）機械的仕事

　アクトミオシン系による筋肉の収縮作用や，繊毛や鞭毛などのムチ打ち運動にもエネルギーが消費される。

（4）ATP以外の高エネルギー化合物（CTP，UTP，GTPなど）が利用される反応

　①　CTP：CDP-コリン，CDP-エタノールアミン，CDP-ジアシルグリセロールなどの各種リン脂質生合成の中間体の合成に利用される。

　②　UTP：UDP-グルコース，UDP-ガラクトース，UDP-N-アセチルグルコサミン，UDP-キシロースなど多糖類生合成の中間生成物である糖ヌクレオチドの合成に利用。

　③　GTP：GDP-グルコース，GDP-マンノースなど多糖生合成の中間生成物の合成に用いられる。たんぱく質の翻訳過程においても利用される。

トピックス　押しくら饅頭と熱産生

　冬の寒い日，押しくら饅頭で，寒さに耐えたのは遥か昔の子どもたちである。押しくら饅頭をしなくても体温を高める仕組みが私たちには備わっている。それは「ふるえ」と「非ふるえ」熱産生である。「ふるえ」は寒冷暴露時に体温維持ができなくなったとき，骨格筋が不随意的に収縮することによって熱産生を起こす現象である。

　一方，「非ふるえ」熱産生は骨格筋の収縮過程によらない熱産生であり，熱産生の主要部位は褐色脂肪組織の脱共役たんぱく質である。生化学で勉強するエネルギー産生の仕組みが冬の寒さしのぎに関連しているとは興味深い。

糖質の代謝

ヒトは必要なエネルギーの約60％を糖質から得ており，主として植物性多糖類であるデンプンに依存している。体内に吸収された糖質は，各組織で酸化分解され，エネルギーを供給する。血糖値を健常に保つために，グルコース（glucose，ブドウ糖）は肝臓や筋肉にグリコーゲンとして貯蔵されるほか，過剰に摂取された糖質は，肝臓で脂肪に合成された後，脂肪組織で脂肪として貯蔵される。血糖値が低下すると肝臓のグリコーゲンが分解され，血糖を供給する。体内での糖質の保存量は半日～１日分にすぎず，絶食状態が長く続くと，**糖新生系**によってグルコースが合成され，血糖値が維持される。**ペントースリン酸回路**（五炭糖リン酸回路）では核酸合成に必要なリボースや脂肪酸合成に必要なNADPHがつくられる。**グルクロン酸経路**は，薬物代謝などにおいて重要である抱合反応に関与している。糖質代謝は脂質代謝，アミノ酸代謝，ヌクレオチド代謝とも深いかかわりをもっている。さらに，糖質はエネルギー供給以外にも，複合糖質を形成して細胞間情報伝達物質などとして働いている。

1. 吸収された糖質の運命

1．1　細胞内へのグルコース輸送

　糖質は小腸粘膜において単糖類に加水分解され，同時に吸収される。吸収された単糖類は門脈を経て肝臓に送られ，ここで各種の処理を受け，また必要に応じて循環血液に入り，各組織に輸送される。

　グルコースとガラクトース（galactose）は小腸粘膜表面にある上皮細胞の刷子縁膜において，細胞内へのNa^+の流れに引っ張られてとり込まれる。このような輸送を共輸送，あるいは共役輸送という。グルコースとガラクトースを輸送するたんぱく質は**ナトリウム依存性グルコース共輸送体**（SGLT１：sodium-dependent glucose transporter 1）といわれている。小腸上皮細胞にとり込まれたグルコースとガラクトースは**グルコース輸送体**（GLUT２：glucose transporter 2）によって血液中に放出される。フルクトース（fructose，果糖）はGLUT５によってNa^+を必要としない促進拡散によって吸収される。細胞内にとり込まれた単糖は濃度依存的にGLUT２によって毛細血管側へ輸送される（図5－1）。GLUTには５種類のアイソフォームが知られており，グルコースに対する親和性やインスリンに対する感受性などが異なる。

　細胞内へのグルコースの輸送は，細胞内にとり込まれたグルコースのヘキソキナーゼによるリン酸化が律速過程となる。ヘキソキナーゼにも組織特異的なアイソザイムの存在が知られている。

第　5　章

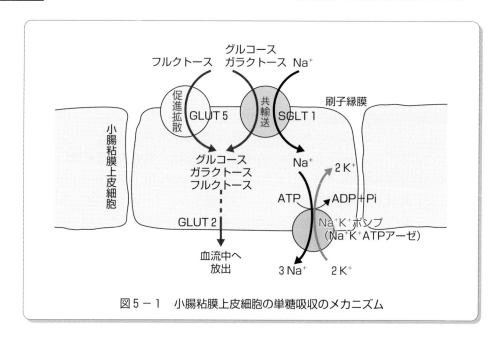

図5－1　小腸粘膜上皮細胞の単糖吸収のメカニズム

1．2　糖質代謝の役割

　体内に吸収された糖質は門脈から肝臓を経て組織に分配される。細胞内にとり込まれたグルコースは酸化分解され，細胞の活動に必要なエネルギーを供給する。

　糖質はエネルギー生産・貯蔵にかかわるだけでなく，細胞情報伝達物質としても働いている。いろいろな糖質が鎖状分子となり，たんぱく質や脂質などと共有結合して，複合糖質を形成している。生体を構成する200種類を超える細胞の表面にはそれぞれに固有の複合糖質が存在し，細胞の識別や相互作用に利用されている。また，細胞外の情報認識にも関与し，ホルモンや細胞増殖因子による刺激，細菌やウイルス感染における受容体として機能している。

2．解　糖　系

　解糖系（glycolysis）は1分子のグルコースを2分子のピルビン酸（pyruvic acid）または乳酸に分割する反応である（図5－2）。グリコーゲンの分解で生じたグルコース－6－リン酸も解糖系に合流する。生じたピルビン酸は代謝の中間産物で，嫌気的条件下では乳酸に変化し，好気的条件下ではさらに二酸化炭素と水に分解される。グルコースからピルビン酸までの反応経路をエムデン・マイヤーホフ・パルナス（EMP：Embden-Meyerhof- Parnas）経路ともいう。解糖系は脂肪合成のためのグリセロール－3－リン酸を供給する役割も果たしている。

2．1　グルコースからピルビン酸の生成

　解糖系の最初の反応は細胞内にとり込まれたグルコースがリン酸化され，グルコー

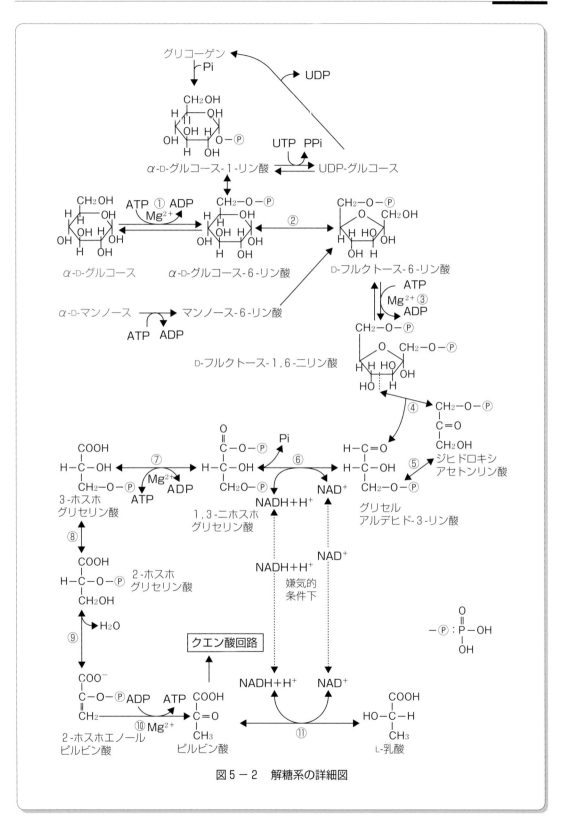

図5-2　解糖系の詳細図

ス-6-リン酸（G-6-P）が生成される反応である。細胞内へのグルコース輸送，細胞内でのグルコース利用の要となる反応である（図5－2（②以下同），反応①）。この反応はヘキソキナーゼによって触媒され，ATP末端のリン酸基がグルコースの6位にあるヒドロキシ基に渡される。ヘキソキナーゼはATPのほかにMg^{2+}イオンを必要とする。この反応は，生理的条件下では不可逆的である。キナーゼは一般的に，ATPの末端リン酸基の転移を触媒する酵素を意味する。ヘキソキナーゼはグルコースだけではなく，フルクトースやマンノースもリン酸化し，基質特異性は低い。ヘキソキナーゼは生化学的特性が異なるアイソザイムが4種類知られており，臓器特異性がみられる。肝臓においてはミカエリス定数の小さい，ヘキソキナーゼⅠのほか，高濃度のグルコースに対応できるヘキソキナーゼⅣが存在し，摂食後の高血糖に対応する（図5－3）。ヘキソキナーゼⅣはグルコキナーゼとも呼ばれており，基質特異性は高くない。

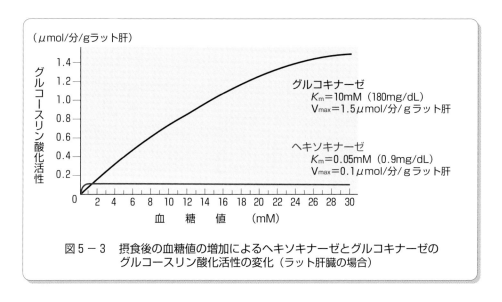

図5－3　摂食後の血糖値の増加によるヘキソキナーゼとグルコキナーゼのグルコースリン酸化活性の変化（ラット肝臓の場合）

グルコース-6-リン酸はグルコース-6-リン酸イソメラーゼの異性化作用によってフルクトース-6-リン酸（F-6-P）になる（反応②）。

フルクトース-6-リン酸はホスホフルクトキナーゼの作用によりATPからリン酸を受けとって再度リン酸化されフルクトース-1,6-二リン酸（FBP，F-1,6-二P）となる。この酵素はアロステリック酵素でクエン酸とATPにより阻害を受け，ADP，AMPなどによって活性化される。さらに，フルクトース-2,6-二リン酸によっても活性化される。生理的条件下では不可逆的で，解糖系の律速段階になる（反応③）。

フルクトース-1,6-二リン酸はアルドラーゼの作用により炭素3と4の間の結合が解裂され，ジヒドロキシアセトンリン酸とグリセルアルデヒド-3-リン酸になる。つまり，ここで六炭糖二リン酸は分解されて2分子の三炭糖リン酸ができる（反応④）。

グリセルアルデヒド-3-リン酸は，ただちにこれ以降の反応系に用いられ，ジヒド

ロキシアセトンリン酸は，ホスホトリオースイソメラーゼの作用でグリセルアルデヒド-3-リン酸となり，六炭糖二リン酸の分解によって生じた三炭糖リン酸は2分子とも用いることができるようになる（反応⑤）。

　グリセルアルデヒド-3-リン酸は，無機リン酸（Pi）とNAD$^+$の存在下でホスホグリセルアルデヒドデヒドロゲナーゼの作用によって脱水素されると同時にリン酸化され，1,3-二ホスホグリセリン酸となる（反応⑥）。

　1,3-二ホスホグリセリン酸が有する高エネルギーリン酸結合は，ホスホグリセリン酸キナーゼの作用により1位のリン酸をADPに渡し，ATPを生成する。これは基質レベルのリン酸化である。反応生成物は3-ホスホグリセリン酸である（反応⑦）。

　3-ホスホグリセリン酸は，ホスホグリセロムターゼの作用によって2-ホスホグリセリン酸になる（反応⑧）。

　2-ホスホグリセリン酸は，エノラーゼによって脱水されて，2-ホスホエノールピルビン酸を生じ，同時に高エネルギーリン酸結合が生じる（反応⑨）。

　2-ホスホエノールピルビン酸は，ピルビン酸キナーゼの作用によってリン酸基がはずされ，ピルビン酸となる。基質レベルのリン酸化によってリン酸基はADPに転移されてATPとなる。この反応は，生理的条件下では不可逆的な過程である（反応⑩）。

2．2　NADHの再酸化

　嫌気的解糖系の最終産物は乳酸であるが，目的は乳酸をつくることではなく，解糖系で引き続きATP生産が行えるようにNADHを再酸化することである（反応⑪）。赤血球にはミトコンドリアがないため，エネルギー供給は解糖系に依存している。また，運動の初期には，筋肉細胞でも多量に存在する乳酸デヒドロゲナーゼを利用して迅速にATPを生産している。激しい運動で酸素の供給が間に合わないときにも，嫌気的な解糖系でATPが生成される。細胞内に乳酸が蓄積するとpHの低下をきたし，解糖系が止まり，筋肉疲労の原因となる。筋肉細胞や赤血球内の乳酸は，拡散により血液中に放出される。血液中の乳酸は肝臓に運ばれ，糖新生系によってグルコースになる。

2．3　ATP生成の収支

　上述のとおり1分子のグルコースは11段階の酵素反応を経て2分子の乳酸に分解される。グルコースを出発材料とした場合，準備過程のヘキソキナーゼ反応とホスホフルクトキナーゼ反応の2箇所で2分子のATPが消費される。その後，ホスホグリセリン酸キナーゼ反応とピルビン酸キナーゼ反応の2箇所で2分子ずつ，計4分子のATPが生産される。したがって，差し引き1分子のグルコースから2分子のATPが生成される。

$$\text{グルコース} + 2\,\text{ADP} + 2\,\text{NAD}^+ + 2\,\text{Pi} \longrightarrow$$
$$2\,\text{ピルビン酸} + 2\,\text{ATP} + 2\,\text{NADH} + 2\,\text{H}^+ + 2\,\text{H}_2\text{O}$$

　　遊離のグルコースが代謝される場合もあるが，筋肉では主として，貯蔵しておいたグリコーゲンを代謝する。このとき，準備段階で必要となるのは1分子のATPであるから，グリコーゲンからはグルコース1分子あたり3分子のATPが生成される。

２．４　グルコース以外の単糖類の解糖系への導入

　　二糖類のスクロース（sucrose）やラクトース（lactose）が分解されてできるフルクトースやガラクトースも代謝されて解糖系へ合流する。脂肪が分解されて生じるグリセロールも解糖系へ合流する場合がある（図5－4）。

（１）フルクトース（fructose）

　　フルクトースは，肝臓ではヘキソキナーゼの基質とはならず，フルクトキナーゼにより，フルクトース-1-リン酸（F-1-P）となる。F-1-PがアルドラーゼBによってグリセルアルデヒドとジヒドロキシアセトンリン酸となり，後者はトリオースイソメラーゼの作用によりグリセルアルデヒド-3-リン酸となり，解糖系を進むほうが優先する。フルクトースは，解糖系の調節段階（図5－4★）をすり抜けてしまう。

（２）ガラクトース（galactose）

　　ガラクトースは，ガラクトキナーゼによりガラクトース-1-リン酸となる。次に，UTPの存在下でガラクトース-1-リン酸ウリジリルトランスフェラーゼの作用によりUDP-ガラクトースを生じ，UDP-ガラクトースはエピメラーゼによって，グルコース-1-リン酸とUDP-グルコースになる。UDP-グルコースはグリコーゲン合成にとり込まれる。

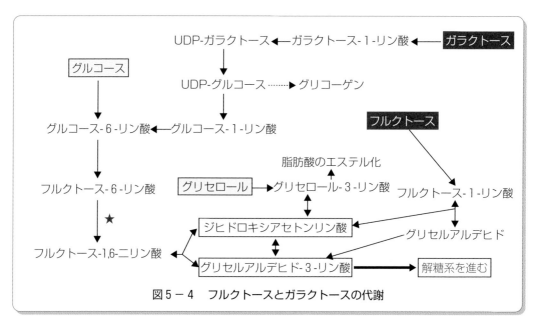

図5－4　フルクトースとガラクトースの代謝

（3）マンノース（mannose）

マンノースはヘキソキナーゼの作用によりマンノース-6-リン酸となり，次にホスホマンノースイソメラーゼの作用によりフルクトース-6-リン酸に変わり，代謝される。マンノースは，糖たんぱく質の重要な構成成分である。

（4）グリセロール（glycerol）

脂肪が分解されて生じるグリセロールはグリセロールキナーゼによってグリセロール-3-リン酸となる。さらに，グリセロール-3-リン酸デヒドロゲナーゼによってジヒドロキシアセトンリン酸となって解糖系に合流する。この系によって生じたジヒドロキシアセトンリン酸は糖新生系に使用される場合もある。この反応は可逆反応であり，多量の糖質を脂肪に変える場合には逆方向に反応が進行する。反応の方向性は，解糖系・糖新生系，脂肪合成系・脂肪分解系などによって制御されている。

3．クエン酸回路（TCAサイクル）

解糖系で生じたピルビン酸は，好気的条件下では，クエン酸回路で処理される。クエン酸回路はTCAサイクル（tricarboxylic acid cycle）とも呼ばれ，図4－1（p.73）に示したように，糖質のみならず脂質やたんぱく質の代謝にも関係し，炭素化合物の細胞内代謝の接点に位置する重要な代謝回路である。クエン酸回路に合流した物質は脱炭酸反応によって二酸化炭素を引き抜かれ，電子伝達系での酸化的リン酸化に必要な燃料$NADH+H^+$と$FADH_2$をつくり出す。

3．1　クエン酸回路への入り口

解糖系によって生じたピルビン酸は好気的条件下では，ピルビン酸輸送体を介してH^+との共輸送によって細胞質ゾルからミトコンドリアマトリックスに輸送される。ピルビン酸は脱炭酸され，アセチル基をCoA-SHに渡し，アセチルCoAに変換される。

ピルビン酸　+　NAD^+　+　CoA-SH　→　アセチルSCoA　+　$NADH+H^+$　+　CO_2

この反応を触媒するピルビン酸デヒドロゲナーゼ（PDH）は，異なった3つの活性をもつ酵素の複合体で，それぞれの酵素が個々の反応を触媒している（図5－5）。最初の段階でピルビン酸は脱炭酸され，アセチル基がヒドロキシエチル基となってチアミンピロリン酸（TPP：thiamin pyrophosphate）に結合する。TPPはビタミンB_1の補酵素型で，不足すると糖質代謝に支障をきたす。また，PDHは，リン酸化により不活性化される。

この反応で生じた$NADH+H^+$は電子伝達系におけるATP生成に利用される。ピルビン酸からアセチルCoAへの変換は不可逆的である。これは生理学的に重要な意味をもつ。脂肪酸代謝によってもアセチルCoAが生じるが，アセチルCoAはピルビン酸

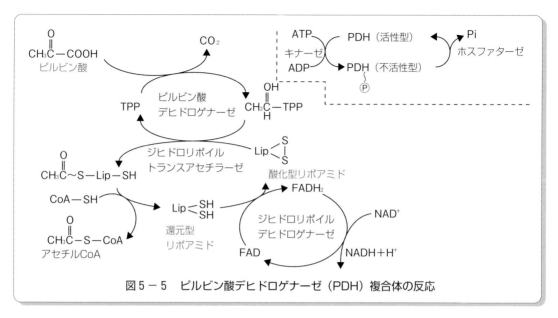

図5－5　ピルビン酸デヒドロゲナーゼ（PDH）複合体の反応

に変換されることはないので，糖新生系に入ってグルコースを生じることはない。動物では脂肪酸から決してグルコースを合成できないのはこのためである。

3．2　おもな反応

　クエン酸回路は最初のクエン酸からCO_2を放出する（脱炭酸）とともに，NADH＋H^+とFADH$_2$との還元当量を産み出す回路である（図5－6（②以下同），反応①）。還元当量は次の電子伝達系に渡され，ATPが生産される。回路が1回転すると，CO_2が2分子，NADH＋H^+が3分子，FADH$_2$が1分子できる。2分子のH_2Oが回路外から供給される。中間産物であるスクシニルCoAの分解に伴ってGTPが産生される。クエン酸回路に関与する諸酵素は，ミトコンドリアマトリックスに高濃度で存在する。

　アセチルCoAはクエン酸シンターゼによりオキサロ酢酸と縮合してクエン酸となる。この反応は不可逆的である（反応②）。

　クエン酸はアコニターゼの作用によりシスアコニット酸とイソクエン酸の両方ができ，可逆的状態にある（反応③）。

　イソクエン酸はイソクエン酸デヒドロゲナーゼの作用により，脱水素されて酵素に結合した状態でオキサロコハク酸になる。この反応により，NAD^+よりNADH＋H^+が生じる。オキサロコハク酸は非常に不安定で，脱炭酸されて，炭素数5個のα-ケトグルタル酸となる（反応④）。

　α-ケトグルタル酸は，α-ケトグルタル酸デヒドロゲナーゼの作用により脱炭酸され，スクシニルCoAとなる（反応⑤）。α-ケトグルタル酸はピルビン酸と類似のケト酸で，ピルビン酸の脱炭酸反応と同様にCoAを必要とする。

　スクシニルCoAはスクシニルCoAシンターゼの作用によりスクシニル基とCoA間の高エネルギー結合をGDPに移し，GTPを生じるとともにスクシニル基は離れてコ

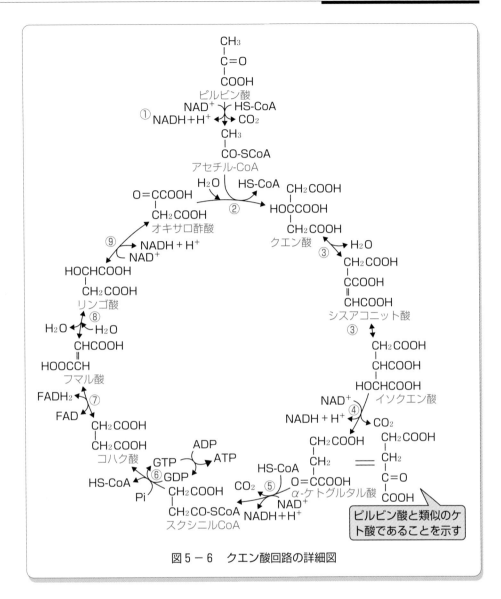

図5－6　クエン酸回路の詳細図

ハク酸を生じる（反応⑥）。生じたGTPはADPに高エネルギー結合を移し，ATPを生成する。クエン酸回路で唯一の基質レベルのリン酸化反応である。

　コハク酸は，コハク酸デヒドロゲナーゼにより脱水素され，フマル酸となる。この酵素はFADを補酵素とし，$FADH_2$を生成する（反応⑦）。

　フマル酸はフマラーゼの作用により水1分子が加わり，リンゴ酸となる（反応⑧）。

　リンゴ酸はリンゴ酸デヒドロゲナーゼにより脱水素されてオキサロ酢酸となる。補酵素としてNAD^+を必要とし，$NADH＋H^+$を生じる（反応⑨）。

3.3　ATPの生成

　グルコースは解糖系，クエン酸回路を経て酸化され，遊離した炭素は二酸化炭素に

なり，水素は補酵素NAD$^+$やFADの還元に利用され，NADHやFADH$_2$が生成される。NADHやFADH$_2$は電子伝達系（呼吸鎖）で酸化されるとNAD$^+$やFADになり，再びクエン酸回路で還元される。クエン酸回路と電子伝達系は密接に関連している。

　細胞内でのATP生成は，好気的条件下では細胞質ゾルにおける解糖系，ミトコンドリアマトリックスにおけるクエン酸回路と内膜系における電子伝達系によって行われる。ミトコンドリア内で生産されたATPの大部分はミトコンドリアの外部で消費される。したがって，細胞質ゾルからミトコンドリア内にADPとPiが入り，ATPはミトコンドリアの外に出ていく必要があるが，これらの物質はいずれも負に荷電しているので，ミトコンドリア内膜を拡散によって通過することはできない。そのための輸送系がATP-ADPトランスロカーゼとリン酸トランスロカーゼで，前者はミトコンドリア内部のATPとミトコンドリア外部のADPとの交換を，後者はリン酸とH$^+$を共輸送によってミトコンドリア外部から内部に輸送する（p.80，図4−6参照）。

3．4　クエン酸回路への補充反応

　図5−6に示したようにクエン酸回路は一方向性である。回路を不可逆的にしているのは，アセチルCoAとオキサロ酢酸からのクエン酸の合成，イソクエン酸からα−ケトグルタル酸への脱炭酸反応，α−ケトグルタル酸の酸化的脱炭酸反応である。回路全体の化学反応式は，次のようになる。

$$CH_3CO\text{-}S\text{-}CoA\ +\ 2\,H_2O\ +\ 3\,NAD^+\ +\ FAD\ +\ GDP\ +\ Pi\ \longrightarrow$$
$$2\,CO_2\ +\ 3\,NADH\ +\ 3\,H^+\ +\ FADH_2\ +\ CoA\text{-}SH\ +\ GTP$$

化学反応式の両辺で水素原子と酸素原子の数が釣り合っていないが，スクシニルCoAの分解に伴うGTP産生の際に生じるH$_2$Oによって収支があう。

　クエン酸回路は，アセチルCoAとオキサロ酢酸の縮合に始まり，オキサロ酢酸で終わるので，一見したところ，回路の構成要素であるオキサロ酢酸が使い果たされることはなさそうである。アセチルCoAが供給されれば，回路は引き続き回転するはずである。しかし，クエン酸回路は孤立しているわけではなく，回路を構成している物質が別の代謝系に引き抜かれる場合もある。クエン酸回路を常に適切に動かすためには回路を構成する有機酸を充足させる必要がある。ATPの加水分解のエネルギーを使用して，ピルビン酸とCO$_2$からオキサロ酢酸がつくられる。

$$ピルビン酸\ +\ HCO_3{}^-\ +\ ATP\ \longrightarrow\ オキサロ酢酸\ +\ ADP\ +\ Pi\ +\ H^+$$

触媒する酵素はピルビン酸カルボキシラーゼ（PC）で，補酵素としてビオチンを必要とする。この反応は，アナプレロティック経路あるいは補充反応と呼ばれる。脂肪酸からアセチルCoAが供給されても，グルコースからピルビン酸を経てオキサロ酢酸が供給されないと，脂肪酸はクエン酸回路に入ることができず，ケトン体を生じることになる。また，ピルビン酸カルボキシラーゼはクエン酸回路におけるアナプレロ

ティック経路としてだけではなく，糖新生系においても重要な役割を果たす。

4．グルコースの完全酸化

　酸素の存在下でグルコースは完全に酸化され，最終的に二酸化炭素と水となる。グルコースの化学エネルギーは徐々に解放され，ATPの高エネルギーリン酸結合として蓄積される。エネルギー変換の効率は高く，グルコースのもつ化学エネルギーの40％以上がATPに蓄積され，生体高分子の合成，膜輸送，シグナル伝達，細胞運動などに利用される。

4．1　還元当量の輸送

　解糖系は細胞質ゾルで進行し，その中間段階で，NAD$^+$は還元されてNADHとなる。解糖系を継続するためには解糖系で生じたNADHの再酸化反応が必要となる。嫌気的条件下では，細胞質ゾルに存在する乳酸デヒドロゲナーゼによってNADHが消費され，ピルビン酸から乳酸を生じる。好気的条件下では，NADHそのものはミトコンドリア膜を通過できないため，細胞内で生成されたNADHは，特殊なシャトル機構によって還元当量をミトコンドリアに移される。リンゴ酸－アスパラギン酸シャトルは，心臓，肝臓，腎臓で活発であり，ミトコンドリア内でNADHを生じる。グリセロール－リン酸シャトルは，脳，骨格筋で機能しており，ミトコンドリア内でFADH$_2$が処理される。ミトコンドリア内に輸送された還元当量は電子伝達系における水素供与体として働き，ATPを生成する。

4．2　ATP生成の収支

　解糖系によってグルコースから生じたピルビン酸は，好気的条件下ではクエン酸回路，電子伝達系によって完全酸化される。この過程を通じ，**基質レベルのリン酸化と電子伝達による酸化的リン酸化によってATPが生成される**。電子伝達系ではNADHの酸化と共役して3分子のATPが，また，$FADH_2$の酸化と共役して2分子のATPが生産される。細胞質ゾルで生じたNADHの還元当量をどちらのシャトルで輸送するかにより，ミトコンドリア内で生成されるATP量が違ってくる。グルコース1分子から生成されるATPの収支を表5－1にまとめた。

　1分子のグルコースから，**リンゴ酸－アスパラギン酸シャトルを利用する肝臓，腎臓，心臓では38分子のATPが，グリセロール－リン酸シャトルを利用する筋肉，脳では36分子のATP**が生成される。**嫌気的条件下では1分子のグルコースから生成されるATPは2分子である**。好気的条件下では，クエン酸回路と電子伝達系を利用することによって生成されるATP量は増大し，効率的にエネルギーを生産できるようになる。

表5－1　グルコースの完全酸化により生成するATPの計算

```
（ア）解糖系　　基質としてATPを消費　　①，③　　－2ATP
　　　　　　　　基質レベルでのリン酸化　　⑦×2，⑩×2　　＋4ATP
　　　　　　　　NADHのシャトルシステムによる還元当量の移動
　　　　　　　　グリセロール－リン酸シャトル×2FADH₂　4ATP（骨格筋，脳）
　　　　　　　　リンゴ酸－アスパラギン酸シャトル×2NADH　6ATP（肝臓，腎臓，心筋）

（イ）クエン酸回路　基質レベルでのリン酸化　⑥GTP＝ATP×2
　　　　　　　　　　電子伝達系と共役した酸化的リン酸化　④，⑤，⑨×2NADH　18ATP
　　　　　　　　　　　　　　　　　　　　　　　　　⑦×2FADH₂　4ATP

（ウ）ピルビン酸デヒドロゲナーゼによるアセチルCoA生成の反応×2NADH　6ATP

以上（ア）（イ）（ウ）を総計して，グルコースの完全酸化により，36または38のATPが生成する。
丸数字は（ア）内の番号は図5-2内の反応番号を，（イ）内の番号は図5-6内の反応番号を指す。

※最近は，ATP合成のためのリン酸のマトリックス内への移動に対して1molのプロトンを加え，
　ATP合成に4molのプロトンが必要という考えの立場もある。NADHからは2.5mol，FADH₂から
　は2molのATPの計算となり，クエン酸回路では10ATPとなり，全体のNADH，FADHも計算し
　なおすと，全部で30molと32molのATP生成となる。
```

5．グリコーゲンの合成と分解

　グリコーゲンは動物の貯蔵多糖類で，脳や赤血球を除くほとんどの細胞に存在する。とくに，**肝臓**にはその重量の5％（100g），**筋肉**にはその重量の1％（250g）のグリコーゲンが貯蔵される。

　肝臓では，血糖値が下がるとその維持のためにグリコーゲン分解が起こり，グル

コースが血液中に放出され，血糖値が正常範囲に保たれる。

一方，筋肉運動に際しては，血糖値の利用のみでは不十分な際に，筋グリコーゲン分解によりエネルギー源として利用される。

グリコーゲンの合成と分解は，どちらかの代謝系が働くようにそれぞれの酵素活性が別々に制御されている。

５．１　グリコーゲンの合成

グリコーゲンはグルコースがグリコシド結合した多糖類である。グリコシド結合の生成には高エネルギーリン酸結合からのエネルギー供給が必要であり，ウリジン三リン酸（UTP）が使用される。グリコーゲンの合成は，すでに存在しているグリコーゲン分子の鎖をさらに伸張させることによって進行する。このグリコーゲン分子はプライマーと呼ばれ，非還元末端にα-1,4結合することで伸長される。プライマーとなるグリコーゲン断片がなくなると，グリコゲニンというたんぱく質が代役を務める。

グルコースの６位のリン酸基はホスホグルコムターゼの作用により１位に移り，グルコース-１-リン酸（G-１-P）となる。G-１-Pがグリコーゲンプライマーに結合してグリコーゲンを合成するのではなく，熱力学的に不可逆的反応となるように，UTPを利用する反応が仕組まれている。G-１-Pはグルコース-１-リン酸ウリジリルトランスフェラーゼの作用によりUTPと反応して，UDP（ウリジン二リン酸）-グルコース（UDPG）となる。この反応で生じるピロリン酸はただちに加水分解されてリン酸となる。ピロリン酸が利用できないので逆反応は起こりえない。

UDP-グルコースはグリコーゲンシンターゼ（グリコーゲン合成酵素）の作用によりグリコーゲンプライマー（またはグリコゲニン）とグリコシド結合をつくり，UDPを放出する。グリコーゲンシンターゼにより鎖が11分子にまで伸びると，アミロ1,4→1,6-トランスグルコシダーゼにより，直鎖状（α-1,4結合）の一部を隣り合う鎖にα-1,6鎖として転移させ，枝分かれをつくる。枝分かれにかかわる酵素は**分枝酵素**ともいわれ，グリコーゲンは分枝がくり返されることによって高分子化する。グルコース以外のフルクトースやガラクトースはすべてUDP-グルコースの形となってからグリコーゲンに合成される。次項も含め酵素名と作用を表５-２に示す。

表５-２　貯蔵グリコーゲンの挙動に関する酵素

酵素名	作用
グリコーゲンシンターゼ	α-1,4結合の合成
分枝酵素（ブランチングエンザイム）	転移とα-1,6結合の合成
ホスホリラーゼ	α-1,4結合の分解
脱分枝酵素（デブランチングエンザイム）	転移とα-1,6結合の分解

５．２　グリコーゲンの分解

グリコーゲンの分解は合成の場合と同じように非還元末端で起こる。ただし，合成

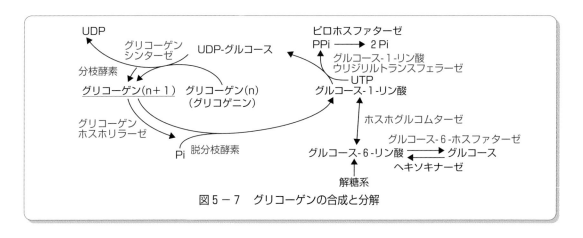

図5－7　グリコーゲンの合成と分解

反応の逆反応ではない。第1段階はグリコーゲンホスホリラーゼの作用により，無機リン酸を添加してα-1,4-グリコシド結合を切断し，グルコース-1-リン酸（G-1-P）を生成する反応である（図5－7）。グリコーゲンホスホリラーゼはこの代謝系における律速酵素である。グリコシド鎖がα-1,6-分岐点の手前4分子のところまで切断されると，この反応が止まる。残っている分枝のうちグルコース3残基は，4α-D-グルカノトランスフェラーゼによって切り取られ，別の枝の非還元末端にα-1,4-グリコシド結合で転移され，直鎖状になる。この酵素を脱分枝酵素ともいう。転移された部分はグリコーゲンホスホリラーゼによって，G-1-Pとして切り取られていく。α-1,6-分枝に残った1分子のグルコースは上記と同じ酵素によってグルコースとして切り出される。G-1-PはホスホグルコムターゼによってG-6-Pに変換される。G-6-Pは肝臓や腎臓ではグルコース-6-ホスファターゼによってグルコースとなり，血中に放出される。それ以外の細胞では解糖系に入り，分解される。

6. 糖 新 生

　　血糖値の低下は脳細胞に重大な影響を及ぼす。脂肪酸は血液脳関門を通過することができず，脳はグルコースにエネルギーを依存しているためである。嫌気的な環境にある網膜細胞や腎髄質，ミトコンドリアをもたない赤血球も，エネルギーを解糖系に依存している。肝臓に貯蔵されているグリコーゲンは半日ほどで使い尽くされてしまう。食物から十分な糖質の供給を得られないような状況下では，肝臓におけるグルコースの合成が重要な役割を果たしている。糖質以外の物質をグルコースに変換する経路を糖新生系（gluconeogenesis）と呼んでいる。糖新生系は生死にもかかわる重要な経路であり，肝臓で主に行われる。量的にはわずかであるが腎臓も貢献している。糖新生の原料として使われるのは，筋肉のたんぱく質の分解で生じたアミノ酸，脂肪細胞の脂肪の分解で生じたグリセロールである。糖新生は飢餓状態におけるグルコースの合成だけではなく，正常な状態でも嫌気的な解糖系によって生じた乳酸をグル

コースに再生するという生理的な意味をもっている。糖新生ではATPが消費される。

6．1　ピルビン酸からグルコースへの変換

　解糖系ではグルコースが分解されてピルビン酸が生成される。この過程には，3か所に熱力学的に不可逆的な反応が存在する。ピルビン酸からグルコースを合成するためにはこれらの**不可逆反応をバイパス**していく必要がある。これ以外の反応は解糖系の逆反応で戻っていく。

　糖新生系で最初のバイパス反応はピルビン酸をホスホエノールピルビン酸（PEP）に変換する反応である。糖新生系におけるピルビン酸からPEPへの変換は2段階の反応によって進行する。

$$ピルビン酸 + ATP + HCO_3{}^- \longrightarrow オキサロ酢酸 + ADP + Pi + H^+$$
$$オキサロ酢酸 + GTP \longrightarrow ホスホエノールピルビン酸 + GDP + CO_2$$

　1段階目の反応はピルビン酸カルボキシラーゼによって触媒され，ミトコンドリア内で進行する。2段階目は細胞質ゾルとミトコンドリア内の双方に存在するホスホエノールピルビン酸カルボキシキナーゼによって触媒される。ホスホエノールピルビン酸に変換されなかったオキサロ酢酸はミトコンドリア膜を通過できないので，クエン酸回路の逆反応によってリンゴ酸となってミトコンドリア外に出る。細胞質ゾルではオキサロ酢酸からホスホエノールピルビン酸となる。

　フルクトース-1,6-二リン酸からのフルクトース-6-リン酸（F-6-P）の生成は，ホスファターゼによる加水分解で脱リン酸化されることによる。この過程を触媒する酵

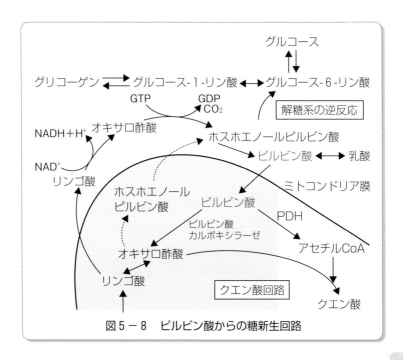

図5－8　ピルビン酸からの糖新生回路

素はフルクトース-1,6-ジホスファターゼである。G-6-Pは解糖系とは別の酵素であるグルコース-6-ホスファターゼ（G-6-Pase）によってリン酸基が除かれ，グルコースとなる。

　G-6-Paseは，肝臓と腎臓にのみ存在し，最終的に血糖（グルコース）供給可能となる。

6.2　原料の供給

　筋肉細胞のような解糖の活発な細胞や赤血球では，嫌気的条件下では細胞内に乳酸が蓄積する。この乳酸は血液中に放出され体循環により糖新生の活発な肝臓に運ばれる。肝臓では糖新生系によりグルコースが再生され，再び血液中に放出される。これをコリ回路という。また，ピルビン酸から生じたアラニンも肝臓に運ばれ，ピルビン酸に戻され，糖新生系によりグルコースに転換される。これをグルコース−アラニン回路という（p.148，図8−2参照）。

6.3　ATPの消費

　糖新生は大量のエネルギーを消費する反応である。空腹時に肝臓で行われる糖新生の原料は，筋肉から供給される乳酸とアラニンをはじめとするアミノ酸である。これらの物質は乳酸脱水素酵素やアミノ基転移酵素によってピルビン酸となり糖新生系に入る。ピルビン酸から1分子のグルコースの生成に6分子のATPが消費される。ATPを必要とする反応は，**ピルビン酸カルボキシラーゼ（PC），ホスホエノールピルビン酸カルボキシキナーゼ（PEPCK），ホスホグリセリン酸キナーゼ**が触媒する3つの反応である。PEPCKはGTPを消費するが，GTPはATPから変換されるのでATPが消費されたとみなせる。解糖系で1分子のグルコースから生成されるATPが2分子であるのに対し，糖新生系でグルコースを生成するためには6分子のATPを必要とし，同化作用では異化作用の3倍ものエネルギーが費やされることになる。

　安静時に最もグルコースを消費する臓器は脳である。ヒトの肝臓は脳やその他の臓器に必要とされるグルコースを供給するだけの糖新生能力をもっており，肝臓での1日のエネルギー代謝量の1/3が糖新生系に使われている。

7. 糖の相互変換

　グルコース-6-リン酸（G-6-P）は糖質代謝の接点（または分岐点）に位置する物質で，解糖系・糖新生系，グリコーゲン合成系・グリコーゲン分解系の中間物質である。これらの代謝系は，細胞内物質濃度による内因的な調節，細胞外からのシグナルによる外因的な調節によって，基質回路，あるいは空転サイクルを形成しないように制御されている。さらに，G-6-Pはペントースリン酸回路（五炭糖リン酸回路）やグルクロン酸経路でも利用されている。

7．1　ペントースリン酸回路

　ペントースリン酸回路の主目的はエネルギー生産ではなく，3つの特殊な代謝を行うことに生理的意義がある。①ヌクレオチドと核酸合成のためのリボース-5-リン酸の供給，②脂肪酸やコレステロールの合成に必要なNADPHの供給，③食物中に含まれるペントースを解糖系へ送り込むための経路を提供することである。

　ペントースリン酸回路は，酸化的段階と非酸化的段階との2つの部分に分けることができる。**酸化的段階**では，グルコース-6-リン酸がリブロース-5-リン酸と二酸化炭素に変換される。これに伴ってNADP$^+$がNADPHに還元される。**非酸化的段階**では，イソメラーゼ，トランスアルドラーゼとトランスケトラーゼの協調的な働きによって，糖の相互変換が起こり，リボース-5-リン酸が生成される。トランスケトラーゼは補酵素チアミンピロリン酸を必要とする。

　ペントースリン酸回路の酵素活性は肝臓，授乳期の乳腺，脂肪組織，副腎皮質，赤血球や睾丸などにおいて高く，骨格筋では低い。脂肪酸合成の盛んな組織で，必要なNADPHが合成されると，リボース-5-リン酸はヌクレオチド合成に必要な量を上回る場合がある。一方，細胞分裂を盛んに行っているが，脂肪を合成していない細胞では，ヌクレオチド合成のためのリボース-5-リン酸を多量に必要とするが，NADPHをほとんど必要としない。

　リボース-5-リン酸とNADPHの必要量が釣り合っていない場合には酸化的段階だけでは不十分であり，過剰分を処理したり，不足分を補う必要がある。NADPHを多量に必要とする場合は，過剰となったリボース-5-リン酸は非酸化的段階でグルコース-6-リン酸にリサイクルされる。食物中のリボースはATP依存性のキナーゼによってリボース-5-リン酸に変換されたあと，グルコース-6-リン酸となる。ヌクレオチド合成のためのリボース-5-リン酸を多量に必要とする場合は，フルクトース-6-リン酸とグリセルアルデヒド-3-リン酸を原料にトランスケトラーゼとトランスアルドラーゼによってリボース-5-リン酸を生成する（図5-9）。

7．2　グルクロン酸経路

　グルクロン酸経路は**グルクロン酸抱合**に必要なグルクロン酸の活性型UDP-グルクロン酸（UDPGA）〔ウリジン二リン酸（UDP）にグルクロン酸がグリコシド結合したもの〕を生成する。グルクロン酸抱合は薬物代謝の一様式で，脂溶性化合物を水溶性化合物に変換し，体外へ排泄しやすくする。

　グルコースからUDPG（UDP-グルコース）への反応はグリコーゲン合成の場合と同じで，UDPGはNADを補酵素としてUDPGデヒドロゲナーゼによりUDPGAとなる。たとえば，フェノールの代謝ではミクロソームに存在するUDPG-グルクロニルトランスフェラーゼが作用，UDPGAとの抱合によりフェニルグルクロン酸を生成する（図5-10）。

　グルクロン酸はさらにグロン酸となり，ヒトやサル，モルモット以外では，アスコルビン酸を生成する。アスコルビン酸が別名ビタミンCと呼ばれる理由は，ヒトでは

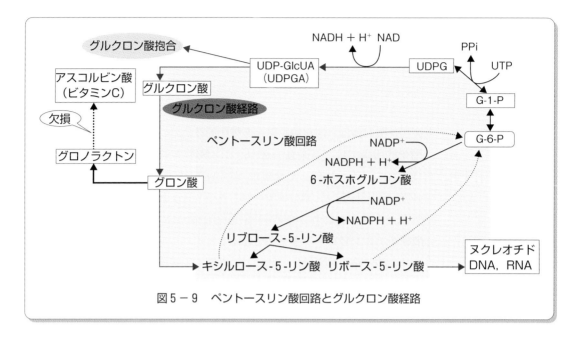

図5−9　ペントースリン酸回路とグルクロン酸経路

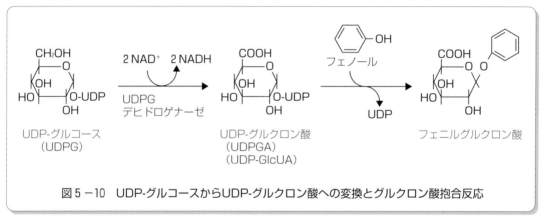

図5−10　UDP-グルコースからUDP-グルクロン酸への変換とグルクロン酸抱合反応

グルクロン酸からアスコルビン酸への変換酵素を欠損していて，食物から摂取しなければならないためである。

8．血糖値の調節

血糖値は食後増加し，空腹時には低下する。空腹時血糖値は70〜90mg/dLである。食後血糖値は110〜140mg/dLに上昇するが，3時間後には再び空腹時の健常値に戻る。脳は脳血液関門によって脂肪酸が通過できないため，グルコースを唯一のエネルギー源としており，低血糖の影響を強く受け，低血糖昏睡，時によっては死を招く。

血糖値は5種のホルモンによって直接，および間接に影響されている。**血糖値を下げるホルモンが唯一インスリンだけであるのに対し，血糖値を上げるホルモンは4種**

類ある。インスリン分泌によりグルコースの輸送・とり込みが促進される。肝臓ではグルコキナーゼ活性が高まり，グルコースの利用が促進される。グリコーゲン合成が促進され分解が抑制される。脂肪細胞はインスリンが最もよく作用する部位であり，とり込み促進によりグルコースから脂肪酸・脂肪を合成する（表5－3）。

　血糖値の低下は，インスリンに依存するグルコースの促進的拡散を高め，グルコースを標的細胞内へとり込むことによって始まる。とり込まれたグルコースはグリコーゲンまたは脂肪として貯蔵される。血糖値の上昇は速やかな反応と緩やかな作用に大別される。グルカゴンやアドレナリン（エピネフリン）による血糖上昇は，肝臓に貯蔵されたグリコーゲンを分解して血液中に放出する速やかな反応である（表5－3）。とくに，アドレナリンによる血糖上昇は緊急性が高い場合にみられる。糖質（グルコ）コルチコイド（コルチゾール）は筋肉のたんぱく質の分解を促進し，生じたアミノ酸を肝臓に運んで糖新生系でグルコースに変換する過程を促進するもので，ゆっくりと作用する。血糖値は，短期的にはグリコーゲンの合成と分解によって制御され，長期的には糖新生系によって維持されている。

　おもな酵素活性の変化を表5－3に示す。

表5－3　肝臓における酵素活性の調節（インスリンと，グルカゴン，アドレナリンの比較）

糖質代謝酵素	変　化	間接的効果	活　性	効　果
グリコーゲンシンターゼ	脱リン酸化	——	↑	グリコーゲン合成↑
	リン酸化	——	↓	グリコーゲン合成↓
グリコーゲンホスホリラーゼ	脱リン酸化	——	↓	グリコーゲン分解↓
	リン酸化	——	↑	グリコーゲン分解↑
ホスホフルクトキナーゼ-1*	——	フルクトース-2,6-二リン酸によるアロステリック促進	↑	グルコース利用↑
ホスホフルクトキナーゼ-2*	脱リン酸化	——	↑	フルクトース-2,6-二リン酸↑
	リン酸化	——	↓	フルクトース-2,6-二リン酸↓
フルクトース-1,6-ジホスファターゼ*	——	フルクトース-2,6-二リン酸の減少による促進	↑	糖新生↑
ピルビン酸キナーゼ	脱リン酸化	——	↑	グルコース利用↑
	リン酸化	——	↓	グルコース利用↓
グルコキナーゼ	——	転写促進	↑	グルコース吸収↑
	——	——	——	——

注）赤字はインスリンによる酵素活性の調節，▭はグルカゴン，アドレナリンによる酵素活性の調節である。＊については，第8章2節と3節を参照のこと。
　　↑，↑は増加の亢進，↓，↓は減少の亢進。

8．1　グリコーゲン合成と分解の調節

　グリコーゲンの合成と分解は，**グリコーゲンシンターゼ**（グリコーゲン合成酵素）と**グリコーゲンホスホリラーゼ**（グリコーゲン分解酵素）のリン酸化・脱リン酸化によって調節されている。これらの酵素のリン酸化・脱リン酸化は，ホルモンが細胞膜受容体に結合することによって情報が細胞内に間接的に伝達され，さらにカスケード反応によって増幅されて起こる。

8．2　解糖系と糖新生系の調節

　解糖系には不可逆過程が3か所あり，糖新生系はこれらの不可逆過程をバイパスしている。解糖系と糖新生系はこれらの過程に関与する酵素の内因性のアロステリックな調節，外因性物質に起因するリン酸化・脱リン酸化による共有結合修飾，酵素誘導によって制御されている。

　解糖系の律速酵素であるホスホフルクトキナーゼ（PFK1）はフルクトース-6-リン酸（F-6-P）からフルクトース-1,6-二リン酸（F-1,6-二P）への変換を触媒する。肝臓の解糖系の酵素PFK1はATPとクエン酸で阻害され，AMPによって活性化されるアロステリックな調節を受けている。これとは別に，F-6-Pの2位をリン酸化してフルクトース-2,6-二リン酸（F-2,6-二P）を生成する酵素PFK2が存在する。F-2,6-二Pは糖新生系の酵素フルクトース-1,6-ジホスファターゼ（F-1,6-二Pase）の強力な阻害剤であり，糖新生系を強く阻害するとともに，解糖系を活性化する。F-2,6-二Pの細胞内濃度は解糖系と糖新生系の調節の鍵を握っており，リン酸化はPFK2の不活性化，脱リン酸化はPFK2の活性化を引き起こす。PFK2はホスファターゼ活性とキナーゼ活性をもつ2機能酵素たんぱく質である。リン酸化では，ホスファターゼ活性のほうが働き，F-2,6-二Pを分解する（図5-11）。

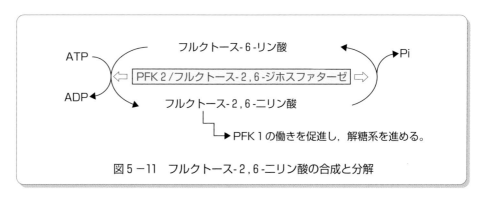

図5-11　フルクトース-2,6-二リン酸の合成と分解

8．3　インスリンによる血糖低下作用

　インスリン受容体は細胞膜に存在し，受容体自身がチロシンキナーゼ活性をもち，インスリンの結合によって自身がリン酸化されて活性化される。これによって糖質代謝にかかわるいくつかの酵素が脱リン酸化され，活性型になったり不活性型になった

りすることによって，グリコーゲン合成系のスイッチが入り，分解系のスイッチが切られる。PFK 2 は脱リン酸化によって活性化され，F-2,6-二Pの上昇を招き，PFK 1 を活性化し，F-1,6-二Pを不活性化する。すると，解糖系が活性化され，糖新生系は不活性化される。さらに，肝臓のヘキソキナーゼⅣ（グルコキナーゼ）が誘導され，高血糖状態に対応する。

　肝臓細胞でのグリコーゲン合成やグルコース利用が促進され，細胞内グルコースが減少すると細胞外からのとり込みを促進するので，血糖値は低下することになる。

8．4　グルカゴン，アドレナリンによる血糖上昇作用（p.201，図11 - 3 参照）

　グルカゴンは細胞膜受容体に結合してアデニル酸シクラーゼを活性化し，細胞内cAMP濃度を上昇させる。cAMPはcAMP依存性たんぱく質キナーゼ（プロテインキナーゼA）を活性化し，各種の酵素をリン酸化することによって活性化または不活性化する（表5 - 3参照）。これによりグリコーゲン分解の促進とグリコーゲン合成の阻害，グルコース利用の低下と糖新生系の促進が起こる。

　アドレナリン受容体は数種類が報告されており，通常時にはβ受容体に結合し，プロテインキナーゼAを活性化する。緊急時にはα受容体に結合しプロテインキナーゼCが活性化される。いずれの場合も細胞内の酵素のリン酸化によって代謝系のスイッチを切り替え，グルカゴンと同様に，血糖を供給する。

9．糖質代謝の異常と疾病

　糖質代謝系は，内因性，および外因性の要因によって厳密に制御されている。その制御に狂いが生じ，高血糖状態が持続する場合を糖尿病（diabetes mellitus）という。糖尿病は第二の国民病とも，21世紀の国民病ともいわれ，生活習慣病のなかでも患者数が多い。

　糖質代謝系にもほかの代謝系と同じように，それにかかわる酵素を生まれながらにして欠くために先天性代謝異常が起こっている場合もみられる。

9．1　糖　尿　病

　糖尿病とは，インスリン作用不足による慢性の高血糖状態を主徴とする代謝疾患群である。高血糖状態が持続すると，グルコースは血液中のたんぱく質と結合する。グルコースのアルデヒド基が非酵素的にたんぱく質のアミノ基と結合して，非可逆的なアマドリ転移を起こし，安定なケトアミンを形成するためである。血液中で最も多いたんぱく質は赤血球中のヘモグロビン（Hb）で，HbAにグルコース１分子が結合するとHbA１cを生じる。赤血球の寿命は120日なので，HbA１cはこの間の平均血糖を反映する。フルクトサミンは血漿中のたんぱく質にグルコースが結合したものであるが，アルブミンは半減期が20日であるので，フルクトサミン値は１～２週間の平

均血糖値を反映している。

　糖尿病は１型と２型に分類されている。１型は自己免疫疾患による膵臓β細胞の破壊に起因し，２型糖尿病はインスリン分泌不全とインスリン抵抗性が成因となっている。２型糖尿病では細胞内へのグルコース輸送が低下し，グルコースからのエネルギー生産と脂肪組織における脂肪酸合成の低下を引き起こす。エネルギー不足を補うために，脂肪細胞における脂肪分解促進，肝細胞における糖新生とケトン体産生が亢進する。さらに，肝臓における糖新生での原料となるアミノ酸（amino acid）を供給するために筋肉でたんぱく質の分解が亢進する。グルコースがあるにもかかわらず，グルコース欠乏に陥っている状況で，脂肪細胞から多量の遊離脂肪酸が放出される。肝臓では脂肪酸を分解してできるアセチルCoAをクエン酸回路で処理しきれないため，ケトン体となる。ケトン体は血液中に放出されるため，血液を酸性に傾けて代謝性アシドーシスと脱水症を起こす。脂肪細胞から多量に放出された遊離脂肪酸は，コレステロールの生成にも使われるので，動脈硬化が進む。脳や赤血球へのグルコースの輸送はインスリン非依存性なので，糖尿病であってもこれらの細胞にはグルコースが供給される。

　２型糖尿病は種々の代謝異常によって引き起こされるが，それらを制御しているシグナル伝達系の異常によって引き起こされるとみなすこともできる。２型糖尿病の発症には食習慣や運動習慣などの生活習慣がかかわっていると同時に，いくつかの遺伝子にみられる遺伝子多型が関与していると考えられている。２型糖尿病は環境的要因と遺伝的要因の両者によって発症に至る生活習慣病である。

９．２　糖質代謝にかかわる先天性代謝異常

　糖質代謝にかかわる先天性代謝異常症として，五炭糖，六炭糖，二糖類，グリコーゲンおよび酸性ムコ多糖の代謝にかかわる酵素の障害が知られている（表５−４,５）。

（１）ガラクトース血症

　ガラクトース（galactose）はグルコース-１-リン酸を経てグルコース-６-リン酸になり最終的には解糖系で処理される。ガラクトース代謝に関して表５−４に示すように，３種類の先天性代謝異常がみつかっている。新生児代謝異常マススクリーニングによる検査の対象となっている疾患のひとつである。この経路における酵素欠損は，ガラクトキナーゼ，UDP-ガラクトース-４-エピメラーゼ，ガラクトース-１-リン酸ウリジリルトランスフェラーゼの３種に認められる。いずれの酵素欠損においても摂取したガラクトースが代謝されないために，血中ガラクトース値が上昇し，ガラクトース血症を示す。さらに，尿中にガラクトースを排泄すると同時に，アミノ酸およびたんぱく質も排泄してガラクトース尿症を示す。一般にガラクトース血症は，出生時には異常がみられず，哺乳を開始して乳汁中の乳糖が消化され，吸収され始めると発症する。生後１カ月ぐらいから白内障になり，１歳近くになると明らかな知能障害

表5－4　先天性糖質代謝異常（糖原病を除く）

病　　名	障　害　酵　素	症　　状
五炭糖尿症	NADHキシリトールデヒドロゲナーゼ	無症状
果糖不耐症	フルクトース–1–リン酸アルドラーゼ	悪心，嘔吐，低血糖
ガラクトース血症Ⅰ型	ガラクトース–1–リン酸ウリジリルトランスフェラーゼ	肝疾患，知能障害
ガラクトース血症Ⅲ型	UDP–ガラクトース–4–エピメラーゼ	血球型は異常所見はなく，全身型はⅠ型に似る。
ガラクトキナーゼ欠損症	ガラクトキナーゼ	ガラクトース血症とガラクトース尿症。白内障
乳糖不耐症	ラクターゼ	下痢
ムコ多糖症Ⅰ型	α–イズロニダーゼ	特異顔貌，多毛，軟骨内化骨障害，関節運動障害，肝腫大，心障害，角膜混濁，精神運動発達遅延
ムコ多糖症Ⅱ型	イズロネート–2–スルファターゼ	特異顔貌，軽度の骨変化，知能障害，肝脾腫，低身長
赤血球酵素異常症	グルコース–6–リン酸デヒドロゲナーゼなど	遺伝性非球状赤血球性溶血性貧血

がみられる。肝肥大，肝機能障害から黄疸となり，肝硬変になる。トランスフェラーゼ欠損の場合は最も典型的なガラクトース血症がみられるが，3歳頃になると副経路によってガラクトースが代謝されるようになるので，この時期まで摂取しないようにする。常染色体性潜性遺伝疾患で，頻度は7万人に1人とされている。

（2）乳糖不耐症

　ラクトース（乳糖）は小腸絨毛の刷子縁膜に存在するラクターゼによって加水分解されて吸収される。ラクトースが分解されずに大腸まで行き，腸内細菌の働きによって分解され，下痢や腹痛などの腹部異常を生じる。ラクターゼ遺伝子そのものに起因する疾患はまれで，出生時には正常の活性を示すが，離乳期以後に活性が低下する成人型のラクターゼ欠乏症が多い。日本人の90％が乳糖不耐症で，1回に飲める牛乳の限度は400mL（乳糖約40mg）ぐらいとされている。世界的には1／2〜1／3がこの症状を示すが，なかには成人に達しても活性が低下しない人種の存在が知られるようになり，遺伝子の突然変異による進化という見方が受け入れられつつある。

（3）糖　原　病

　グリコーゲンの合成・分解には多くの酵素がかかわっており，そのなかの1つでも欠損・異常があれば生体は大なり小なりの障害を受ける。そのため，グリコーゲンの大量蓄積や異常型の蓄積など多くの代謝異常が知られており，糖原病といわれている（表5－5）。

　　G-6-Pをグルコースに変換するグルコース-6-ホスファターゼの欠損症は糖原病
Ⅰa型ともいわれ，糖原病全体の約半分を占めている。肝臓自体は，低血糖時にグリ
コーゲンの分解を高めようとするが，それが阻止され，逆に合成が進行してグリコー
ゲンの蓄積が起こる。この酵素の欠損により，血中へのグルコース放出が阻害され，
著しい低血糖（20mg/dL以下）が起こる。低血糖予防のための食事療法が必要である。

表5-5　糖　原　病

型	病　名	臓器	障害酵素	所　見
0a		肝臓	グリコーゲンシンターゼ欠損	肝組織のグリコーゲンが欠損もしくは著しく低下する。
Ⅰa	von Gierke病	肝臓	グルコース-6-ホスファターゼ	肝細胞内に大量のグリコーゲンが蓄積し，低血糖症を示す。高乳酸血症。
Ⅰb		肝臓	グルコース-6-リン酸トランスロカーゼ	Ⅰa型と同様であるが，重症度は低い。
Ⅰc		肝臓	ミクロソームのリン酸輸送系	Ⅰa型と同様
Ⅰd		肝臓	ミクロソームのグルコース輸送	Ⅰa型と同様
Ⅱ	Pompe病	全身性	リソソーム-α-1,4-グルコシダーゼ リソソーム-α-1,6-グルコシダーゼ（脱分枝酵素）	全身の組織にグリコーゲンが蓄積する。
Ⅲ	Forbes病	全身性	リソソーム-α-1,6-グルコシダーゼ（脱分枝酵素）	枝が多く糖鎖の短い異常な分枝グリコーゲンが蓄積する。
Ⅳ	Anderson病	全身性	α-1,4→α-1,6-トランスグルコシダーゼ（分枝酵素）	枝分かれが少なく糖鎖の長いアミロース型の多糖が蓄積する。
Ⅴ	McArdle型	筋肉	ホスホリラーゼ	大量のグリコーゲンが筋肉内に蓄積し，運動耐久性がきわめて弱い。筋原性高尿酸血症。
Ⅵ	Hers病	肝臓	ホスホリラーゼ	肝細胞内にグリコーゲンが蓄積し，中程度の低血糖症を示す。
Ⅶ	垂井病	筋肉	ホスホフルクトキナーゼ	運動後に高尿酸血症を示す。筋力低下と溶血。
Ⅷ	肝　型		ホスホリラーゼ肝調節αサブユニット	肝細胞内にグリコーゲンが蓄積し，中程度の低血糖症を示す。
	肝筋型		ホスホリラーゼ肝筋調節βサブユニット	肝細胞内にグリコーゲンが蓄積し，筋力が低下する。
	筋　型		不詳	進行性の筋萎縮。

文　献

・上代淑人監修：『ハーパー生化学原書 25版』，丸善（2001）
・山口功：『基礎の生化学』，理工学社（1990）
・島薗順雄・香川靖雄・長谷川恭子：『標準生化学』，医歯薬出版（1999）

第 6 章

脂質の代謝

　本章では，各種脂質の体内動態，異化（分解），同化（合成）について学ぶ。脂質は水に不溶であるので，血液中を移動するときにはリポたんぱく質として移動する。脂肪酸の異化は β 酸化と呼ばれ，分解の過程で大量のATPを産生する。大量の脂肪酸が分解されるとき，ケトン体の産生が亢進する。一方，脂肪酸は分解とは異なる経路で合成される。体内の過剰のエネルギーはトリアシルグリセロールの形態で脂肪組織に蓄えられる。いくつかの脂肪酸は，必須脂肪酸として重要な機能をもち，プロスタグランジン，トロンボキサンなどの前駆体として機能する。トリアシルグリセロール，コレステロール，リン脂質などの合成経路についても学ぶ。

1．脂質の吸収と体内での輸送と貯蔵

　食物として摂取され消化管で吸収された脂質や，肝臓や脂肪組織などで合成された脂質を体内で利用するためには，種々の組織や器官間を移動しなければならない。しかしながら，脂質は水に不溶であるので，血液中を移動するときには，たんぱく質とともにリポたんぱく質（lipoprotein）を形成し移動する。リポたんぱく質を形成するたんぱく質部分をアポたんぱく質と呼ぶ（p.27，図 2 −15参照）。リポたんぱく質の性質や種類は構成する脂質部分の種類と含有量，およびアポたんぱく質の種類により規定されている。リポたんぱく質は，比重，電気泳動における性質から，キロミクロン（chylomicron），超低密度リポたんぱく質（very low density lipoprotein：VLDL），中間密度リポたんぱく質（intermediate density lipoprotein：IDL），低密度リポたんぱく質

表6−1　リポたんぱく質と組成

名　称		キロミクロン	超低密度リポたんぱく質（VLDL）	中間密度リポたんぱく質（IDL）	低密度リポたんぱく質（LDL）	高密度リポたんぱく質（HDL$_2$）	（HDL$_3$）
比　重		<0.95	0.95〜1.0006	1.0006〜1.019	1.019〜1.063	1.063〜1.125	1.125〜1.210
直径（Å）		>800	800〜300	300〜250	250〜200	200〜100	100〜75
組成（%）	たんぱく質	1〜2	8	11	21	41	56
	TG	80〜90	50〜70	40	10	5	5
	CE	2〜4	12	27	37	18	13
	CF	1〜3	7	8	8	6	3
	リン脂質	3〜6	15〜20	18	22	30	22

注）TG：トリアシルグリセロール，CE：エステル型コレステロール，CF：遊離型コレステロール

（low density lipoprotein：LDL），高密度リポたんぱく質（high density lipoprotein：HDL）などに分類される（表6－1）。HDLはHDL2とHDL3の亜分画に分類される。

1．1　アポたんぱく質の多様性と役割

　アポたんぱく質はリポたんぱく質の代謝に関する酵素の調節因子，受容体のリガンド，輸送たんぱく質などの機能を果たしている。

1．2　脂質の腸管吸収と体内での移動

　食物中のトリアシルグリセロール（TG）は小腸において胆汁酸と膵臓リパーゼの作用を受け，脂肪酸とモノアシルグリセロールに分解される。これらは胆汁酸とミセルを形成し小腸上皮細胞中に吸収される。小腸細胞内でモノアシルグリセロールと脂肪酸からTGに変換され，リン脂質（phospholipid），コレステロール（cholesterol），アポたんぱく質（apo B）とともにキロミクロンを形成し，リンパ管へ分泌される。リンパ管へ分泌されたキロミクロンは胸管を経て血液へと移行する。血液へ移行したキロミクロン中のTGは，脂肪組織，心臓，筋肉などの血管上皮細胞上に存在するリポたんぱく質リパーゼ（LPL）によって脂肪酸とグリセロールに加水分解され，生じた遊離脂肪酸は組織にとり込まれる。LPLはVLDL中のTGも基質とする。リン脂質とapo C-ⅡがLPLを活性化する補助因子として機能する。TGが加水分解されたキロミクロンの残渣はキロミクロンレムナントと呼ばれ，肝臓に存在するapo E受容体を介して肝臓にとり込まれる（図6－1）。アポたんぱく質については表6－2にまとめた。

　肝臓でグルコースから合成されたTGはリン脂質およびコレステロールとアポたんぱく質（apo B-100，E，C）とともにVLDLを形成し血液中に分泌される。VLDLは脂肪組織をはじめとする多くの組織にTGを運搬する。VLDLはLPLの作用を受けVLDL中のTGから脂肪酸を組織に移行させ小型化し，IDLとなる。IDLの一部は肝臓にとり込まれ，残りはコレステロール含有量の高いLDLに変化する。

　LDLはコレステロールの運搬体であり，LDL受容体（LDL receptor）によって組織にとり込まれる。LDL受容体はapo B-100に特異的で，とり込まれたLDLはリソソームで，アポたんぱく質とコレステロールエステルに分解される。細胞内コレステロールの上昇は，LDL受容体によるコレステロールのとり込みや，コレステロール合成の律速酵素であるHMG-CoAレダクターゼ活性を抑制し，同時にACAT（アシルCoA-コレステロールアシルトランスフェラーゼ）活性を刺激する。LDL受容体は，膜やステロイドホルモン合成のためのコレステロールの需要によって調節されている。マクロファージはLDL受容体経路とは別のスカベンジャー経路でLDLをとり込む。スカベンジャー経路は変性リポたんぱく質（酸化LDL）をとり込む経路であり，動脈硬化の初期病変に関与している。

　HDLは肝臓と小腸の両方で合成され分泌される。小腸でつくられた未成熟なHDLは，apo Aだけをもち，apo Cとapo Eをもっていない。apo Cとapo Eは肝臓で合成され，

小腸由来の未成熟なHDLに移される。HDLの主要な機能のひとつは，キロミクロンと
VLDLの代謝で必要なapo Cとapo Eを貯蔵することである。血漿中のレシチン－コレ

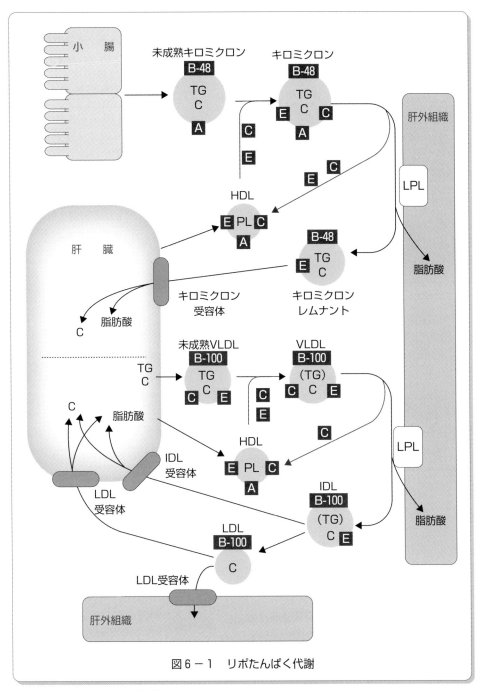

図6－1　リポたんぱく代謝

注）■A■，■B-100■，■B-48■，■C■，■E■はそれぞれ，apo A，apo B-100，apo B-48，apo C，apo Eを示
す。リポたんぱく質中の脂質は代表的なものだけを示す。TG：トリアシルグリセロー
ル，C：コレステロール，PL：リン脂質，LPL：リポたんぱく質リパーゼ。黒線はリポた
んぱく質の移動を示し，赤線はアポたんぱく質の移動を示す。

表6－2　アポたんぱく質の種類と機能

アポたんぱく質	含有しているリポたんぱく質	概　　要
apo A-Ⅰ	HDL，キロミクロン	LCAT（レシチン-コレステロールアシルトランスフェラーゼ）の活性化因子，HDL受容体のリガンド
apo A-Ⅱ	HDL，キロミクロン	不明（LCATの阻止因子？）
apo A-Ⅳ	キロミクロンとともに分泌されHDLに移行	機能不明
apo B-100	LDL，VLDL，IDL	LDL受容体のリガンド
apo B-48	キロミクロン，キロミクロンレムナント	キロミクロンの生成と小腸からの分泌
apo C-Ⅰ	VLDL，HDL，キロミクロン	LCATの活性化
apo C-Ⅱ	VLDL，HDL，キロミクロン	LPLの活性化因子
apo C-Ⅲ	VLDL，HDL，キロミクロン	LPLの抑制化因子
apo E	VLDL，HDL，キロミクロン，キロミクロンレムナント	Ⅲ型高脂血症患者のB-VLDL[*]に過剰に存在

注）＊B-VLDL：血中超低密度リポたんぱく質

　ステロールアシルトランスフェラーゼ（LCAT）は，HDLのapo A-Ⅰにより活性化され，HDL中のリン脂質と組織や血中の遊離のコレステロールをコレステロールエステルとリゾレシチンに変換する。コレステロールエステルはHDLに入り込み，リゾレシチンは血清アルブミンに渡される。この機構により，LCAT反応系はほかのリポたんぱく質や組織から遊離したコレステロールを除去するうえで重要な役割を果たしている。

2．脂肪酸の代謝

2．1　脂肪酸の酸化

（1）脂肪酸のミトコンドリアへの移動

　脂肪酸は，ミトコンドリアの外膜に存在するアシルCoAシンターゼによりアシルCoAとなる。

$$\text{脂肪酸} + \text{ATP} + \text{CoA} \xrightarrow{\text{アシルCoAシンターゼ}} \text{アシルCoA} + \text{PPi} + \text{AMP}$$

　ピロリン酸はピロホスファターゼにより無機リン酸に変換し，高エネルギー結合が失われる。

$$\text{PPi} + \text{H}_2\text{O} \xrightarrow{\text{ピロホスファターゼ}} 2\,\text{Pi}$$

　アシルCoAはミトコンドリアの内膜を通過できないので，カルニチン（carnitine）と結合してアシルカルニチンとしてマトリックスへと移行し，アシルCoAに再変換され利用される（図6－2）。

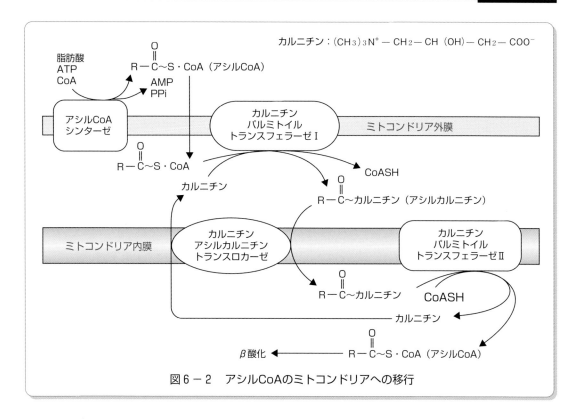

図6−2 アシルCoAのミトコンドリアへの移行

　カルニチンは組織に広く分布し，とくに筋肉に豊富であり，肝臓または腎臓でリシンとメチオニンからつくられる。長鎖アシルCoAは，ミトコンドリア外膜のカルニチンパルミトイルトランスフェラーゼⅠによってアシルカルニチンに変換され，ミトコンドリア内膜に存在するカルニチンアシルカルニチントランスロカーゼ（アシルカルニチン交換体）により，内膜内にアシルカルニチンを輸送する。このとき，1分子のカルニチンを外膜側へ運び出す。アシルカルニチンは，内膜のカルニチンパルミトイルトランスフェラーゼⅡの作用により，CoAと反応してアシルCoAに変換され，その後アシルCoAは β 酸化を受ける。

　短鎖脂肪酸は，カルニチンなしでミトコンドリア内に入り活性化と β 酸化を受ける。

（2）β 酸化（β-oxidation）

　アシルCoAの α 位と β 位の炭素原子は次のとおりである。

$$\omega位 \qquad\qquad \beta位 \quad \alpha位$$
$$CH_3 - CH_2 - \cdots\cdots CH_2 - CH_2 - CO \sim S\text{-}CoA$$

　β 酸化は α 位と β 位の炭素原子間が開裂し，反応がひとまわりするとアシルCoAから2個の炭素原子がアセチルCoAとして放出される。アシル基の炭素数の半分の数のアセチルCoAを生成する。パルミチン酸（C_{16}）の場合は7回 β 酸化をくり返し，8

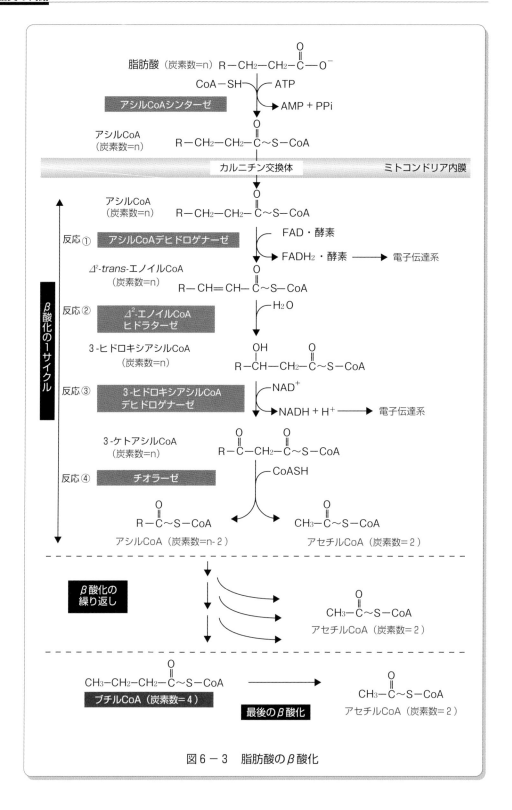

図 6 - 3　脂肪酸の β 酸化

個のアセチルCoAを生成する。β酸化にかかわる酵素群は，ミトコンドリアマトリックスに存在する。反応は次のように進行する（図6－3）。

① アシルCoAデヒドロゲナーゼにより，α，β位が不飽和化される（反応①）。
② エノイルCoAヒドラターゼによりヒドロキシアシルCoAが生成される（反応②）。
③ 3-ヒドロキシアシルCoAデヒドロゲナーゼにより酸化される（反応③）。
④ チオラーゼ（3-ケトアシルCoAチオラーゼ）により加水分解される。この段階でアセチルCoAを生じるとともに，最初のアシルCoAより炭素が2個少ないアシルCoAが生成する（反応④）。
⑤ 新しく生成したアシルCoAは，同様の回路を経てβ酸化を受ける。

奇数個の炭素数をもつ脂肪酸から最終的にプロピオニルCoAができ，これはクエン酸回路（TCAサイクル）中のスクシニルCoAに変換されて代謝される。

脂肪酸の酸化経路にはβ酸化以外に，一度に1個ずつの炭素がカルボキシ基末端から外れていくα酸化や，脂肪酸のω位がヒドロキシ化され，ジカルボン酸を生成するω酸化が存在する。

（3）β酸化のエネルギー収支

パルミチン酸がβ酸化により酸化されるときの，ATP産生量は以下のようになる。
① 脂肪酸が最初にアシルCoAとして活性化されるとき，ATPがAMPとピロリン酸（PPi）に加水分解される。ピロリン酸はピロホスファターゼの作用でリン酸に加水分解される。これら一連の反応で高エネルギーリン酸化合物を2つ消費する。
② β酸化の1回の反応には，

$$FAD + 2H^+ \rightarrow FADH_2 \quad と，NAD^+ + 2H^+ \rightarrow NADH + H^+$$

の反応がそれぞれ1回あり，炭素数16のパルミチン酸1分子からは7回りのβ酸化でNADHとFADH$_2$が7分子ずつ生成される。
③ パルミチン酸1分子からアセチルCoAは，8分子生成される。
④ NADH1分子から3分子のATPが，FADH$_2$1分子から2分子のATPが生成され，アセチルCoA1分子からは12分子のATPが生成される（p.96，表5－1参照）。
⑤ 全体では以下のような計算式となり，活性化に用いた2分子の高エネルギーリン酸結合（ATP）を差し引き，129分子のATPが産生する。

ATP消費分			－2分子
NADH：	3 × 7	=	21分子
FADH₂：	2 × 7	=	14分子
アセチルCoA：	12 × 8	=	96分子
計			129分子

2.2　ケトン体の生成と代謝

　糖が十分に供給されているときには，クエン酸回路はスムーズに回転するので，脂肪酸分解により生じるアセチルCoAは速やかに利用される。ところが，飢餓あるいは糖尿病では，糖の供給が不十分となり，オキサロ酢酸が不足し，クエン酸回路によるアセチルCoAの処理は低下する。

　このような状態では，肝臓においてアセチルCoAからアセト酢酸やβ-ヒドロキシ酪酸が生成し，それらは血中に拡散していく。また，アセト酢酸は非酵素的に脱炭酸しアセトンを生じる（図6-4）。この3つ（アセト酢酸，β-ヒドロキシ酪酸，アセトン）を総称してケトン体という。ケトン体生成に関与する酵素は，おもに肝臓のミトコンドリアに存在する。肝臓ではアセトアセチルCoAからアセト酢酸を生成するが，逆にアセト酢酸からアセトアセチルCoAへは戻せない。

　一方，肝外組織では，スクシニルCoA-アセト酢酸-CoAトランスフェラーゼが触媒する反応で，アセトアセチルCoAが生成される（図6-5）。アセトアセチルCoAは，チオラーゼの作用によりアセチルCoAに分解され，アセチルCoAはクエン酸回路で利用される。

　ケトン体は筋肉や飢餓時の脳においては重要なエネルギー源である。

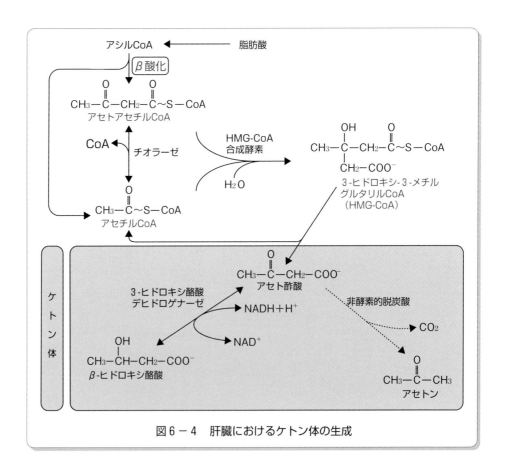

図6-4　肝臓におけるケトン体の生成

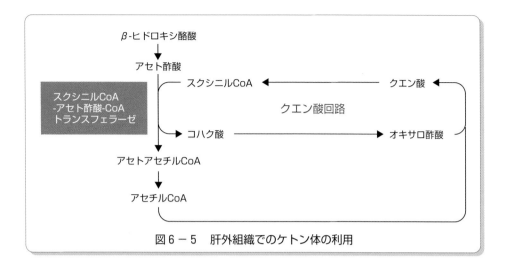

図6-5　肝外組織でのケトン体の利用

トピックス　ケトン体は悪者か？

　糖尿病を勉強するとき，ケトン体とその過剰によるケトアシドーシスを学習する。そのせいかケトン体は悪者の印象をもたれている。ケトン体は悪者だろうか？

　飢餓時には肝臓は脂肪酸を完全には利用せずケトン体を産生し，そのケトン体を脳・筋肉等はエネルギー基質として利用している。また，脳へのグルコース供給に障害のある疾患（GLUT1欠損症）ではケトン体産生が亢進する治療食が利用されるようになった。このようなことは生化学の学習が基礎となっている。生化学を「しっかり」勉強することで栄養学のパラダイムシフトにつながるかもしれない。

2．3　脂肪酸の生合成

　脂肪酸合成のおもな材料はグルコースである。脂肪酸合成は細胞質ゾルで行われ，肝臓，腎臓，脳，肺，乳腺，脂肪組織など多くの臓器で行われる。脂肪酸合成の第一の出発物質はアセチルCoAである。アセチルCoAは，ミトコンドリア内でピルビン酸から生成されるが，ミトコンドリア内膜を通過しないので，アセチルCoAを細胞質ゾルに移行するための特別の機構が存在する（図6-6）。

　脂肪酸生合成の，第一の反応は，アセチルCoAカルボキシラーゼによるマロニルCoAの生成である。

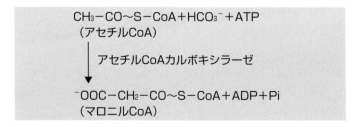

$CH_3-CO\sim S-CoA+HCO_3^-+ATP$
（アセチルCoA）

アセチルCoAカルボキシラーゼ

$^-OOC-CH_2-CO\sim S-CoA+ADP+Pi$
（マロニルCoA）

　この反応ではCO_2源としてHCO_3^-が必要となる。アセチルCoAカルボキシラーゼ

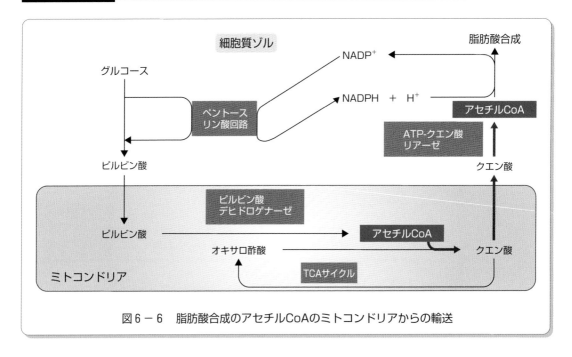

図6－6　脂肪酸合成のアセチルCoAのミトコンドリアからの輸送

はビオチンを補酵素とするビオチン酵素である。

　脂肪酸合成酵素複合体は2つのサブユニットからなるダイマーとして機能している。それぞれのサブユニットが脂肪酸合成のための7種の酵素機能とアシルキャリアたんぱく質（ACP）をもっている。脂肪酸（パルミチン酸，16：0）の生合成は以下のように進行する（図6－7）。

① 　アセチルCoAが，アセチルトランスアシラーゼの働きで脂肪酸合成酵素複合体のシステインの－SH基と結合する（反応①）。

② 　マロニルCoAが，マロニルトランスアシラーゼの作用で，脂肪酸合成酵素複合体の一方のモノマーのACPの－SH基と結合する。

　　（アセチル－マロニル酵素の複合体の形成）（反応②）

③ 　アセチルCoAのアセチル基が，マロニル基のメチレン基を攻撃しCO_2を放出する。アセチルCoA基の結合していた部分は遊離の－SHとなる。

　　（3-ケトアシルシンターゼ）（反応③）

④ 　ACP上で，還元，脱水，還元の反応が連続して進行し，相当するアシル－酵素となる（反応④，⑤，⑥）。

⑤ 　新しいアシル基は，別のモノマーの－SH基に移り（反応⑦），新たなマロニルCoAが，ACPの－SH基に結合する。

⑥ 　同様の反応がくり返される度に，炭素数が2つずつ増加する。

⑦ 　最終的に7回の反応後，炭素数16のアシル基（パルミトイル基）ができ，チオエステラーゼにより複合体から遊離する（反応⑧）。

パルミチン酸合成の全反応は，

$$CH_3CO\sim S-CoA \ + \ 7\,HOOCCH_2CO\sim S\text{-}CoA \ + \ 14NADPH \ + \ 14H^+ \longrightarrow$$

$$CH_3(CH_2)_{14}COOH \ + \ 7\,CO_2 \ + \ 6\,H_2O \ + \ 8\,CoA\sim SH \ + \ 14NADP^+ \quad となる。$$

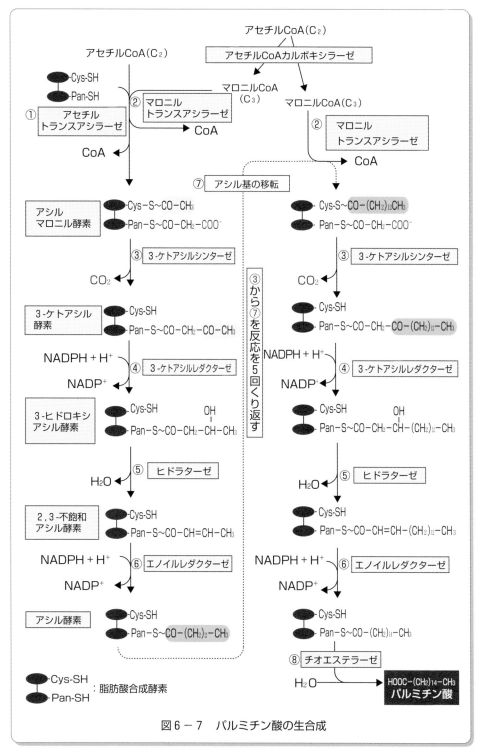

図6-7 パルミチン酸の生合成

　脂肪酸合成に用いられる還元当量は，NADPHであり，ペントースリン酸回路（五炭糖リン酸回路），イソクエン酸デヒドロゲナーゼ，リンゴ酸酵素などの反応により供給されている。

　脂肪酸合成経路の律速酵素は，アセチルCoAカルボキシラーゼである。この酵素はクエン酸によりアロステリックに活性化される。クエン酸は，糖質の供給が十分なときに増加する。インスリンは，アセチルCoAカルボキシラーゼの活性を上昇させ，脂肪酸合成を促進する。さらにグルコースのとり込みを増加し，ピルビン酸からの脂肪酸合成を高める。インスリンは脂肪組織でピルビン酸デヒドロゲナーゼを活性化し，cAMPの細胞内濃度を低下させるので脂肪酸分解を抑制する。グルカゴンとアドレナリンは逆にcAMP濃度を高め，アセチルCoAカルボキシラーゼを阻害する。

２．４　多価不飽和脂肪酸とエイコサノイドの代謝

　ステアリン酸（18：0）からオレイン酸（n-9，18：1）への変換は，肝臓の小胞体に存在する不飽和化酵素（デサチュラーゼ）により，Δ9位へ二重結合が導入されることで進行する。動物では，2つ目以上の二重結合が導入される場合，新しい二重結合は，既存の二重結合とカルボキシ基との間に導入される。また，炭素鎖の伸長はカルボキシ基側で起こるので，動物体内では不飽和脂肪酸のn末端に最も近い二重結合の位置は変化しない。このような理由で，リノール酸，α-リノレン酸は体内で合成

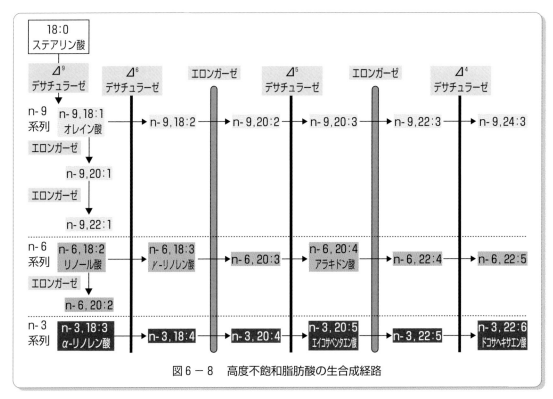

図6-8　高度不飽和脂肪酸の生合成経路

されず必須脂肪酸に分類される。n-6系列のγ-リノレン酸，アラキドン酸はリノール酸から，n-3系列のエイコサペンタエン酸，ドコサヘキサエン酸はα-リノレン酸から合成される（図6-8）。

アラキドン酸は膜に存在するリン脂質からホスホリパーゼA_2によって切り出される。アラキドン酸は，シクロオキシゲナーゼの作用でプロスタグランジン，トロンボキサンを生成し，リポキシゲナーゼによりロイコトリエン，リポキシンを生じる。これらの化合物は，必要なときに急速に生成され，限定された局所でそれらの作用を発揮する。血小板ではトロンボキサンA_2がつくられ血管収縮と血小板の凝集を引き起こす。プロスタグランジンI_2（プロスタサイクリン）は血管内皮細胞でつくられ，血小板の凝集を抑制する。プロスタグランジン$F_{2\alpha}$やE_2は子宮筋収縮を起こす。白血球や肥満細胞ではリポキシゲナーゼによりロイコトリエンC_4，D_4などの気管支収縮作用のある物質が生成される。

3．アシルグリセロールとリン脂質の代謝

3．1　トリアシルグリセロールの代謝

トリアシルグリセロールの新規生合成はグリセロール-3-リン酸から始まる。グリセロール-3-リン酸はグリセロールキナーゼ（肝臓，小腸，褐色脂肪組織，乳腺）の作用によりグリセロールから生成する。グリセロールキナーゼの存在しない組織（筋肉，白色脂肪組織）では解糖系の中間代謝物であるジヒドロキシアセトンリン酸から供給される。グリセロール-3-リン酸とアシルCoA2分子が反応しホスファチジン酸（1,2-ジアシルグリセロールリン酸）となる。ホスファチジン酸は，ホスファチジン酸ホスホヒドロラーゼによって脱リン酸され1,2-ジアシルグリセロールになる。

小腸粘膜で吸収された2-モノアシルグリセロールは，モノアシルグリセロールアシルトランスフェラーゼの作用によりジアシルグリセロールを生成する（モノアシルグリセロール経路）。1,2-ジアシルグリセロールとアシルCoAが反応し，トリアシルグリセロールが生成される。

3．2　グリセロリン脂質の生成

リン脂質はホスファチジン酸あるいは1,2-ジアシルグリセロールから合成される。ホスファチジルイノシトールは，ホスファチジン酸とシチジン三リン酸（CTP）が反応しCDP-ジアシルグリセロールが形成され，イノシトールと反応して生成される。ついでリン酸化され，ホスファチジルイノシトール-4-リン酸，ホスファチジルイノシトール-4,5-二リン酸が形成される。ミトコンドリア脂質のカルジオリピンはCDP-ジアシルグリセロールから生成される。ホスファチジルコリン（レシチン）は，CDP-コリンと1,2-ジアシルグリセロールが反応して合成される（図6-9）。

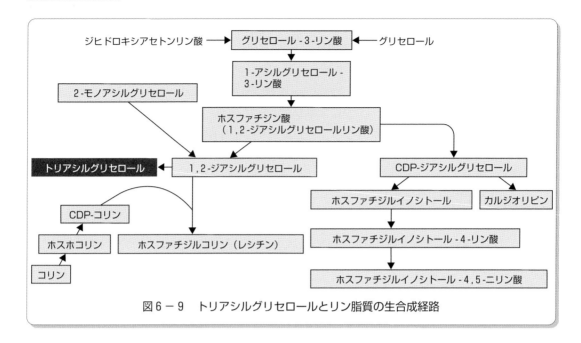

図 6 － 9　トリアシルグリセロールとリン脂質の生合成経路

4．コレステロールの代謝

4．1　コレステロールの合成

　コレステロールは生体膜構成成分として重要であり，胆汁酸やステロイドホルモンの前駆体としても大切である。コレステロールは細胞の小胞体と細胞質ゾルで，アセチルCoAから合成される（図6 –10）。アセチルCoAとアセトアセチルCoAから3 –ヒドロキシ- 3 -メチルグルタリルCoA（HMG-CoA）が生成される。ついで，HMG-CoA還元酵素（レダクターゼ）によりメバロン酸を生成する。メバロン酸は活性イソプレノイド単位を形成し，6つのイソプレノイド単位からスクアレンが合成される。スクアレンからラノステロールを経てコレステロールが生成される。HMG-CoA還元酵素はコレステロール合成の律速酵素である。メバロン酸あるいはコレステロールによりフィードバック阻害を受ける。LDLが細胞にLDL受容体を介してとり込まれ，細胞内コレステロール濃度が上昇したときHMG-CoA還元酵素活性は阻害される。HMG-CoA還元酵素は，グルカゴンによるリン酸化により活性が低下し，インスリンにより脱リン酸化が起こり活性化されるとみられている。HMG-CoA還元酵素の阻害剤は高コレステロール血症の治療薬として用いられている。

4．2　コレステロールから生成される化合物

（1）胆汁酸の生成と腸肝循環

　胆汁酸は肝臓においてコレステロールから生成される。コレステロールが7位の水酸化を受け7 –α–ヒドロキシコレステロールになる。ついでコール酸生成経路とケノデオキシコール酸生成経路に分かれ，コール酸とケノデオキシコール酸が生成する

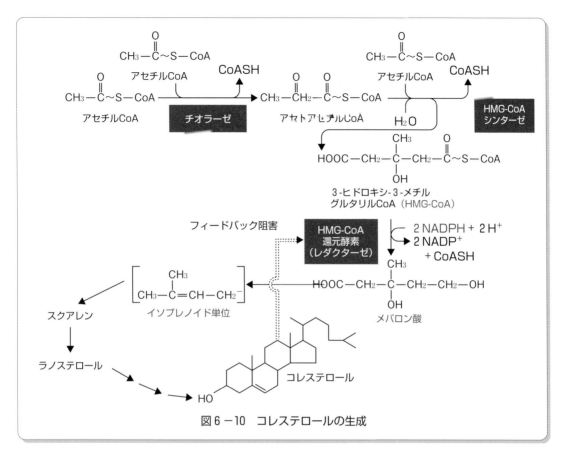

図 6－10　コレステロールの生成

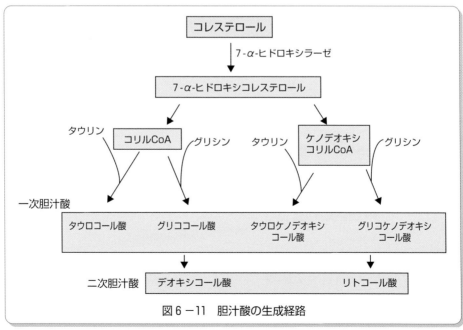

図 6－11　胆汁酸の生成経路

（図6-11）。生成された胆汁酸は胆管を経て腸管へ排出されるが，通常はグリシンやタウリンなどの抱合体として分泌されている。コレステロールから肝臓で合成される胆汁酸を一次胆汁酸（コール酸，ケノデオキシコール酸），一次胆汁酸が腸内細菌の働きにより変化したものを二次胆汁酸（デオキシコール酸，リトコール酸）と呼ぶ。胆汁酸は胆汁中に排泄された後，回腸下部で再吸収され，再び肝臓に送り込まれる（腸肝循環）。再吸収されなかった胆汁酸は糞便中へ排出される。

（2）ステロイドホルモンの生成 (p.57，図3-16)

　種々のステロイドホルモンがコレステロールからつくられる。性ホルモンのエストロゲン，プロゲステロン，テストステロン，副腎皮質ホルモンのコルチゾール，アルドステロン，プロビタミンDの7-デヒドロコレステロールなどがつくられる。

5. 脂肪組織

　トリアシルグリセロール（TG）の主要な貯蔵場所は白色脂肪組織である。脂肪組織は脂肪分解と再エステル化を常に行っている。この2つの反応系のバランスが，脂肪組織から血液中への遊離脂肪酸の供給量を決定する。脂肪組織内のTGは，ホルモン感受性リパーゼにより加水分解される。生成した脂肪酸は，組織内で再びアシルCoAとなり，グリセロール-3-リン酸とエステル化反応しTGとなる。エステル化がTG分解を下回ると，遊離脂肪酸は脂肪組織外へ放出される。血中の脂肪酸は，多くの組織でエネルギー源として利用される。脂肪組織でグルコースの利用が増加するときには，グリセロール-3-リン酸の生成が増大し，遊離脂肪酸の再利用が亢進し，遊離脂肪酸の放出が減少する。

　TG分解の結果生じたグリセロールは血中へ拡散し，肝臓や腎臓でグリセロール-3-リン酸となり糖新生の基質として利用される。

　脂肪組織からの遊離脂肪酸の放出は，ホルモンによって支配される。インスリンは脂肪組織からの脂肪酸の放出を抑え，脂肪細胞へのグルコースのとり込みを促進し，ペントースリン酸回路の活性を促進し，脂質合成とアシルグリセロール合成を高める。インスリンはホルモン感受性リパーゼ活性を抑え，脂肪酸合成を促進するので，グリセロールは少なくなる。

　脂肪組織の脂肪分解を加速し，血中への遊離脂肪酸放出を起こし血中濃度を高めるホルモンとして，アドレナリン，ノルアドレナリン，グルカゴン，グルココルチコイド，成長ホルモン，甲状腺ホルモン，バソプレッシンなどがある。カテコールアミンはアデニル酸シクラーゼの活性を高め，細胞内cAMPを増加することにより，cAMP依存性プロテインキナーゼを活性化し，ホルモン感受性リパーゼを活性型に変換する。cAMPはホスホジエステラーゼで分解されるが，テオフィリンなどはホスホジエステラーゼを阻害し，cAMP濃度が保持され，血中遊離脂肪酸が高くなる。

6．脂質代謝異常

6．1　脂質異常症

　脂質異常症は，血液中の脂質が異常に増加あるいは低下している状態である。脂質異常症は，以前は「高脂血症」と呼ばれていたが，脂質のひとつであるHDLコレステロールは高いことが望ましく，この値が低いときに病気と診断される。このようなことを踏まえて「高脂血症」は「脂質異常症」という病名に変わった。脂質異常症の診断基準を表6－3に示す。脂質異常症は原発性脂質異常症と二次性脂質異常症に分類される。原発性脂質異常症の分類を表6－4に示した。

　家族性高コレステロール血症はLDL受容体の異常により生じる。リポたんぱく質リパーゼ（LPL）や，LPLの活性化因子の欠損により原発性高キロミクロン血症が生じる。Ⅲ型脂質異常症は，apo-Eの遺伝的変異または欠損により生じる。

表6－3　脂質異常症診断基準

LDLコレステロール	140mg/dL以上 120〜139mg/dL	高LDLコレステロール血症 境界域高LDLコレステロール血症[*2]
HDLコレステロール	40mg/dL未満	低HDLコレステロール血症
トリグリセライド	150mg/dL以上（空腹時採血[*1]） 175mg/dL（随時採血[*1]）	高トリグリセライド血症
Non-HDLコレステロール	170mg/dL以上 150〜169mg/dL	高non-HDLコレステロール血症 境界域高non-HDLコレステロール血症[*2]

＊1：基本的に10時間以上の絶食を「空腹時」とする。ただし水やお茶などカロリーのない水分の摂取は可とする。空腹時であることが確認できない場合を「随時」とする。

＊2：スクリーニングで境界域高LDL-C血症，境界域高non-HDL-C血症を示した場合は，高リスク病態がないか検討し，治療の必要性を考慮する。

●LDL-CはFriedewald式（TC－HDL-C－TG/5）で計算する（ただし空腹時採血の場合のみ）。または直接法で求める。

●TGが400mg/dL以上や随時採血の場合はnon-HDL-C（＝TC－HDL-C）かLDL-C直接法を使用する。ただしスクリーニングでnon-HDL-Cを用いるときは，高TG血症を伴わない場合はLDL-Cとの差が＋30mg/dLより小さくなる可能性を念頭においてリスクを評価する。

●TGの基準値は空腹時採血と随時採血により異なる。

●HDL-Cは単独では薬物介入の対象とはならない。

（日本動脈硬化学会編：動脈硬化性疾患予防ガイドライン2022年版，日本動脈硬化学会，2022）

表6－4　原発性脂質異常症の分類

	増加するリポたんぱく質	コレステロール増加の程度	トリアシルグリセロール増加の程度
Ⅰ 型	キロミクロン	正常 or ↑	↑↑↑
Ⅱa型	LDL	↑↑↑	正常
Ⅱb型	LDL，VLDL	↑↑↑	↑↑
Ⅲ 型	IDL（β-VLDL）	↑↑	↑↑
Ⅳ 型	VLDL	正常	↑↑↑
Ⅴ 型	キロミクロン，VLDL	正常 or ↑	↑↑↑

６．２　リピドーシス

　種々の脂質が臓器（脳，肝臓，腎臓，脾臓など）に蓄積し，症状を引き起こす。スフィンゴリピドーシス（ガングリオシドーシス），中性脂肪蓄積症などがあげられる。

６．３　体脂肪の調節とレプチン

　普通の動物のエネルギー収支はよく保たれ，体重は長期間にわたって一定に維持される。エネルギー収支の調節機構として，脂肪組織量が増加すると脂肪組織から分泌される飽食因子が増加し，視床下部に作用して摂食量を制御し，その結果，脂肪組織重量を減少させるという仮説（lipostatic theory）が提唱されていた。1994年，Friedmanらが*ob/ob*遺伝性肥満マウスの原因遺伝子として*ob*遺伝子を同定したことにより，その仮説の正しいことが証明された。

　*ob*遺伝子は，167個のアミノ酸からなるレプチン前駆体たんぱく質をコードしている。*ob*遺伝子産物はレプチン（leptinは「痩せ」を意味するleptosから名づけられた）と呼ばれ，脂肪組織より産生・分泌される。脳，とくに視床下部に作用して**摂食量の抑制と体内エネルギー消費の増加**をもたらす。レプチン投与は，**摂食量の減少，酸素消費量の増大，体温の上昇，脂肪組織重量および中性脂肪量の減少，肝臓グリコーゲン量の減少，血糖値の低下とインスリン分泌の抑制**を引き起こす。また，脂肪組織におけるレプチンの発現量は，実験的肥満動物や肥満者で亢進し，ヒト血中のレプチン濃度は体脂肪率とよく相関している（図6−12）。*ob/ob*遺伝性肥満マウスでは，レプチン（*ob*）遺伝子に異常があり，レプチンが産生されず肥満（obesity）を生じる。

　一方，レプチン受容体は，脳，とくに視床下部に多く，レプチンが視床下部を通じてエネルギー代謝の調節にかかわっていることを示す。レプチン受容体をコードする遺伝子は*db*遺伝子と呼ばれ，*db/db*マウスでは，*db*遺伝子の異常により肥満を生じる。

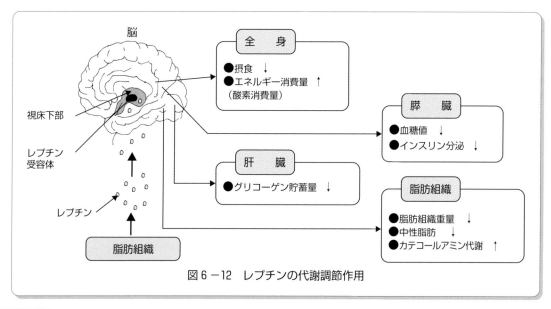

図6−12　レプチンの代謝調節作用

アミノ酸の代謝

　体内のアミノ酸量は，アミノ酸プールとして一定量維持することができる。このアミノ酸プールは，新規たんぱく質の合成，不要なたんぱく質の分解，エネルギー産生への利用，排泄等により一定に保たれている。その指標として窒素出納（nitrogen balance）がある。窒素出納は，窒素総摂取量と，糞，尿，汗への総窒素排泄量の差を表す。健康な成人においては，窒素総摂取量と総窒素排泄量は等しく，窒素平衡（nitorogen equilibrium）の状態にある。総摂取量が総排泄量を上回る正の窒素出納は，成長期や妊娠期に起こる。一方総排泄量が総摂取量を上回る負の窒素出納は，外科手術や栄養障害であるクワシオルコルやマラスムスにおいて起こる。

　一方，窒素平衡は動的平衡にあり，体内のたんぱく質は一定の速さで合成と分解が起こり入れ替わっており，これをたんぱく質の代謝回転という。ヒトの場合，一日に体内のたんぱく質，主に筋肉たんぱく質の1～2％以上を代謝回転し，その分解によって遊離されたアミノ酸の75％は新しいたんぱく質の合成に再利用され，残りの25％量の窒素は尿素に代謝される。また窒素が除かれ，その炭素骨格は代謝中間体に代謝される。

1. たんぱく質の分解とアミノ酸プール

　体内でのたんぱく質の合成は遺伝子をもとに合成される。一方，分解は，食物のたんぱく質摂取における消化吸収と，体内たんぱく質の分解に分けることができる。

1.1　食事性たんぱく質の分解
（1）前駆体の活性化とエンドプロテアーゼによる分解
　食事性たんぱく質は基質特異性の異なるエンドプロテアーゼである消化酵素により分解されながら，より短いポリペプチド鎖・オリゴペプチド鎖断片に変化していく。
　胃液中の酸は胃壁細胞から分泌され，食事性たんぱく質を酸変性させることで，酵素消化を受けやすくしている。さらに酸は胃体部の主細胞でつくられるペプシンの前駆体である不活性型のペプシノーゲンの立体構造を変化させ，その自己分解によるN末端側44アミノ酸の切断を促し，活性化型ペプシンへと変換させる。活性化した少量のペプシンにより，不活性型のペプシノーゲンも限定分解を受けペプシントとなる。このような不活性型の酵素前駆体のことをチモーゲンと呼び，限定分解を受けることで活性化型へ変換される。（p.44，第3章1．酵素参照）
　膵臓から分泌される不活性型の前駆体トリプシノーゲン，キモトリプシノーゲンは，

十二指腸で腸粘膜より分泌されたエンテロペプチダーゼ（エンテロキナーゼ）によりトリプシノーゲンは，限定分解され，活性型トリプシンとなる。さらにトリプシンはキモトリプシノーゲンを限定分解し活性型キモトリプシンとする。トリプシンはたんぱく質ペプチドのアルギニン，リシンなどの塩基性アミノ酸のカルボキシ基側を特異的に切断し，キモトリプシンはチロシン，トリプトファン，フェニルアラニンなどの芳香族アミノ酸のカルボキシ基側を切断することで食事性たんぱく質を限定的に分解していく（図 7 - 1 ）。

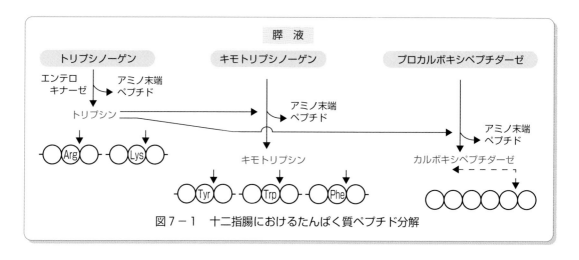

図 7 - 1 　十二指腸におけるたんぱく質ペプチド分解

（2）エキソペプチダーゼによる分解と吸収

　エキソペプチダーゼはペプチド鎖の末端から順にペプチド結合を 1 つずつ切断するたんぱく質分解酵素である。トリプシンなどのエンドペプチダーゼにより限定分解されたペプチドはアミノ酸にまで分解されていく。エキソペプチダーゼにはカルボキシペプチダーゼやアミノペプチダーゼなどが知られている。不活性型プロカルボキシペプチダーゼとして膵臓から分泌され，十二指腸でトリプシンにより限定分解を受け活性型カルボキシペプチダーゼとなる。そのエキソペプチダーゼ作用によりペプチド鎖のカルボキシ末側からペプチド結合を順次切断しアミノ酸を遊離する。小腸の腸管粘膜酵素のアミノペプチダーゼなどは上皮細胞内で，オリゴペプチドやポリペプチドのアミノ末端から順次アミノ酸を遊離する。その遊離アミノ酸細胞膜に局在する個々のアミノ酸に特異的なナトリウム依存的輸送体によって速やかに腸管腔から吸収され，肝門脈を通過し肝臓に送られる。

1 . 2 　体内たんぱく質の分解

　体内たんぱく質には，血液中のたんぱく質と細胞内のたんぱく質などが含まれる。それぞれ代謝回転しており，一定の間隔で分解され，同時にあるいは必要に応じて，新しく同じたんぱく質がつくり出されている。赤血球に含まれるたんぱく質であるヘ

モグロビンの寿命は約120日，アルブミンは20日程度である。この差を利用して，グルコースの結合したグリコヘモグロビンとグリコアルブミンを測ることにより1～2か月前の血糖値（グリコヘモグロビン）と1～2週間前の血糖値（グリコアルブミン）の指標とする。肝臓中の酵素はさらに短く，30分から150分程度のものまである。代謝過程の律速酵素（HMG-CoAレダクターゼなど）の多くは半減期が30分から2時間であるが，乳酸デヒドロゲナーゼなどは144時間程度である。このように，①寿命による分解，②不必要なものがつくられた場合の分解処理，③生体構造の大きな再編成が起こっているとき（妊娠時の子宮組織，飢餓時の骨格筋）などの場合にはたんぱく質の分解は盛んである。半減期が短いたんぱく質を急速代謝回転たんぱく質（RTP：rapid turnover protein）と呼び，術後の状態の指標として用いられる。

　異常たんぱく質や比較的半減期の短いたんぱく質は，選択的ユビキチン化を介してユビキチン－プロテアソーム系により恒常性維持のために分解される。分解を受けるたんぱく質のリシン残基のアミノ基を，ユビキチン活性化酵素，ユビキチン結合酵素，ユビキチン－リガーゼによりATP依存的にユビキチン分子を付加する。ユビキチンが付加されたたんぱく質は，プロテアソームによりATP依存的に，アミノ酸もしくはペプチド鎖にまで分解される。一方，オートファジーによるたんぱく質分解は，不要なたんぱく質を囲む隔離膜と呼ばれる膜構造が形成され，二重膜で囲まれたオートファゴソームと呼ばれる小胞ができる。

　オートファゴソームは，たんぱく質を分解するためのさまざまな加水分解酵素を含むリソソームと融合し，内部のたんぱく質は，アミノ酸にまで分解されていく。オートファジーでは，不要たんぱく質のみならず細胞小器官も分解される。細胞外たんぱく質，膜結合たんぱく質および比較的半減期の長い細胞内たんぱく質は，エンドサイトーシスにより細胞内に取り込まれ，細胞内顆粒であるリソソーム中でカテプシンと呼ばれる酸性プロテアーゼによるランダムな分解を受ける。

1.3　アミノ酸の代謝プール

　食事性たんぱく質が分解されて遊離したアミノ酸や体内たんぱく質が分解されて遊離したアミノ酸を含めアミノ酸プールと呼んでいる。各組織は必要に応じてこのプールからアミノ酸を取り出し，たんぱく質の合成に用い，再構成を行っている（図7－2）。これら連続的な合成と分解をすることをたんぱく質の代謝回転と呼んでいる。アミノ酸プールのアミノ酸は非必須アミノ酸合成，クエン酸回路を通したエネルギー産生，糖新生経路によるグルコースの産生，脂肪合成や窒素含有物質の合成，一部尿素として尿中に排泄される。

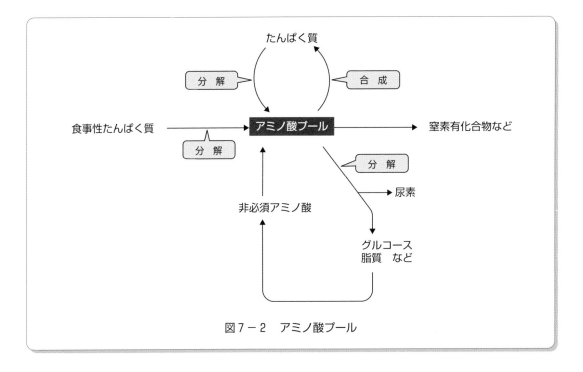

図7－2　アミノ酸プール

2．アミノ基の窒素の排出

　　動物はアミノ酸およびそのほかからの窒素を，**アンモニア，尿酸，**または**尿素**の形で排泄する。ヒトなどでは，窒素を水溶性が高くて無毒な化合物である尿素として排出する（図7－2）。

2．1　アミノ基転移反応

　生体内では，遊離のアンモニアを生成することなくアミノ酸のアミノ基をα-ケト酸に転移し脱アミノ化している。この反応はもとのアミノ酸を新しいα-ケト酸に変換し，もとのα-ケト酸が新しいアミノ酸となる反応である（図7－3）。このアミノ基転移反応はアミノトランスフェラーゼ（トランスアミナーゼ）により触媒され，ピリドキサールリン酸（PLP，ビタミンB_6リン酸エステル化合物）を補酵素としている。またこの反応は可逆的反応で，アミノ酸の分解と合成およびほかの物質への転換などアミノ酸代謝のあらゆる面に重要な働きをする。

　アミノ酸のアミノ基転移や非必須アミノ酸の合成の多くは，この反応で行われており，グルタミン酸はアミノ酸代謝の中心的役割をもっている。これらの酵素のなかで，アスパラギン酸の場合がアスパラギン酸アミノトランスフェラーゼ（AST），アラニンの場合がアラニンアミノトランスフェラーゼ（ALT）で，どの組織細胞にも分布し，肝臓，心臓，腎臓で強い活性を示す酵素である。また，酵素AST，ALTは各種疾患時に血清中で増大するため，臨床検査のひとつとして広く用いられている。大部分の

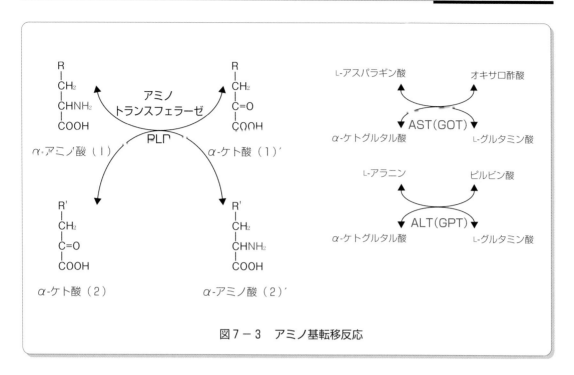

図7－3　アミノ基転移反応

アミノ酸はアミノ基転移反応の基質となるが，リシン，スレオニン，プロリンは基質とならない。また，転移を受けるアミノ基はα－アミノ基ばかりとは限らず，オルニチンのδ－アミノ基も転移を受ける。

2．2　グルタミン酸の酸化

　アミノ基転移反応によって生成された**グルタミン酸**は，グルタミン酸脱水素酵素 (L-グルタミン酸デヒドロゲナーゼ) の作用で酸化的脱アミノ反応が行われ，そのアミノ基はアンモニア（NH_3）として遊離される（図7－4）。この酵素は，NAD^+もしくは$NADP^+$のどちらかを必要とし，ほとんどの組織に存在する。一部肝臓ではアロステリックな調節を受け，ATP，GTPを負のエフェクターとし，ADP，GDPを正のエフェクターとする。また，アンモニアを生成する反応側に平衡が偏っているが，遊離のアンモニアを利用し$α$－ケトグルタル酸の還元的アミノ化によるグルタミン酸の合成反応の可逆的な反応も行っている。グルタミン酸のみがこのような反応に利用され，NH_3を遊離するアミノ酸として機能し，グルタミン酸を仲介し多くのアミノ酸のアミノ基が，NH_3に変換されている。

　ヒトの体内では，アミノ基転移反応とグルタミン酸の酸化的脱アミノ反応によってNH_3を生成し，NH_3は尿素サイクル（尿素回路，オルニチンサイクル）で尿素へ無毒化される。

　食事性たんぱく質やアミノ酸からも腸内細菌によって分解されてNH_3を生成する。
　これらのNH_3は腸管から吸収されて門脈血流に入り，門脈から肝臓に運ばれ，グ

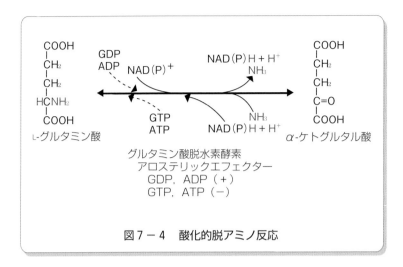

COOH
|
CH₂
|
CH₂
|
HCNH₂
|
COOH
ʟ-グルタミン酸

COOH
|
CH₂
|
CH₂
|
C=O
|
COOH
α-ケトグルタル酸

GDP ADP　NAD(P)⁺

NAD(P)H + H⁺
NH₃

GTP ATP　NAD(P)H + H⁺

NH₃

グルタミン酸脱水素酵素
アロステリックエフェクター
GDP, ADP（＋）
GTP, ATP（－）

図7－4　酸化的脱アミノ反応

ルタミン酸脱水素酵素の作用でグルタミン酸のアミノ基に変換処理される。肝機能に障害がある場合は，NH_3は循環血流にのってほかの組織に運ばれるが，中枢神経系ではNH_3はわずかでも有毒で中毒症状を引き起こすことがある。

2．3　尿素サイクル（尿素回路，オルニチンサイクル）

　尿素はおもに肝臓内の**尿素サイクル**で合成される（図7－5）。遊離アンモニウムと二酸化炭素は，ミトコンドリア内膜の輸送担体によりミトコンドリアマトリックス内に運ばれ，カルバモイルリン酸合成酵素により2ATPを消費してカルバモイルリン酸となる。この酵素はMg^{2+}を必要とし，N–アセチルグルタミン酸によってアロステリックに活性化される。カルバモイルリン酸は，ミトコンドリア内でオルニチンカルバモイル転移酵素の作用でオルニチンと反応し，シトルリンに変化する。このシトルリンはミトコンドリアから細胞質ゾルへ特異的担体により輸送される。その後，アスパラギン酸のα–アミノ基を，アルギノコハク酸合成酵素によりわたされ，アルギノコハク酸を生成し，続けてアルギニンが合成される。アルギニンはアルギナーゼの作用により尿素を遊離し，オルニチンを再生する。オルニチンは細胞質ゾルからミトコンドリアマトリックス内へ特異的担体により輸送される。1分子の尿素を合成するのに，3分子のATP，1分子のNH_3，1分子のアスパラギン酸のα–アミノ基，1分子のCO_2が用いられる。

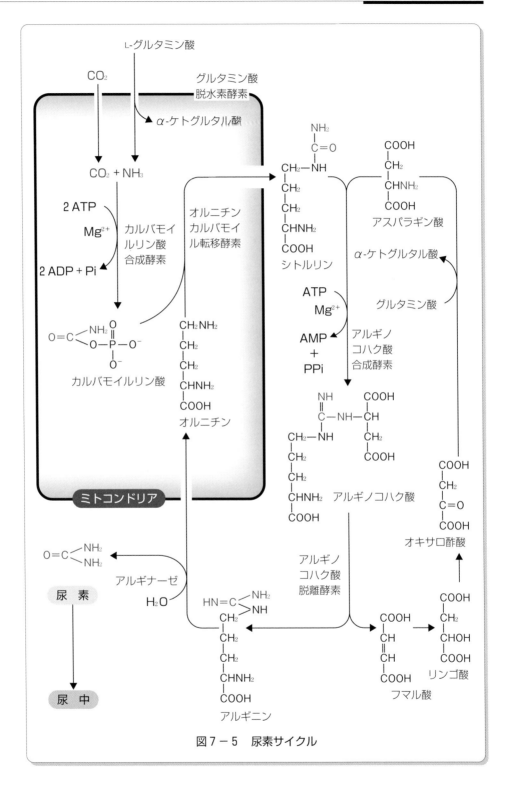

図7-5　尿素サイクル

２．４　アンモニアの移動

　NH$_3$はグルタミンシンターゼ（グルタミン合成酵素）の作用によって図7－6のように
にグルタミン酸からグルタミンに処理され，無毒化される。グルタミン生産は，NH$_3$
の無毒化，N源の貯蔵，N源の運搬形としての役割を担う。脳におけるアンモニアの
無毒化か，グルタミンへの変換である。体組織で発生するNH$_3$はグルタミンの形で
運び出して，腎臓において腎グルタミナーゼ（加水分解酵素）より腎尿細管細胞を経て，
尿中へNH$_3$を放出する。

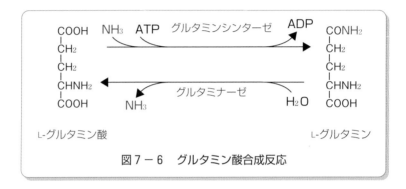

図7－6　グルタミン酸合成反応

２．５　脱炭酸反応

　アミノ酸は，ビタミンB$_6$（ピリドキサールリン酸，PLP）を補酵素とするアミノ酸脱
炭酸酵素（decarboxylase）（アミノ酸デカルボキシラーゼ）の作用を受けてアミンと二酸
化炭素になる（図7－7）。生成したアミンは，微量で重要な生理活性を示すものが多
く，生理活性アミンと呼ばれる（表7－1）。

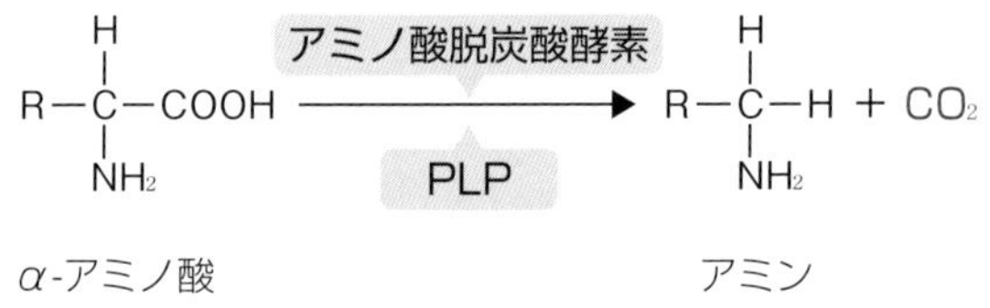

$$R-\underset{\underset{NH_2}{|}}{\overset{\overset{H}{|}}{C}}-COOH \xrightarrow{\text{アミノ酸脱炭酸酵素}} R-\underset{\underset{NH_2}{|}}{\overset{\overset{H}{|}}{C}}-H + CO_2$$

α-アミノ酸　　　　　　　　　　　　アミン

図7－7　アミノ酸脱炭酸反応

3．アミノ酸の代謝

３．１　アミノ酸の異化による糖質，脂質代謝基質の生成（図7－8）

　アミノ酸の異化（分解）は，アミノ基転移反応（図7－3）によるアミノ基の脱離に
よるα-ケト酸（炭素骨格）の生成から始まる。脱アミノ反応はアミノ酸を炭素骨格の
みとし，クエン酸回路（TCAサイクル）に合流して最終的に二酸化炭素や水に代謝し
エネルギー源として供給する。その過程ではおもに肝臓においてアミノ酸はグルコー

表7－1　生理活性アミン

アミノ酸	生体アミン	作　用
トリプトファン	セロトニン メラトニン	神経伝達物質，平滑筋収縮 神経ホルモン
チロシン	アドレナリン （エピネフリン） ノルアドレナリン	血糖上昇，心拍出力増加，末梢血管抵抗減少 心拍出力減少，血圧上昇
グルタミン酸	γ-アミノ酪酸（GABA）	抑制性神経伝達物質
ヒスチジン	ヒスタミン	毛細血管拡張，平滑筋収縮
ドーパ（3,4-ジヒドロキシフェニル アラニン）	ドーパミン	神経伝達物質 アドレナリン，ノルアドレナリンの前駆体

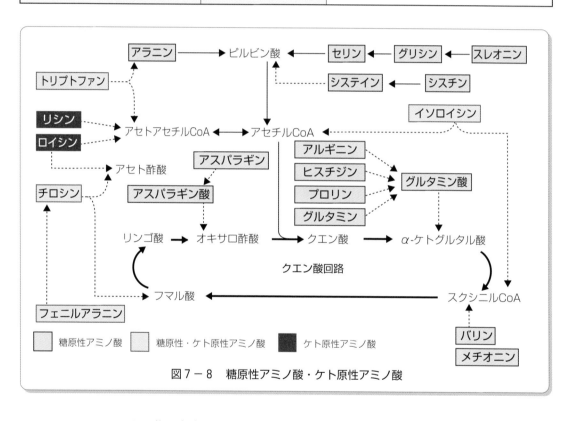

図7－8　糖原性アミノ酸・ケト原性アミノ酸

スやケトン体の合成に利用されることもある。グルコースに合成に利用可能なアミノ酸を糖原性アミノ酸といい，それぞれの経路を経て解糖系かクエン酸回路の中間体を経て，糖新生に利用される。一方，アセトアセチルCoAやアセチルCoAの材料として利用されるアミノ酸は，ケト原性アミノ酸と呼ばれ，糖新生には利用することができない。ケト原性のみを示すアミノ酸は，ロイシンとリシンの2つである。イソロイシン，フェニルアラニン，チロシン，トリプトファンは炭素骨格の一部が糖原性となり，一部がケト原性となる。

3．2　アミノ酸の利用と生産物

（1）分枝アミノ酸

　バリン，ロイシン，イソロイシンのアミノ酸は，どれも必須アミノ酸で筋肉や脳などの組織で広く利用され，疎水性が強いアミノ酸である。分枝アミノ酸（分岐鎖アミノ酸）の代謝は，おもに筋肉でアミノ基転移酵素の作用で，それぞれの α -ケト酸が生成され，酸化的脱炭酸酵素，脱水素酵素などの作用によりアセチルCoA，プロピオニルCoAになる（図7 - 9）。

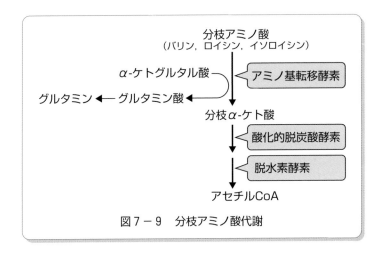

図7 - 9　分枝アミノ酸代謝

（2）含硫アミノ酸

　シスチンは還元され，2分子のシステインになる。**システイン**は**メチオニン**から生成され，グルタチオンやタウリンの合成に重要なアミノ酸である（図7 - 10）。メチオニンは肝臓でS-アデノシルメチオニン（活性メチオニン）となり，クレアチンの合成などにメチル基供与体として関与する。

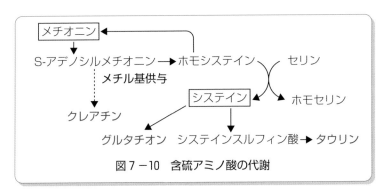

図7 - 10　含硫アミノ酸の代謝

（3）ヒドロキシアミノ酸

　分子中にヒドロキシ基を有する**セリン**と**スレオニン**は，それぞれピルビン酸とアセチルCoAとしてクエン酸回路に利用される。スレオニンはアセトアルデヒドとグリシンに分解され，グリシンは葉酸（FH_4）よりメチル基を受けとりセリンとなり，セリンは脱アミノ化されピルビン酸になる（図7−11）。

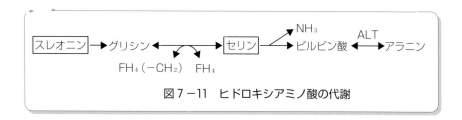

図7−11　ヒドロキシアミノ酸の代謝

（4）芳香族アミノ酸

　フェニルアラニンは，主に肝臓においてフェニルアラニンヒドロキシラーゼ（フェニルアラニン水酸化酵素）の作用でチロシンに変換される（図7−12）。フェニルケトン尿症は，この酵素が欠損することで食事由来のフェニルアラニンがフェニルケトン体となり体内に蓄積される。チロシンは甲状腺ホルモンのトリヨードチロニンとチロキシンの合成に利用される前駆体である。またメラノサイト細胞では，チロシンは，チロシナーゼによりドーパ（DOPA）となりメラニン色素がつくられる。そのチロシナーゼの欠損は先天性白皮症を引き起こす。メラノサイトの細胞種以外では，チロシンヒドロキシラーゼにより，ドーパ，ノルアドレナリンなどの生体に重要なカテコールアミン産生に利用される。

　トリプトファンは，その多くはたんぱく質合成の材料に，またはエネルギー源に利用され，2〜5％程度は有用物質への変換に利用される。主に肝臓でキヌレニンを経てグルタル酸経路でアセト酢酸に分解され，クエン酸回路で利用される。トリプトファンはナイアシン（ニコチン酸）の合成材料ともなる（図7−13）。この過程で，ヒドロキシキヌレニンからヒドロキシアントラニル酸への変換のときにビタミンB_6（ピリドキサールリン酸，PLP）を必要とし，PLPが不足すると変換が阻害されてキサンツレン酸となり，尿中に出現する。ナイアシンの合成，NAD^+，$NADP^+$などのピリミジンヌクレオチド合成不足が生じることになる。脳ではトリプトファンからセロトニン（神経伝達物質），メラトニン（神経ホルモン）が合成される。

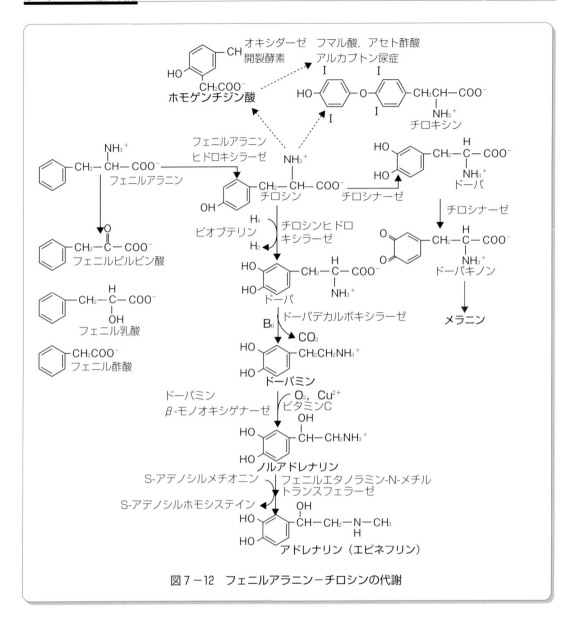

図7－12　フェニルアラニン－チロシンの代謝

3．3　その他のアミノ酸関連物質

（1）クレアチン

　筋肉においてクレアチンは**アルギニン**と**グリシン**を基に合成される**グアニジノ酢酸**に，さらに**S-アデノシルメチオニン**が反応し合成される。クレアチンはATPと反応してクレアチンリン酸（CrP）となる。CrPは，瞬発的な運動時に筋肉においてクレアチンとリン酸に変化し，ADPにリン酸を供与し，生成したATPが筋肉のエネルギーとして利用される。CrPは，貯蔵型高エネルギーリン酸物質として機能している。また，筋肉中のCrPは，非酵素的にクレアチニンとなり尿中に排出される。これは筋肉の量に比例しており，24時間の排出量は一定である（図7－14）。

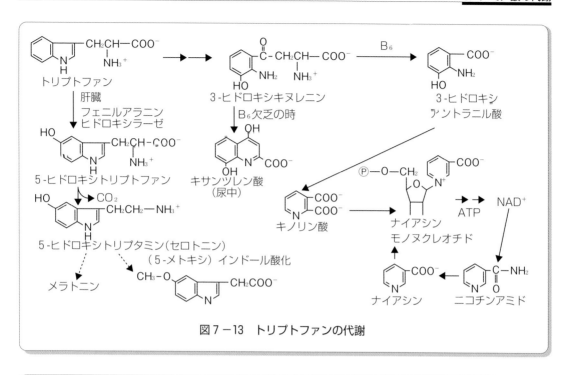

図7−13　トリプトファンの代謝

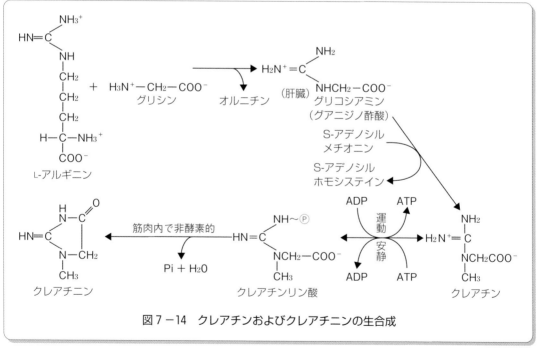

図7−14　クレアチンおよびクレアチニンの生合成

（2）グリシン抱合体

　多くの中間代謝物や薬物が，グリシン抱合体として排出される。胆汁酸のコール酸はグリシン抱合体であるグリココール酸に，食品添加物の安息香酸はグリシン抱合体である馬尿酸に変換される。安息香酸から馬尿酸への変化を肝機能検査として以前は

使用していた（図 7 - 15）。

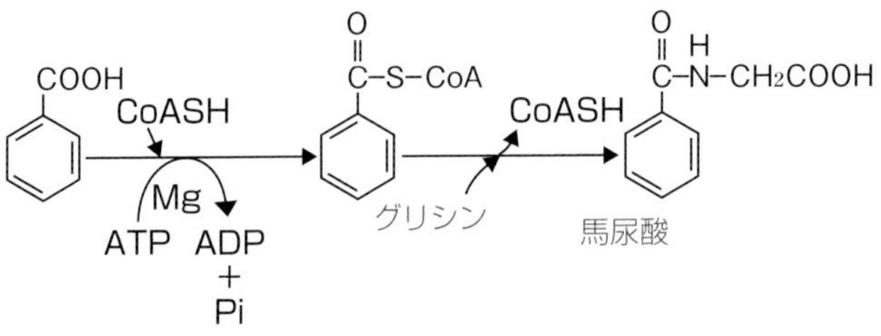

図 7 - 15　馬尿酸の生成

（3）カルノシンとアンセリン（イミダゾールジペプチド）

　β-アラニンとヒスチジンからなるジペプチドで，ヒト骨格筋中に存在し，イミダゾールジペプチドと呼ばれる。また，ホモカルノシンはヒト脳組織に存在するが，機能はよくわかっていない。同じようなジペプチドであるアンセリン（N-メチルカルノシン）は，ヒトの筋肉中には見いだされてはいないが，ウサギの骨格筋（足および脳・筋）に存在し，強力な収縮能をもつ。どちらも筋中に存在するとする見方もある。カルノシンとアンセリンは，ミオシンATPase活性を促進する。ヒトの尿中のメチルヒスチジンは，アンセリンかカルノシンに由来するものとみなされている（図 7 - 16）。

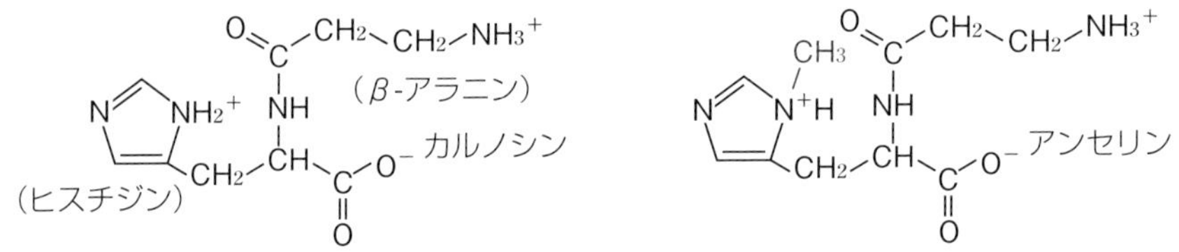

図 7 - 16　カルノシンとアンセリンの構造

（4）ヒスタミン（histamine）

　ヒスタミンは，血管拡張や血管透過性の亢進を引き起こす生理活性物質である。多くの組織に存在し，ピリドキサールリン酸（ビタミン B_6）を補酵素とするヒスチジンデカルボキシラーゼ（histidinedecarboxylase）の作用により，ヒスチジンの脱炭酸により生成される（図 7 - 17）。

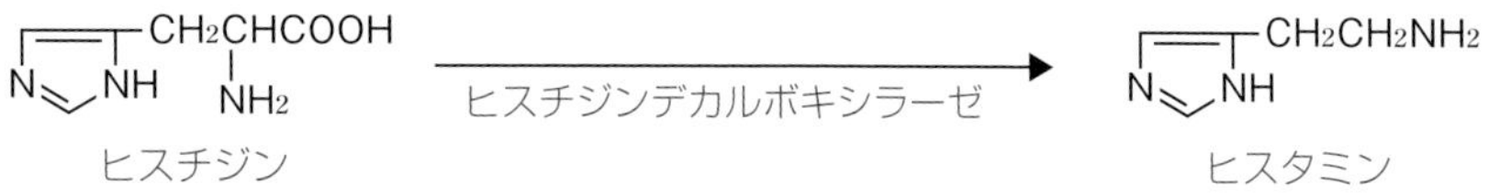

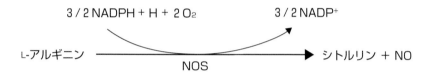

図7-17　ヒスタミンの合成反応

（5）一酸化窒素

　内皮細胞中の**一酸化窒素シンターゼ**（一酸化窒素合成酵素，NOS：NO synthase）は，NADPH＋H$^+$，FMN，FAD，シトクロムP450，テトラヒドロビオプテリンを補助因子としてアルギニンからシトルリンと一酸化窒素を生成する。一酸化窒素はメッセンジャー分子で，内皮細胞から隣接する平滑筋に拡散し，平滑筋細胞内のグアニル酸シクラーゼの活性化によりcGMPを生成およびcGMP依存たんぱく質キナーゼの活性化と続き，平滑筋細胞を弛緩させる。

$$3/2\,NADPH + H + 2\,O_2 \qquad\qquad 3/2\,NADP^+$$

$$\text{L-アルギニン} \xrightarrow{\quad NOS \quad} \text{シトルリン} + NO$$

（6）ポリアミン

　ポリアミンは，アミノ基を2個以上を有する脂肪族炭化水素である。その一種であるスペルミジンはアルギニンより合成されたオルニチンとメチオニンが反応し，合成されるポリアミンとして，スペルミジンとスペルミンなどが知られている。ヒトは1日あたり0.5 mmolのスペルミンを生合成する。スペルミジンとスペルミンは，細胞の増殖と成長に関与している。哺乳類の細胞増殖や成長にポリアミンは不可欠とみられている（図7-18）。

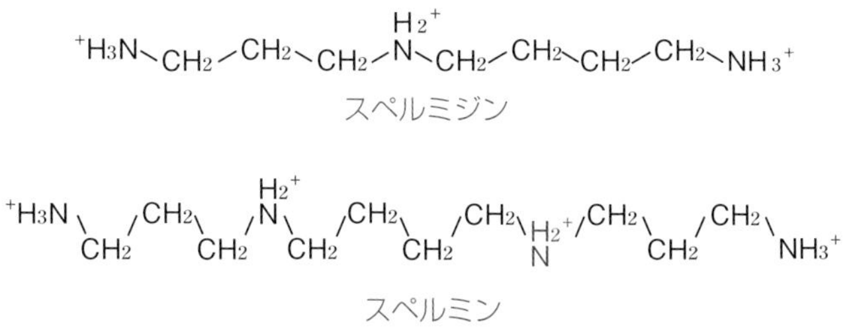

$$^+H_3N\text{-}CH_2\text{-}CH_2\text{-}CH_2\text{-}\overset{H_2^+}{N}\text{-}CH_2\text{-}CH_2\text{-}CH_2\text{-}CH_2\text{-}NH_3^+$$

スペルミジン

スペルミン

図7-18　スペルミジン，スペルミンの構造

（7）γ-アミノ酪酸（GABA）

　γ-アミノ酪酸は，主として灰白質に存在する物質で，抑制性神経伝達物質である。ビタミンB_6要求酵素であるL-グルタミン酸デカルボキシラーゼによってグルタミン酸からつくられる。α-ケトグルタル酸-グルタミン酸経路も脳では活発である。

（8）ポルフィリンの合成と代謝

　ヘムはヘモグロビンなどのヘムたんぱく質の構成成分で，ポルフィリンに鉄が結合した物質である。ポルフィリンの合成は，δ-アミノレブリン酸（ALA）のミトコンドリア内でのALAシンターゼによるスクシニルCoAとグリシンとの合成反応から開始される。細胞質ゾルで，2分子のALAが反応してポルホビリノーゲン（PBG）となる。4分子のPBGの縮合によってポルフィリン（テトラピロール）が合成される。数段階の反応の後，ミトコンドリアに取り込まれ，プロトポルフィリンとなり，2価の鉄が導入されてヘムとなる。ヘムの生合成は，哺乳類の大部分の組織において行われるが，成熟赤血球ではミトコンドリアがないので行われない（図7-19）。

　成人では，1時間に1〜2×10^8個の赤血球が壊される。ヘモグロビンのグロビンたんぱく質と鉄は再利用されるが，ポルフィリン部分は，主として，肝臓，脾臓，骨髄で分解される。ヘムは，ミクロソームのヘムオキシゲナーゼ系でヘミンを経て鉄を失い，開環してビリルビンとなる。1日約250〜350mgのビリルビンが生成する。ビリルビンは，血液では溶けにくく，アルブミンと結合している。肝臓でビリルビンは，グルクロニド抱合体のビリルビンジグルクロニドとなり極性を増して胆汁へ分泌される。抱合ビリルビンは，回腸末端と大腸に達すると細菌のβ-グルクロニダーゼにより加水分解され，還元され無色のウロビリノーゲンになる。ウロビリノーゲンの大部分は，ウロビリン（有色）に酸化された後に糞便中に排出される。糞便が大気中で暗色化するのは，ウロビリンに酸化されるからである。障害を受けた肝臓がビリルビンを排出できない場合は，高ビリルビン血症となり，続いて組織に拡散し，組織が黄色となる。この状態を黄疸という。

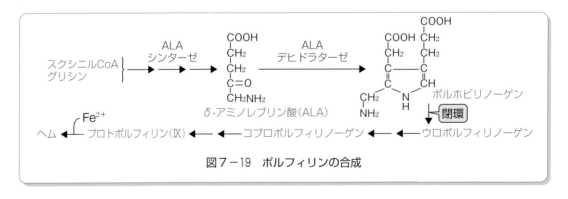

図7-19　ポルフィリンの合成

4．アミノ酸の代謝異常と疾病

　アミノ酸代謝の先天的な異常で，その多くのものは特定のアミノ酸の代謝過程に関与する酵素の欠損や活性低下により起こる。このような遺伝的疾患をアミノ酸代謝異常症という。アミノ酸代謝異常症では，特定のアミノ酸やその誘導体（ケト酸，ヒドロキシ酸）が体内に増量する。したがって，腎臓での吸収閾値を超え，腎尿細管における特定のアミノ酸の再吸収障害が生じることにより種々の症状が引き起こされる。その多くは嘔吐，痙攣，発育不全を伴う。フェニルケトン尿症，メープルシロップ尿症，ホモシスチン尿症ほか，新生児マススクリーニング検査が行われ，早期診断，早期治療によって障害を防ぐ効果をあげている。

（1）フェニルケトン尿症（PKU）

　フェニルケトン尿症は，フェニルアラニンからチロシンに変換するフェニルアラニンヒドロキシラーゼの欠損によって起こる。尿中にはフェニルピルビン酸が現れ，塩化第二鉄による検出方法でスクリーニングが行われる。フェニルケトン尿症の新生児精神遅滞は，低フェニルアラニンミルク，ないしは低フェニルアラニン食事療法で血液中のフェニルアラニンを一定の範囲に制御することによって防ぐことができ，6歳を過ぎる頃には脳への障害はみられなくなる。

（2）ヒスチジン血症

　ヒスチジン代謝経路の第一段階で働くヒスチダーゼの遺伝的欠損により，血中ヒスチジンの上昇，尿中ヒスチジンやその代謝物（イミダゾールピルビン酸，イミダゾール乳酸，イミダゾール酢酸など）の排泄量が増加する。以前は言語発達の遅れや軽い知能障害がみられるとされていたが，大多数の患者は症状がなく，現在では新生児マススクリーニングの対象疾患から除外された。

（3）メープルシロップ尿症

　分枝ケト酸デヒドロゲナーゼ複合体の欠損のためロイシン，イソロイシン，バリンおよびそれぞれのケト酸が増量し，尿中に排泄される疾患で，尿や汗がメープルシロップに似た匂いをもつために楓糖尿病または分枝ケト酸尿症ともいう。生後間もなく哺乳困難，呼吸促進，嘔吐，筋緊張低下をきたし，精神，身体発育が障害される。治療は低分枝アミノ酸乳の投与により臨床症状の改善が認められる。

（4）ホモシスチン尿症

　シスタチオニン-β-シンターゼ欠損により多量のホモシスチンが尿中に排泄される疾患である。知能障害，痙攣発作や骨格の異常などがみられる。治療には低メチオニン高システイン乳の投与が行われ，血中ホモシステイン濃度の低下がみられる。ま

た，補酵素のビタミンB$_6$の大量投与が有効な例もある。

トピックス　グルタミン代謝とがん治療

　　グルタミノリシスはグルタミン代謝のことで，好気的解糖（ワーバーグ効果）とともに，多くのがん細胞がエネルギーや生体高分子の産生などのために利用する代謝経路の1つである。グルタミノリシス経路のグルタミン酸脱水素酵素1（GDH1）が肺がんや乳がんなどのがん細胞で高発現していることが明らかになっている。グルタミン酸脱水素酵素は，グルタミン酸をα-ケトグルタル酸とアンモニアに分解する可逆的な反応を触媒することで，肝臓ではグルタミン酸の代謝によるアンモニア産生にかかわる。この反応で産生されるα-ケトグルタル酸はクエン酸回路で利用され，エネルギー源として利用されることが考えられていたが，α-ケトグルタル酸を用いクエン酸回路の中間代謝産物フマル酸の産生を促すことで，がん細胞の酸化還元恒常性の維持等のレドックス制御を担っているらしい。
　　グルタチオンペルオキシダーゼ1（GPx1）と結合し，GPx1を活性化させることにより，レドックス制御する。グルタミン代謝を標的としたがん治療が期待されている。

文　　献

・上代淑人監訳：『ハーパー生化学　原書25版』，丸善（2001）
・入村達郎・岡山博人・清水孝雄監訳：『第4版　ストライヤー生化学』，東京化学同人（2000）
・坪井昭三・佐藤清美・中島邦夫編：『改訂第2版　現代の生化学』，金原出版（1992）
・阿南功一・阿部喜代司・原　諭吉：『臨床検査学講座　生化学』，医歯薬出版（2001）

第 8 章

代謝の統合と組織

1. 組織間連携

　　体内環境は，一定の栄養素が常にバランスよく保持され，恒常性を維持している。そのため食事の摂取後と空腹時では，各組織での代謝に大きな変化がみられる。

　　食物を摂取後，血中のグルコース，アミノ酸，トリアシルグリセロール（トリグリセリド：TG）は一過的に増加する。その後それらの栄養素は各組織においてグリコーゲン，トリアシルグリセロール，たんぱく質として貯蔵され体内に保持される（図8 - 1）。

　　食後には，血糖量や血中のアミノ酸量が増加すると，膵臓からインスリン分泌が促進され，グルカゴン分泌は低下する。肝臓は，代謝の中心的役割を果たす組織のひとつである。血糖（グルコース）を大量に取り込み，グリコーゲンの形で貯蔵し，必要時に放出することで安定的なグルコースの供給に役立っている。トリアシルグリセロール合成も促進され，リポたんぱく質などにより，他の組織に輸送される。食べ過ぎの状態や生活習慣病等のある人の体内では，多量の血糖などから代謝された余剰のクエン酸が，アセチルCoAを生成し，トリアシルグリセロール合成がさらに促進され体脂肪を増加させている。脂肪組織でも，摂食時，血糖の取り込みが増加する。トリアシルグリセロール合成が促進され，脂肪組織に蓄えられる。骨格筋でも，グルコースの取り込みが行われ，グリコーゲンの合成が行われる。アミノ酸からのたんぱく質合成が促進され，貯蔵たんぱく質の補充がなされる。脳は，摂食時において，グルコースの取り込みが行われ，エネルギー源としては，通常グルコースのみとなる。

　　空腹時には，血中のグルコース，アミノ酸，トリアシルグリセロールは低下する。肝臓においては，グリコーゲンの分解が促進され，糖新生が行われる。さらに，脂肪酸の酸化分解も促進される。このとき生成されたアセチルCoAからは，ケトン体が生成される。

　　脂肪組織では，貯蔵されていたトリアシルグリセロールの分解が促進される。その分解産物である脂肪酸とグリセロールは，肝臓に供給され，グリセロールは糖新生の基質となる。脂肪酸はアセチルCoAを経てエネルギー源として利用される。

　　骨格筋においては，蓄積されているグリコーゲンの分解によりグルコースが生じ，筋組織の重要なエネルギー源となる。さらに，グルコースの量が減少するとエネルギー源として脂肪酸やケトン体が利用される。たんぱく質もアミノ酸に分解され，乳酸とともに肝臓に運ばれ糖新生に用いられる。脳では，エネルギー源として，グルコースのみではなく，肝臓で生成されたケトン体もエネルギー源として利用することができるようになる。

　ヒトの体内の組織の代謝系は，内的環境や外的環境に多様に適応するため，常に変化している。各組織は，各々連携をしながら生体内の環境を正常に整え，生命活動の営みに貢献している。

2．肝　　　臓

　肝臓は代謝の中心となる器官のひとつで，小腸から吸収された栄養素はまず門脈を経由して肝臓に運ばれる。門脈血と肝細胞との間で，栄養素やその代謝物が出入りして，血液成分の濃度が調節される。肝細胞では，栄養素の貯蔵，代謝，合成が行われる。また，胆汁の生成，有害物質の解毒なども行われる。

　肝臓に入った肝動脈血と門脈血（消化管で吸収した栄養素を肝へ運ぶ）は，細かく枝分かれして，洞様毛細血管を経て中心静脈へ流れる。肝細胞は，洞様毛細血管の血液中の栄養素や代謝物をやりとりしつつさまざまな重要な多くの代謝機能を営んでいる。肝臓での代謝は食事により大きく影響を受ける。

2．1　肝臓における糖質代謝および脂質代謝

①　摂食後，血糖量が増加すると膵臓のランゲルハンス島の β 細胞からのインスリンの分泌が促進される（図8 - 1）。しかし，肝臓へのグルコースの輸送は，GLUT 2によりインスリン非依存的に行われる。その結果，肝臓中のグルコースは高濃度となり，K_m値の高いグルコキナーゼ（図8 - 1，反応①）の活性が増加し，グルコース- 6 -リン酸（G- 6 -P）の生成が促進される。グルコキナーゼは，ヘキソキナーゼのアイソザイムのひとつで，ヘキソキナーゼⅣとも呼ばれる（p.88，図5 - 3参照）。

　体内に血糖とエネルギーが十分に存在する場合，グリコーゲンシンターゼ活性が増加し，グリコーゲンホスホリラーゼの活性は抑制されるため，グリコーゲン合成が促進されることにより，肝グリコーゲンが貯蔵される（図8 - 1）。それらの酵素活性はインスリンにより亢進され，グルカゴンにより抑制される（p.103，表5 - 3参照）。グリコーゲン合成に利用されなかったG- 6 -Pは，ペントースリン酸回路（五炭糖リン酸回路）を介して，NADPHやリボース- 5 -リン酸の生成を行う。また，G- 6 -Pは，解糖によりピルビン酸に分解され，ミトコンドリア内でピルビン酸デヒドロゲナーゼ複合体によりアセチルCoAとなり（図8 - 1，反応②），クエン酸回路（TCAサイクル）に入るが，ATPを産生する必要がない場合，ミトコンドリアから細胞質にクエン酸が放出され，細胞質でアセチルCoAが再形成される。脂肪酸合成の律速酵素であるアセチルCoAカルボキシラーゼが活性化され，脂肪酸合成が促進される。ヒトでは，脂肪酸の生合成はおもに肝臓や乳腺で行われ，脂肪酸はトリアシルグリセロールなどに変換される。また，細胞質で再合成されたアセチルCoAは，コレステロールやコレステロールエステルに変換後，

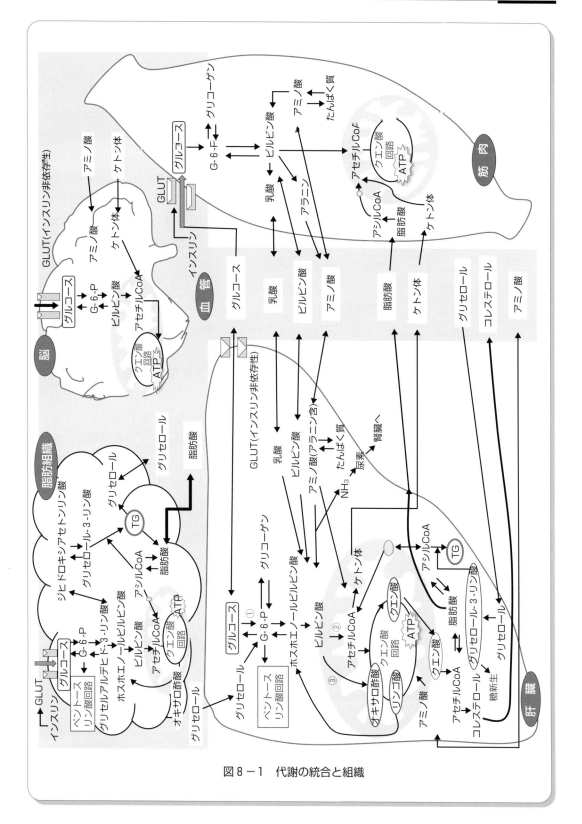

図8-1　代謝の統合と組織

トリアシルグリセロールやリン脂質とともに，VLDL（超低密度リポたんぱく質）を形成し肝臓から血中に分泌され，脂肪組織や末梢組織に運ばれる（p.111，図 6 – 1）。

② **摂食後から食間**において，エネルギー源として糖質が脂質より先に利用される。生体がエネルギー消費を必要とする場合，ホスホフルクトキナーゼ 1，ピルビン酸キナーゼなどの酵素活性が増加し，解糖が促進され，糖新生は抑制される。その結果，アセチルCoA合成も亢進され，クエン酸回路，および酸化的リン酸化によりエネルギーが産生される。

③ 食事から数時間後の**食間～空腹時**においては，血糖が徐々に低下するため，インスリンの分泌が減少し，グルカゴンの分泌が増加する。この過程で，フルクトース-1, 6 –ビスホスファターゼ，グリコーゲンホスホリラーゼやグルコース– 6 –ホスファターゼの活性が肝臓で増加し，グリコーゲン分解と糖新生が起こる。また，骨格筋から運ばれた糖原性アミノ酸（図 8 – 2，グルコース–アラニン回路）や乳酸（図 8 – 2，コリ回路，p.103，表 5 – 3 参照）や脂肪組織の脂肪が分解されて輸送されてきたグリセロールは，肝臓における糖新生の材料となる。糖新生は，肝臓と，少ないが腎臓でも行われる。糖新生で生成されたグルコースは，脂肪組織，筋肉，脳などの組織へ供給される。

　一方で，脂肪酸由来のアセチルCoAの生成が促進される。それらがオキサロ酢酸と反応することでクエン酸回路を介してエネルギー産生に作用することとなる。

　これは，空腹時において糖質の供給が不十分となり，脂肪酸からのアセチルCoAの生成量が増加することによる。アセチルCoAは，ピルビン酸デヒドロゲナーゼをアロステリック阻害しピルビン酸からのアセチルCoA合成を抑制して，糖新生の最初の段階であるピルビン酸カルボキシラーゼ（図 8 – 1，反応③）によるオキサロ酢酸合成を促進し糖新生が行われる。その結果，クエン酸回路の進行

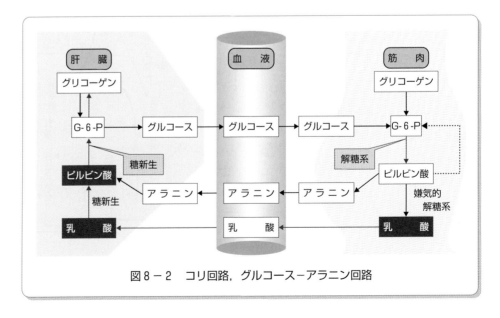

図 8 – 2　コリ回路，グルコース–アラニン回路

は阻害される。余剰のアセチルCoAからは，脂肪酸や，ケトン体，コレステロール合成が亢進される。ケトン体は，肝臓ではエネルギー源として利用することはできないため，血液を介して脳や骨格筋などの組織に運ばれエネルギー源のひとつとして利用される。

　このように糖質代謝と脂質代謝は相互に作用することにより，効率よく代謝を行っている。

２．２　肝臓における糖代謝およびアミノ酸代謝

①　**摂食後**，グルコースおよび余剰のアミノ酸がある状態では，空腹時に消費されたたんぱく質の補充も行われる。アルブミンや α-グロブリン，β-グロブリン，血液凝固因子，各種輸送たんぱく質も肝臓で合成される。アミノ酸は，肝臓でアミノ基転移反応により，ピルビン酸や，クエン酸回路の中間体となり，それらはエネルギー産生に用いることができる。

　しかし，肝臓には，分枝（分岐鎖）アミノ酸の分解に必要なアミノ基転移酵素が存在しないため，それらは肝臓では代謝されず，主として骨格筋で代謝される。

②　食事からのグルコースが消費された**空腹時**からグリコーゲンを使い果たした後の**飢餓状態**において，グルコースの供給源として，アミノ酸を利用し糖新生が起こる。これはおもに肝臓や腎臓で行われる。糖原性アミノ酸は，アミノ基転移反応によりピルビン酸となり，糖新生系を介しグルコース-6-ホスファターゼの働きでグルコースが生成され血糖となり血液を通して筋肉やほかの組織に運搬され利用される（p.135, 図 7 - 8 参照）。

　余剰な窒素の排出においては，アミノ酸のアミノ基転移反応により生成されたグルタミン酸は，酸化的脱アミノ反応によって肝臓ミトコンドリア内で遊離アンモニアと α-ケトグルタル酸となる。アンモニアは尿素サイクル（尿素回路，オルニチンサイクル）を介して無毒な尿素となり，腎臓へ輸送され尿中へ排泄される。

３．筋　　肉

　筋肉は収縮・弛緩することによって，体や内臓の運動を起こす組織である。体内部位の違いによって骨格筋，心筋，内臓筋に，細胞の形により横紋筋，平滑筋に分類される。筋組織には，ミトコンドリアが多くゆっくりであるが比較的安定してＡＴＰ供給のできる遅筋（赤色筋）と，ミトコンドリアが少なく収縮力の発生が速いが疲労しやすい速筋（白筋）がある。

３．１　筋肉の代謝

　筋収縮の直接のエネルギー源はATPであり，筋肉が持続的に活動するためには，ATPが継続して供給されなければならない。筋肉はグリコーゲンを約250g（ヒト１人

あたり）貯蔵できる。筋肉内のグルコースは，ヘキソキナーゼによりG-6-Pに不可逆的に変換される。G-6-Pは，筋肉にグルコース-6-ホスファターゼがないため，グルコースに変換することができない。筋肉内のG-6-Pは，生体膜を通過できないので筋肉内で代謝され血糖にはならない。遅筋では，血液から供給されたグルコースや遊離脂肪酸が，好気的にATP合成を行う。長距離走などでは，この作用によりエネルギーが供給される。一方，短距離ランナーは，筋肉のグリコーゲン由来のグルコースの嫌気的代謝や，クレアチンリン酸をおもなエネルギー供給源としている。

3．2　骨格筋における糖質，脂質およびアミノ酸の代謝

①　**摂食後**，筋肉ではインスリンによりGLUT4（インスリン依存性グルコース輸送体）が活性化されグルコースのとり込みを促進し（図8-1），グリコーゲン合成が亢進される。

　　分枝アミノ酸を含むアミノ酸のとり込みが亢進されたんぱく質合成が活発となり，空腹時に分解された筋たんぱく質の補填も行われる。エネルギー代謝も活性化する。

②　**食間から空腹時**において，激しい運動で活動中の筋肉では，たんぱく質の分解とアミノ酸の代謝が亢進される。ピルビン酸のアミノ基転移反応によりアラニンが生成し，血液から肝臓に入り，再びピルビン酸に変換される。それらは糖新生により血糖となり，筋肉に供給される（グルコース-アラニン回路，図8-2）。

急激な運動などで，筋肉で生じた乳酸は，コリ回路により肝臓の糖新生系により血糖となり，再び筋肉に供給される（図8-2）。

空腹時，静止期の骨格筋では，脂肪酸がおもなエネルギー源となっている。空腹時，エネルギー要求性の大きい場合，貯蔵していたグリコーゲンが不足すると，肝臓からのケトン体と，脂肪組織から輸送された脂肪酸がおもなエネルギー源となる。

4．脂肪組織

4．1　脂肪組織

脂肪組織には白色脂肪組織と褐色脂肪組織がある。トリアシルグリセロールの主要な貯蔵場所は皮下や内臓に分泌している白色脂肪組織である。褐色脂肪組織はミトコンドリアやシトクロムが多く，熱エネルギーの産生に関与している。新生児の体温の保持などに機能している。

4．2　白色脂肪組織での糖質代謝と脂質代謝

①　**摂食後**，血糖が上昇しインスリンが分泌されると，GLUT4によるグルコースの取り込みが上昇する（図8-1）。また，グルコースから解糖系により生成されたジヒドロキシアセトンリン酸が還元され，グリセロール-3-リン酸が生成され

る。肝臓由来の中性脂肪はVLDLにより，食事由来の脂肪はキロミクロンにより小腸から運ばれ，血管壁細胞中のリポたんぱく質リパーゼ（LPL）により分解され脂肪酸となり，脂肪組織に運ばれる。これらの脂肪酸は脂肪酸アシルCoAとなり，解糖により生じたグリセロール-3-リン酸とともにトリアシルグリセロールを合成し，貯蔵される（p.122, 図6-9参照）。したがって，トリアシルグリセロール合成には，グルコースの解糖が必要となる。インスリンは，ホルモン感受性リパーゼ活性も抑えるので脂肪酸やグリセロールの生成が抑制される。

② **空腹時から絶食状態**では，グルコースのとり込みが減少し，ホルモン感受性リパーゼの活性が増加することにより貯蔵中性脂肪（トリアシルグリセロール）の分解が起こる。その結果，脂肪酸とグリセロールが生成される。脂肪酸は，遊離脂肪酸として骨格筋や心臓などの組織にアルブミンと結合して運搬されエネルギー源となる。白色脂肪組織ではグリセロキナーゼ（グリセロールをグリセロール-3-リン酸にする酵素）活性が低いため，グリセロールは血中へ拡散し，肝臓や腎臓でトリオースリン酸となり糖新生に利用される。脂肪細胞内のトリアシルグリセロールの代謝と遊離脂肪酸の放出量は，グルコース濃度による。グルコース濃度が低い場合には，グリセロール-3-リン酸の生成量が低レベルとなるため，トリアシルグリセロールに再構築されない脂肪酸は，遊離脂肪酸として血中に放出される。

トピックス　脂肪細胞から分泌される痩せホルモン‘レプチン’の働き

　レプチンは，ギリシャ語でleptos「痩せ，細い」を意味するペプチドホルモンで，白色脂肪細胞から分泌される。摂食後，分泌され視床下部にある満腹中枢に作用し，食欲を抑制することで，体重を一定に維持できる。また，貯蔵脂肪の量が多くなると，レプチンは，交感神経を活性化しエネルギーの消費を促すことで貯蔵脂肪を減少させて肥満を抑制する働きがある。

　しかし，高脂肪食を多くとるなどし，体脂肪の割合が増加して肥満が進むと，レプチンの働きが悪くなる「レプチン抵抗性」という状態になる。その原因としては，脳のレプチン受容体の減少によることや，中枢神経への関所である血液脳関門において，レプチンのシグナル伝達ができない状態となっていること等の理由が考えられている。

　氷雪地帯に住む民族であるイヌイットの人たちは，レプチン抵抗性により，アザラシなどの高脂肪食を食べて体脂肪を多く蓄え，寒い地域の生活に役立てている。太古の昔，人間が飢餓に耐え厳しい環境で暮らしていた頃は，食物を食べられるときに，満腹感を一時的に抑えて大量に食べ，貯蔵物質として優れている脂肪を体内に蓄える能力は，生存のために非常に重要であったと考えられる。

5．脳

　　脳は，エネルギーを通常グルコースに依存している（図8－1）。脳のエネルギー代謝は著しく高い。1日あたり400～500kcalのエネルギーを消費し，安静時に全身で消費するグルコースの60%を脳が消費している。通常の状態では，脳はグルコースが唯一のエネルギー源である。したがって血糖値の低下は脳細胞に重大な影響を及ぼす。

　　絶食が続くと肝臓で生成されたケトン体がグルコースに代わって使われる。脳には血液脳関門があり，血液から脳組織内への物質の移動は制限されているため，グルコース，ケトン体，アミノ酸は通過できるが，脂肪酸は通過できない。そのため脂肪酸は脳のエネルギー源として利用できない。アミノ酸は脳内ではエネルギー源にはならないがγ－アミノ酪酸（GABA），ドーパ（DOPA），ドーパミン，ノルアドレナリン，アドレナリンなどの微量で重要な生理活性を示す生理活性アミン（p.135，表7－1参照）が生成される。

6．血液と血管

　　血液はヒトの体重の約8%を占めており，酸素運搬，種々の物質輸送，生体防御などにかかわっている。血液は細胞成分（血小板，赤血球，白血球）と血漿成分からなる。細胞成分は成人ではすべて骨髄でつくられ，造血幹細胞（血液幹細胞，骨髄幹細胞ともいう）から分化したものである（図8－3，4）。

6．1　赤血球の代謝

　　赤血球は赤芽球が核を放出して生成した無核の細胞である。成熟赤血球ではミトコンドリアもなく，たんぱく合成機能，核酸合成機能も失われている。しかし，可溶性部分では解糖系，ペントースリン酸回路があり，ATPとNADPH＋H^+の生成が行われている。グルコースが解糖系によってピルビン酸にまで分解された後，生じた乳酸は血中に放出される。乳酸は肝臓にとり込まれ，ピルビン酸に戻り，糖新生経路によってグルコースとなり，グリコーゲンとして貯蔵されるかまたは血中に放出され末梢組織へ運ばれる。解糖系で生成したNADHはメトヘモグロビン（ヘモグロビンの2価の鉄が3価に変化したもの）をヘモグロビンに戻したり，活性酸素を消去するのに使われる。赤血球のおもな役割は，**酸素と二酸化炭素の運搬**である。グルコース輸送体（GLUT1）が赤血球の膜に存在し，グルコースのとり込みを仲介している。

6．2　血　小　板

　　血小板は巨核球が断片化して生成した無核の細胞である。核はないが，ミトコンドリアやリソソームはもっている。血管内皮細胞が損傷を受けて剝げ落ちると，そこに血小板が粘着・凝集して**止血**する。

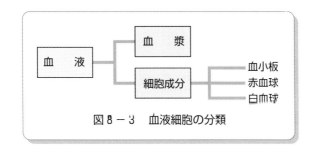

図 8 - 3 血液細胞の分類

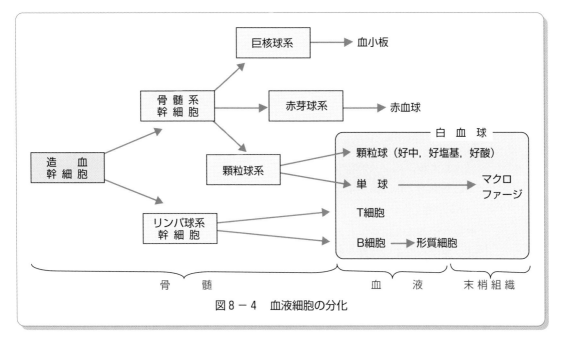

図 8 - 4 血液細胞の分化

6．3　血液のたんぱく質

　血液を静置すると血液凝固が起こり，血餅（けっぺい）を生じる。血餅は，血液に溶けていたたんぱく質のフィブリノーゲンが線維状のフィブリンに変化し，これに血中の細胞成分が結合したもので，血餅を分離した液体を血清という。一方，血液に抗凝固剤（EDTAやヘパリンなど）を加えて遠心分離し，血中の細胞成分を除いた液体を血漿という。血清は血漿と異なり，フィブリノーゲンなどの血液凝固因子を含んでいない。

　血清および血漿は，たんぱく質のほか，種々の無機成分，有機成分を含んでいて，これらの血中濃度は，疾病の診断などに重要である。最も大量に含まれているのはたんぱく質で，健常成人で約 7 g/100mLである。たんぱく質は，電気泳動という分析法によっていくつかのグループに分離することができる。電気泳動法とは，担体（濾紙，寒天，アクリルアミド）に血清あるいは血漿を塗布して電流を流すと，たんぱく質の種類により移動する速度が異なることを利用したものである（図 8 - 5）。

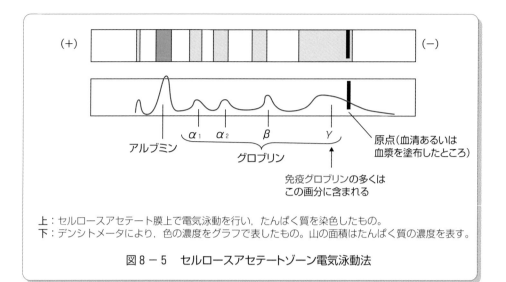

アルブミン

α₁ α₂ β γ
グロブリン

原点（血清あるいは
血漿を塗布したところ）

免疫グロブリンの多くは
この画分に含まれる

上：セルロースアセテート膜上で電気泳動を行い，たんぱく質を染色したもの。
下：デンシトメータにより，色の濃度をグラフで表したもの。山の面積はたんぱく質の濃度を表す。

図8－5　セルロースアセテートゾーン電気泳動法

（1）アルブミン（albumin）

　ヒト血清アルブミンの分子量は約66,000（比較的小さい。ほかのたんぱく質と比較するために，覚えておくとよい）で，肝臓で合成される。血漿たんぱく質の約半分を占め，血液の浸透圧を保つ。したがって，肝硬変，ネフローゼ症候群，低栄養では低アルブミン血症を招き，浮腫や腹水がみられる。また，ある種のステロイドホルモンやカルシウムなどの一部分，脂肪酸，ビリルビンなどはアルブミンと結合して血中を運搬される。

（2）グロブリン（globulin）

　グロブリンは電気泳動で4つのグループに分かれ，（＋）のほうから，α_1-，α_2-，β-，γ-画分と呼ぶ（図8－5）。α_1-，α_2-，β-画分のたんぱく質はおもに肝臓で合成されたもので，γ-画分のたんぱく質は形質細胞（B細胞が分化してできる）で合成される。α_1-画分には高密度リポたんぱく質（HDL）が含まれ，α_2-画分にはハプトグロビン（赤血球から出たヘモグロビンを運ぶ），セルロプラスミン（銅を運ぶ）などが含まれる。β-画分には低密度リポたんぱく質（LDL），トランスフェリン（鉄を運ぶ）などが含まれる。γ-画分には免疫系の抗体が含まれ，総称してγ-グロブリン（免疫グロブリン：Ig）と呼ぶ。

6．4　血液凝固－線溶系

　血液は生命現象に重要な役割を担っているので，失血や虚血（局所的に血液がなくなること）は，生命の，あるいは組織の危機を意味する。そこで，血管に損傷が生じた場合には，その部分で凝血が起こって傷を保護し（かさぶたができた状態），傷が修復したら，かさぶたが溶ける仕組みが備わっている。血液凝固はフィブリン（線維素と

も呼ぶ）ができることを，線溶はこの線維が溶けることをさし，この仕組みを血液凝固－線溶系と呼ぶ。

　血液凝固は必要なときに，必要な量だけが起こらなければならない。そのために，生体は非常に複雑な制御機構を有している。現在，血液凝固に関与している因子として，番号がつけられているものだけでも12種類が知られている（表8－1）。発見順にローマ数字で番号がつけられたが，後に同じものであることがわかったために欠番（Ⅵ）もある。作用する順とは無関係である。番号のついていない因子（プレカリクレイン，高分子キニノーゲンなど）もある。

表8－1　血液凝固因子

因子	慣　　用　　名
Ⅰ	フィブリノーゲン
Ⅱ	プロトロンビン ｝ 因子Ⅰ，Ⅱは通常慣用名で呼ばれている。
Ⅲ	組織因子
Ⅳ	Ca^{2+} ｝ 因子Ⅲ，Ⅳは通常，凝固因子とは呼ばれない。
Ⅴ	プロアクセレリン，不安定因子，加速器（A^{c-}）グロブリン
Ⅶ	プロコンベルチン，血清プロトロンビン転化促進因子（SPCA），コトロンボプラスチン
Ⅷ	抗血友病因子A，抗血友病グロブリン（AHG）
Ⅸ	抗血友病因子B，Christmas因子，血漿トロンボプラスチン成分（PTC）
Ⅹ	Stuart-Prower因子
Ⅺ	血漿トロンボプラスチン前駆因子（PTA）
Ⅻ	ハーゲマン因子
ⅩⅢ	フィブリン安定化因子（FSF），フィブリノリガーゼ

注）血液凝固因子の番号式命名法である。番号は各因子の発見順であって，作用する順序には無関係である。
　　第Ⅵ因子は欠番である。

（1）血液凝固の内因子経路と外因子経路

　血液凝固のきっかけとなる因子が，血中にある因子である場合を内因子経路，血管外の組織から侵入した因子である場合を外因子経路と呼ぶ。両経路とも第Ⅹ因子を活性化し，プロトロンビンをトロンビンにする。トロンビンの作用で，血漿中のフィブリノーゲン（線維素原）が不溶性のフィブリン（線維素）となり，その網目構造に赤血球が詰まって凝血塊を形成する。外因子経路のほうが短く，血管の大きな損傷のときにすばやく機能する（図8－6）。

1）内因子経路

　血中にある第Ⅻ因子（ハーゲマン因子ともいう）が損傷を受けた血管壁に触れると，一部が分解されて（限定分解という）活性型（Ⅻa）となる。これはプロテアーゼ（たんぱく質分解酵素）活性があり，第Ⅺ因子を限定分解して活性型（Ⅺa）にする。続いて，

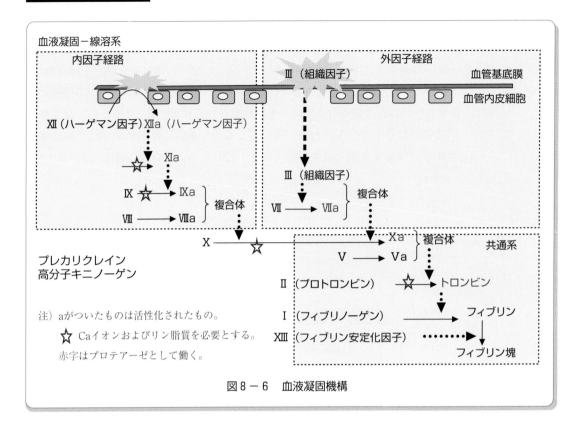

図8-6　血液凝固機構

第Ⅸ因子，第Ⅷ因子が活性化されて，第Ⅹ因子が活化される。

2）外因子経路

　血管が損傷を受けると，血管外の組織から侵入した第Ⅲ因子（組織因子，トロンボプラスチンともいう）が第Ⅶ因子を活性化してⅦaにする。これにより，第Ⅹ因子が活化される。

　凝固因子はCaイオンのほかはたんぱく質であり，肝臓で合成される。凝固因子のうち，第Ⅱ，Ⅶ，Ⅸ，Ⅹ因子の合成（γ-カルボキシグルタミン酸化）にはビタミンKが必要である。血栓予防・治療薬として用いられるワルファリンはビタミンKと構造が似ているため，ビタミンKの作用を拮抗阻害して，抗凝固作用を示す。生体外で凝血を防ぐには，抗凝固剤としてヘパリンやEDTA，クエン酸などカルシウムと結合する化合物（キレート剤）が使われる。

（2）線　溶　系

　凝血塊は数日後には溶け，血液は再び流動状態になる。これは，凝血塊が血中にあるプラスミノーゲンを徐々に吸着するためである。プラスミノーゲンは，血管内皮細胞に由来するプラスミノーゲンアクチベータによってプラスミンに変わる。プラスミンはたんぱく質分解酵素で，フィブリンを小分子のフィブリン分解物にするため，凝

血塊は溶ける。

　血栓の治療薬として使われる**ウロキナーゼ**（腎でつくられ，尿中に排泄される）はプラスミノーゲンの活性化因子である（図8－7）。

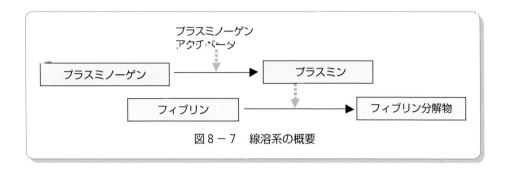

図8－7　線溶系の概要

6．5　止血の異常

　遺伝的に血液凝固障害を示すものに<u>血友病</u>がある。血友病Aは第Ⅷ因子，血友病Bは第Ⅸ因子の欠損である。ビタミンK不足や肝障害でも凝固因子の合成不足によって凝固障害を起こす。血管内で凝血塊が生じることを<u>血栓症</u>という。血流の渋滞や血管内皮の損傷などによって起こる。

7．肺（呼吸）

　生体は，肺において，**酸素**を大気から血液にとり込み，**二酸化炭素**を血液から大気へ排出している。末梢組織において，酸素を血液から細胞に送り込み，二酸化炭素を細胞から血液にとり込んでいる。このとき，肺における血液（動脈血）の酸素および二酸化炭素の分圧は，肺胞内と等しくなり，末梢組織における血液（静脈血）の酸素および二酸化炭素の分圧は，細胞内と等しくなる。

7．1　肺胞におけるガス交換

　空気の組成（容積比，すなわちモル比）は窒素79%，酸素21%，二酸化炭素約0.04%である。これは圧力比（分圧という）でもある。大気圧は760mmHgであるので，空気中の窒素の分圧（PN_2），酸素の分圧（PO_2），二酸化炭素の分圧（PCO_2）は，それぞれ，およそ600，160，0.4mmHgである。一方，肺胞内の気体（肺胞気という）は水蒸気で飽和されており，二酸化炭素は水に溶けやすいため，二酸化炭素の割合が高い。肺胞気ではPO_2，PCO_2，PH_2Oはそれぞれ，およそ100，39，47mmHgである。

　肺胞（気管支が細かく枝分かれし，行き止まりの小部屋）の壁は網目状の毛細血管に囲まれている。肺胞気と血液は，肺胞上皮細胞と血管上皮細胞を通してガス交換を行い，血液中の酸素，二酸化炭素分圧は肺胞気とほぼ同じ，すなわち，PO_2，PCO_2はそれぞれ，およそ95，41mmHgになる（表8－2）。

表8－2　大気，肺胞気，組織細胞，血液のガス分圧　　　　（平均値　mmHg）

	大　気	肺		末　梢　組　織	
		肺胞内の気体	動　脈　血	細　胞　内	静　脈　血
O₂分圧	160	100	95	40	40
CO₂分圧	0.3	39	41	45	45
H₂O分圧	0	47	47	47	47
血液の流れ					

O_2分圧, CO_2分圧, H_2O分圧の表である。

血液の流れの図：肺胞内の気体・動脈血（平衡状態になる）、細胞内・静脈血（平衡状態になる）

7.2　血中の酸素と二酸化炭素の状態

　血液中の酸素は一部（約2%）は物理的に溶解しているが，大部分は赤血球中のヘモグロビンと結合している。血液中の二酸化炭素の一部（約5%）は炭酸（H_2CO_3）として物理的に溶解しているが，大部分（80%以上）は赤血球中の炭酸脱水素酵素の作用により重炭酸イオン（HCO_3^-）となって溶解している。また，約15%はヘモグロビンおよび血漿たんぱく質のアミノ基と結合している。

7.3　組織におけるガス交換

　末梢組織細胞中でのPO_2，PCO_2はそれぞれ，およそ40，45mmHgである。細胞液と血液は，細胞壁と血管上皮細胞を通してガス交換を行い，血液中の酸素，二酸化炭素分圧は組織と同じになり，肺へ戻る。筋肉中のミオグロビンは酸素親和性が高く，ヘモグロビンから酸素を奪いとる。また，胎児のヘモグロビンFは，成人のヘモグロビンより酸素親和性が高くなっている。

8.　腎　　　臓

　腎臓は水分・無機質・pHの調節，代謝最終物の排泄，ホルモン・グルコースの生成などを担っている。

8.1　ネフロンの細胞

　腎臓の機能単位はネフロン（腎単位ともいう）といい，片方の腎臓に約100万個存在する。ネフロンは腎臓の皮質に位置する**ボーマン嚢**とそれに続く**尿細管**とからなる。尿細管の糸球体に近い部分を近位尿細管，遠い部分を遠位尿細管という。腎動脈は腎臓内で細かく枝分かれして，輸入細動脈となってボーマン嚢のなかに入る。ここで糸

球体と呼ばれる房状のかたまりとなり，輸出細動脈としてここを出る。その後，輸出細動脈は尿細管の周囲で毛細血管網をつくり，最後には腎静脈に続く。近位尿細管上皮細胞の管腔側表面には刷子縁（微絨毛が密集したもの）があり，活発な膜輸送を行っている。

　また，輸入細動脈，輸出細動脈の2本の血管の外側およびその間には，傍糸球体細胞（糸球体の傍にある細胞）と呼ばれる細胞があり，血圧とNa$^+$貯留にかかわるレニン酵素が含まれている。

8．2　尿の生成

　糸球体では，血液中の成分が機械的に濾過される。濾過に影響する因子は，物質の大きさ（分子量），血圧，血漿たんぱく質の濃度などである。水および分子量の小さい成分（分子量約66,000のアルブミンより小さい物質）は濾過されてボーマン嚢に入る。これを原尿と呼ぶ。尿細管および集合管では，原尿中の物質が選択的に血液に吸収される（再吸収という）。副腎皮質から分泌されるアルドステロンはNaイオンの再吸収を促進し，脳下垂体後葉から分泌されるバソプレッシンは水の再吸収を促進する。残りは尿として排泄される。

8．3　腎臓の血圧調節機能（p.55，図3-13）

　血圧が低下し腎の血流量が減少すると，腎臓の傍糸球体細胞からレニン（たんぱく質分解酵素）が分泌される。一方，血中には肝臓でつくられたアンギオテンシノーゲンというたんぱく質が存在している。アンギオテンシノーゲンはレニンにより一部が切りとられて，アンギオテンシンⅠ（AⅠ）となる。これはさらにアンギオテンシン変換酵素（ACE：肺血管内皮細胞膜などにある）によってアンギオテンシンⅡ（AⅡ）となる。AⅡは副腎皮質に働きかけてアルドステロンの分泌を促進させる。アルドステロンは腎尿細管におけるNaイオンの再吸収を促進する。その結果，浸透圧が上昇し，循環血漿量が増加して血圧が上昇する。アンギオテンシン変換酵素の阻害剤は降圧剤として使われる。

8．4　エリスロポエチンの産生

　エリスロポエチンは，おもに腎臓で生成され，骨髄での赤血球の産生を促進する糖たんぱく質性のホルモンである。貧血などで腎臓への酸素の供給が低下すると分泌される。慢性腎不全患者は，エリスロポエチンの産生が低下することや，エリスロポエチンの分子量が小さいため腎透析により流失することで，貧血を起こしやすい。今日では，遺伝子工学的な技術を用いてつくられたエリスロポエチンがホルモン製剤として供給されている。

8. 5　活性型ビタミンD

ビタミンDの生合成は図 3 - 17 (p.58) および図 3 - 21 (p.65) に示してあるとおりである。大部分は皮膚表皮のマルピギー層において 7 -デヒドロコレステロール (プロビタミンD) から紫外線によってビタミンD$_3$ (プレビタミンD$_3$, コレカルシフェロール) が生成される。次に, ビタミンD結合たんぱく質により皮膚や腸管から肝臓へ運ばれ, シトクロムP450などによる最初の水酸化反応により25-OH-D$_3$となる。次に血流に入り, 血漿中ではこの25-OH-D$_3$の型が最も多く, その結合たんぱく質により腎臓へ運ばれる。腎臓の近位尿細管のミトコンドリアで水酸化されて1,25-(OH)$_2$-D$_3$となり, 最も活性の高い活性型ビタミンDとなる。

9. 骨

骨は形態や運動を支持するだけでなく, ミネラル (無機質) の貯蔵組織でもある。体内のカルシウムの約99％が骨に存在している。小腸におけるカルシウムの吸収には活性型のビタミンDが必要である。カルシウムの摂取量が少ない場合には, 骨のカルシウムが溶出し, 血清カルシウム濃度を一定に保つために役立てられる。

9. 1　骨の代謝

骨は成人でも絶えず一部が壊され (骨吸収という), 一部が新たにつくられて (骨形成という) いる。これを骨のリモデリング (改造) という (図 8 - 8)。骨吸収は**破骨細胞**が行い, 骨形成は**骨芽細胞** (造骨細胞ともいう) が行う。副甲状腺ホルモン (上皮小体ホルモン) は骨吸収を促進し, 血中のカルシウム濃度を上昇させる。カルシトニン (甲状腺から分泌される) は骨吸収を抑制し, 血中のカルシウム濃度を低下させる。

骨吸収が骨形成を上回ると骨量が減り, **骨粗しょう症**を引き起こす。閉経後の女性や高齢者に多い。閉経後の女性ではエストロゲンの欠乏によって破骨細胞の活性が上昇することが原因である。高齢者では骨芽細胞の活性が低下することで起こる。

9. 2　カルシウム代謝を調節するホルモン (p.59, 図 3 - 18)

(1) 副甲状腺ホルモン

副甲状腺ホルモン (パラソルモン, PTH : parathyroid hormone) は, ペプチドホルモンで, おもに骨と腎臓に作用する。骨においては骨吸収 (カルシウムなど, 骨からのミネラルの溶解) を促進する。血中カルシウム濃度低下時に分泌され, 血中カルシウム濃度を上昇させる作用がある。

急性の低カルシウム血症では, ①腎臓におけるカルシウム再吸収を促し, ②骨のカルシウムを溶解し, ③1,25-(OH)$_2$-D$_3$の合成を高めて腸管からのカルシウム吸収を増大させ, 血漿カルシウム濃度を正常に回復させる。副甲状腺機能低下症はPTH不足となり, 血漿カルシウム低下とリン酸上昇が起こり呼吸筋を含む筋肉の麻痺, 痙攣

などを伴うテタニーが起こる。

　子どものくる病は常染色体異常によるビタミンD欠乏による骨の発育不全である。成人の場合は欠乏するとカルシウムとリン酸の吸収が低下し，細胞外液のレベルも低くなり，骨の形成が阻害され骨軟化症を起こす。

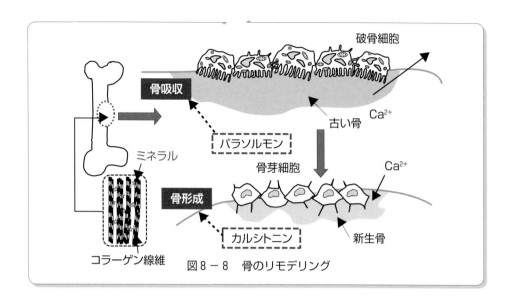

図8－8　骨のリモデリング

（2）カルシトニン

　カルシトニンはペプチドホルモンであり，甲状腺の傍濾胞細胞から分泌され骨や腎臓に作用する。血中カルシウム濃度の上昇時に分泌され，骨吸収（カルシウムなど，骨からのミネラルの溶解）を抑制し，血液中のカルシウム濃度を低下させる。カルシトニンは，PTHに対して機能的拮抗作用を示す。

　カルシウム代謝の全体的な調節については，図3－18（p.59）を参照してほしい。

第 9 章

ヌクレオチドの代謝

　　ヌクレオチドは核酸を構成する基本単位である。核酸は細胞の増殖，たんぱく質合成に欠かせない物質で，ヌクレオチドの供給系は生命活動を維持するうえで重要な代謝系のひとつである。リボヌクレオチドは**プリンヌクレオチド**と**ピリミジンヌクレオチド**に分けることができ，それぞれに低分子物質を材料にして新規に合成する経路がある。DNA合成に必要なデオキシリボヌクレオチドはリボヌクレオチドを材料にしてつくられる。ヌクレオチドは核酸合成の材料となるだけでなく，高エネルギーリン酸化合物となってさまざまな合成反応に必要なエネルギー源として使われたりしている。エネルギー生産過程ではATPが主役であるが，同化作用にはATPだけでなく，GTP，UTP，CTPもそれぞれの合成反応に重要である。葉酸やビタミンB_{12}が不足するとヌクレオチド代謝が影響を受けて貧血となる。また，ヌクレオチド代謝の異常は高尿酸血症から痛風を発症することがある。

1. 塩基の合成と分解

　　核酸を構成する塩基はプリンとピリミジンの2種に分かれ，それぞれに代謝系をもっている。遊離の塩基を合成してからヌクレオチドとするのではなく，塩基の環状構造をつくりながらヌクレオチドを合成する。最初に合成されるのは，リボースを構成糖とするリボヌクレオシド一リン酸（NMP，NはA，C，G，T，のいずれか，以下同）である。既存の高エネルギーリン酸化合物のリン酸基を付加してリボヌクレオシド三リン酸（NTP）に変えて，RNA合成の基質としたり，同化作用のエネルギー源として利用する。リボヌクレオシド二リン酸（NDP）はリボースが還元されてデオキシリボヌクレオシド二リン酸（dNDP）となり，最終的にデオキシリボヌクレオシド三リン酸（dNTP）となってDNA合成に使用される。不要になったプリンヌクレオチド（プリン体）は塩基が外され，ヌクレオチド合成に再利用されるか，尿酸として排泄される。プリンヌクレオチド異化過程の代謝異常によって痛風が引き起こされる。尿酸の溶解度が低く，過剰生産や排泄不良によって体内に蓄積されやすいためである。ピリミジンヌクレオチドは哺乳類ではほとんど再利用されず，外された塩基は分解されて尿中に排泄される。分解産物は水に溶けやすく，過剰に生産されても異常をきたすことはまれである。

1. 1　プリンヌクレオチドの代謝

　　プリンヌクレオシド一リン酸〔アデノシン一リン酸（AMP）とグアノシン一リン酸

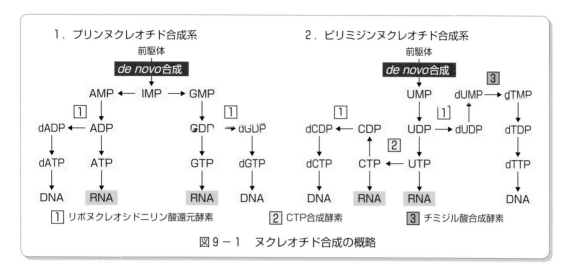

図9－1　ヌクレオチド合成の概略

（GMP）〕は，新たにプリン環を合成する*de novo* 合成（新規合成）系，または，ヌク
レオチド分解によって生じる塩基を再利用するサルベージ経路によって合成される。
合成されたAMPやGMPはさらにATPやGTPとなり，核酸合成の基質となるほか，
高エネルギーリン酸化合物として利用される。AMPやGMPの塩基部分は分解されて
尿酸となり，尿中に排泄される。

（1）*de novo* 合成

　プリンヌクレオチド合成の最初の反応は，ペントースリン酸回路（五炭糖リン酸回路）
で生成されたリボース－5′－リン酸（R-5-P）から5′－ホスホリボシル－1－ピロリン酸
（PRPP）を合成する反応である。この反応はPRPPシンターゼによって，ATPのピロ
リン酸基をリボース－5′－リン酸に転移する反応である。その後10段階の酵素反応（図
9－2，①～⑩）を経て，PRPPはイノシンリン酸（IMP，イノシン酸ともいう）となる。
この過程で4分子のATPを必要とする。イノシン一リン酸はプリンヌクレオチドの
一種で，これをもとにアデノシン一リン酸（AMP）やグアノシン一リン酸（GMP）が
つくられる。AMPの合成にはGTPが，GMPの合成にはATPが使われる。GTPは
ATPのエネルギーを利用してつくられることを考慮すると，1分子のリボース－5′－
リン酸から1分子のプリンヌクレオシド三リン酸を合成するためには9分子のATP
を必要とすることになる。

　IMPは塩基としてヒポキサンチンをもつが，このプリン環合成はリボース－5′－リ
ン酸に結合したまま進行する。すなわち，プリンヌクレオチドの合成には遊離塩基は
関与しない。プリン環の合成に必要な炭素（C）や窒素（N）は，5種類の化合物から
供給される。*de novo* 合成では，N_2は2分子のグルタミン，グリシン，アスパラギ
ン酸から供給され，Cはグリシン，テトラヒドロ葉酸，CO_2から供給される。

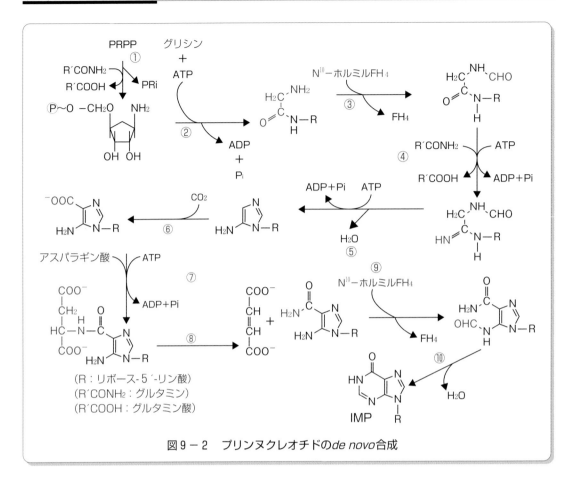

図9－2　プリンヌクレオチドの*de novo*合成

（2）サルベージ経路

　プリンヌクレオシド一リン酸が加水分解されると遊離塩基を生じる。これらの遊離塩基を再利用する経路がサルベージ経路である。AMPが分解されて生じる遊離塩基はヒポキサンチンで，PRPPと反応してIMPとなる。GMPが分解されて生じる遊離塩基はグアニンで，PRPPと反応してGMPとなる。これらの反応を触媒している酵素がヒポキサンチン－グアニンホスホリボシルトランスフェラーゼ（HGPRT）であり，サ

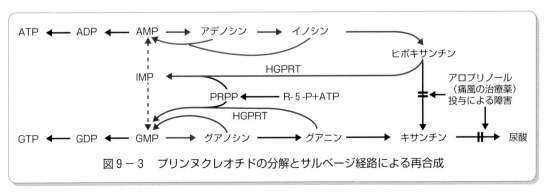

図9－3　プリンヌクレオチドの分解とサルベージ経路による再合成

ルベージ経路において重要な酵素である（図9－3）。プリンヌクレオチドの*de novo*合成はエネルギー的に高価な合成系である。核酸の分解などによって生じるプリン塩基を再利用することによって，合成のエネルギー量を減らすことができて経済的である。

（3）分　　解

プリンヌクレオチドが分解されると遊離塩基としてヒポキサンチンとグアニンが生じる。これらの塩基は前述したようにサルベージ経路で再利用される。再利用されなかった分は酸化されて尿酸となり（図9－3），尿中に排泄される。尿酸をつくる酵素はキサンチンオキシダーゼと呼ばれ，おもに肝臓と小腸粘膜に存在する。

キサンチンオキシダーゼは以下の反応を触媒する。

$$ヒポキサンチン ＋ H_2O ＋ O_2 \rightleftarrows キサンチン ＋ H_2O_2$$
$$キサンチン ＋ H_2O ＋ O_2 \rightleftarrows 尿酸 ＋ H_2O_2$$

ヒトをはじめとする多くの生物においてプリン体の異化に働く酵素で，過酸化水素（H_2O_2）を発生する。酵素の基本的性質である反応特異性や基質特異性の例外である。

（4）プリンヌクレオチド合成の調節

合成系ではPRPPアミドトランスフェラーゼが律速酵素で，アロステリックな調節を受ける。合成系の産物であるAMPやGMPはPRPPアミドトランスフェラーゼをフィードバック的に阻害する。また，サルベージ経路でPRPPが利用されるとPRPPのレベルが下がり，合成系全体が抑制される（図9－4）。

１．２　ピリミジンヌクレオチドの代謝

ピリミジンヌクレオシドーリン酸は新規合成系によってのみ合成される。合成されたUMPはさらにUTP，CTP，TTPとなり，核酸合成の基質となるほか，UTPやCTPは高エネルギーリン酸化合物としても利用される。

（1）合　　成

アスパラギン酸にカルバモイルリン酸を結合させる反応が最初のステップで，アスパラギン酸カルバモイルリン酸トランスフェラーゼによって触媒される。2段階の反応を経て環状化合物であるオロト酸が合成される。オロト酸はPRPPと反応してオロチジン一リン酸（オロチジル酸）となった後，UMPとなる（図9－5）。アスパラギン酸とカルバモイルリン酸合成に使用されたグルタミンとがピリミジン環のNを供給している。UMPから，CTPやTTPが合成される。

（2）分　　解

ピリミジンヌクレオチドは，加水分解酵素により，構成要素であるピリミジン塩基

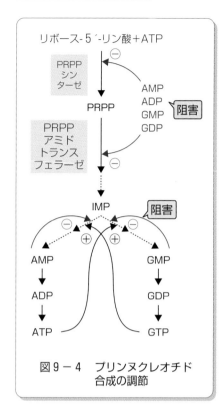

図9－4　プリンヌクレオチド
合成の調節

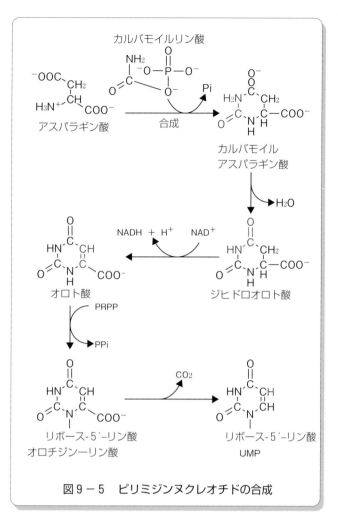

図9－5　ピリミジンヌクレオチドの合成

とリボース，リン酸に分解される。シトシンは脱アミノ反応によってウラシルとなり，β-アラニンとして尿中に排泄される。β-アラニンはアセチルCoA，CO_2，アンモニアにまで分解される場合がある。チミンはβ-アミノイソ酪酸となり尿中に排泄される。β-アミノイソ酪酸はプロピオニルCoA，CO_2，アンモニアにまで分解される場合がある。アンモニアは尿素サイクル（尿素回路，オルニチンサイクル）で尿素に変えられ，尿中に排泄される。

（3）ピリミジンヌクレオチド合成の調節

　　合成系の初発反応を触媒するアスパラギン酸カルバモイルリン酸トランスフェラーゼが律速酵素となる。UTPやCTPなどによってフィードバック的に阻害を受ける。初発反応が律速段階となっているのは理論的にも合理的で，プリンヌクレオチドの合成，脂肪酸合成などにもみられる。

1．3　ヌクレオシド三リン酸とデオキシリボヌクレオチドの合成

　プリン合成系やピリミジン合成系でつくられるのはリボヌクレオシド一リン酸である。これらはさらにリン酸化反応を経て，ヌクレオシド三リン酸となって，RNA合成の基質として使われたり，同化作用のエネルギー源として使われる。

　ヌクレオシド一リン酸はヌクレオシド一リン酸キナーゼによってリン酸化され，ヌクレオシド二リン酸となる。

$$ATP + NMP \rightleftharpoons ADP + NDP$$

　さらにヌクレオシド二リン酸がヌクレオシド二リン酸キナーゼによってリン酸化され，ヌクレオシド三リン酸となる。

$$ATP + NDP \rightleftharpoons ADP + NTP$$

　リン酸供与体となるATPは酸素呼吸系によって合成されたものが使用される。

　ピリミジンヌクレオチド合成系で最初につくられるのはUMPである。UMPは上記の反応でUTPとなり，UTPの塩基ウラシルのアミノ化反応によってCTPが合成される。

　DNA合成の基質はデオキシリボヌクレオチド（dATP，dGTP，dCTP，TTP）である。デオキシリボヌクレオチドは塩基とデオキシリボース，リン酸から合成されるのではなく，リボヌクレオシド二リン酸から合成される。リボヌクレオシド二リン酸の2位の−OH基はリボヌクレオシド二リン酸還元酵素によって還元され，デオキシリボヌクレオシド二リン酸となる。このようにしてできたdADP，dGDP，dCDP，dUDPはATPからリン酸基を受けとってdATP，dGTP，dCTP，dUTPとなる。

　DNAにはウラシルが含まれないので，dUTPが合成基質として使われることはない。dUTPは加水分解されてdUMPとなる。

$$dUTP + H_2O \longrightarrow dUMP + PPi$$

　次に，dUMPのウラシルの5位がメチル化されてTMPを生じる。この反応はチミジル酸シンターゼが触媒し，補酵素としてN^5, N^{10}-メチレンテトラヒドロ葉酸（N^5, N^{10}-メチレンFH_4）を必要とする。メチル基をdUMPに渡したN^5, N^{10}-メチレンFH_4はジヒドロ葉酸（FH_2）となる。

$$dUMP + N^5, N^{10}\text{-メチレン}FH_4 \longrightarrow TMP + FH_2$$

　その後，TMPはATPによってリン酸化されTTPとなり，DNA合成に使われる。

1．4　葉酸，ビタミンB_{12}の役割

　ビタミンの一種である葉酸は，NADPHを補酵素とするジヒドロ葉酸レダクターゼによって2段階に還元されてテトラヒドロ葉酸（FH_4）となる。FH_4は細胞内におけるホルミル基の輸送担体として働いている。すなわち，以下に記した反応で合成され

たN^{10}-ホルミルFH_4がホルミル基の供与体として働いている。

$$FH_4 \;+\; セリン \;\longrightarrow\; N^5, N^{10}\text{-メチレン}FH_4 \;+\; グリシン$$

$$N^5, N^{10}\text{-メチレン}FH_4 \;+\; NADP^+ \;\longrightarrow\; N^5, N^{10}\text{-メテニル}FH_4$$

$$N^5, N^{10}\text{-メテニル}FH_4 \;+\; H_2O \;\longrightarrow\; N^{10}\text{-ホルミル}FH_4$$

N^{10}-ホルミルFH_4はプリンヌクレオチドの合成の際、プリン環形成に必要なC_1を供給している。

ビタミンB_{12}はデオキシアデノシンと結合してビタミンB_{12}補酵素であるデオキシアデノシルコバラミンとなる。メチル基転移に関与する補酵素で、N^5, N^{10}-メチレンFH_4が還元されて生じたN^5-メチルFH_4からのメチル基を供与する。ビタミンB_{12}が不足するとN^5-メチルFH_4のままとなり、プリンヌクレオチド合成に必要なN^{10}-ホルミルFH_4、dTTP合成に必要なN^5, N^{10}-メチレンFH_4が不足し、核酸合成に支障が生じる。

葉酸やビタミンB_{12}の不足は巨赤芽球性貧血を引き起こすが、その生化学的背景は以上のように、核酸合成の低下によって説明される。

2．痛風と代謝異常

痛風はプリンヌクレオチドの代謝障害によって終末産物である尿酸が血中に蓄積する高尿酸血症が進行し、尿酸塩が不溶性の結晶となって四肢の関節や腎臓などに沈着し、関節炎などの障害を起こす症候群である。血清尿酸値は、食物からのプリン体摂取量、生体内での尿酸合成量、生体外への尿酸排泄量によって左右される。

2．1　尿酸合成の促進

尿酸の合成は、プリンヌクレオチド *de novo* 合成系の促進、サルベージ経路の障害、核酸分解の亢進によって促進される。

（1）プリンヌクレオチド生合成促進

PRPPにグルタミンのアミノ基を付加する初発反応が律速段階となる。PRPPアミドトランスフェラーゼはAMPやGMPによるフィードバック阻害を受けるアロステリック酵素であり、過剰生産されることはない。しかし、調節の障害によって活性が高まると、プリンヌクレオチドの合成が過剰に進み、結果として尿酸が過剰に生じる場合がある。たとえば、細胞のエネルギー代謝の障害によってATPレベルが低下し、多量のAMPが生成された場合である。

（2）サルベージ経路の障害

HGPRT酵素はサルベージ経路の鍵を握る酵素で、HGPRT酵素が減少・欠損するとプリン塩基を再利用することができないので、プリン塩基が過剰に蓄積され、尿酸

合成が増加する。

遺伝病のひとつであるレッシュ・ナイハン症候群はHGPRT酵素が欠損しており，精神遅滞や自己障害を含む神経症状がみられる。尿酸合成阻害剤であるアロプリノールを処方する。アロプリノールはヒポキサンチンの構造と似ており，キサンチンオキシダーゼによってアロキサンチンに酸化される。アロキサンチンはキサンチンオキシダーゼの阻害剤であるので，この過程は自殺阻害として知られている。キサンチンオキシダーゼが阻害された結果，ヒポキサンチンとキサンチンは尿酸に変換されなくなる。ヒポキサンチンとキサンチンは，尿酸より水に溶けやすく容易に排泄される（p.164，図9-3参照）。

（3）核酸分解の亢進

組織の損傷による細胞崩壊が亢進すると，核酸の分解が促進される。ヌクレオチドが過剰に生産され，再利用されない場合は，プリン塩基が過剰となる。

2．2　尿酸排泄低下

尿酸は糸球体で濾過され，尿細管から尿中に排泄される。健康人の体内尿酸プールは1,000〜1,200mgで，1日あたり500〜700mgの尿酸が排泄される。濾過機能の低下や排泄の低下は血中の尿酸濃度の増加を招く。尿酸は水に溶けにくく，体温での尿酸の溶解度は7.0mg/dLであり，酸性側ではさらに溶けにくく，血清尿酸値が溶解度の上限を超えると，不溶性の針状結晶となって組織に蓄積する。

2．3　生活習慣

生活習慣に起因する高尿酸血症が進行し，痛風を発症する場合がある。発症は成人女性よりも成人男性に20倍ほど多くみられる。女性では閉経期を過ぎてから増加する。小児ではきわめてまれである。血清尿酸値が7.0mg/dLを超えた場合には，生活指導が必要である。

食物中に含まれる核酸は小腸で分解されてヌクレオチドとなる。大部分が壊されるが，塩基やヌクレオシドの形で吸収されると，血中に入り，細胞でサルベージ経路に回される。プリン体を含む食品を過剰に摂取し，サルベージ経路に回されなくなると，余った分は尿酸となる。しかし，体内で生産されるプリン体のほうが多く，食物からの摂取量は以前ほど重要視されていない。

アルコールには血漿尿酸値を増加させる作用があることが知られている（ATP turnover）。過度の飲酒によって肝臓の機能が低下すると，血中に乳酸やケトン体が増え，尿酸の排泄が阻害される。痛風発症の原因は尿酸の排泄低下による場合が多く，飲酒を控える，水分を多めにとることなどが効果的である。

トピックス　プリン体ゼロ？

　プリン体ゼロ（100mLあたりプリン体0.5mg未満）を謳い文句にしたビールや発泡酒が販売されているが，どのような意図で開発・企画・販売されているのだろうか。

　プリン体はプリン骨格をもつ化合物の総称で，生命活動をするために欠かせない物質で，核酸（DNAやRNA）の構成成分であるとともにATPで代表されるエネルギー源物質の構成成分である。したがって，生物が生きて新陳代謝が行われている限り，プリン体が生成される。プリン骨格をアミノ酸等を原材料にしていちからつくるには多くのエネルギーを必要とすることから，多くは再利用，リサイクルされる。これをサルベージ回路という。アルミニウムを原石であるボーキサイトから精錬するためには多くの電力を必要することから，アルミニウム缶をリサイクルする発想と似ている。

　再利用されなかったプリン体は尿酸に変化し，最終的には尿中に排泄される。体内のプリン体のうち2/3は体内でつくられた内因性のもので，食物由来のプリン体（外因性）は1/3程度であるといわれている。尿酸の尿中への排泄が不十分な場合は，血中の濃度が上がり，高尿酸血症を引き起こす。尿酸の溶解度は低いので，濃度が高くなる（7.0mg/dL以上）と関節等に結晶として沈着し痛風を引き起こすこととなる。

　アルコールを飲むと，体内での尿酸生成が増加する，利尿作用により尿酸が濃縮される，尿中への尿酸排泄が阻害されることなどにより尿酸値が上昇する。プリン体はビールや発泡酒にだけ含まれるのではなく，レバー，白子などの含有量の多いものをはじめほとんどの食品に含まれている。かつて痛風は美食家の病気といわれたこともあるが，アルコール飲酒が高尿酸血症を引き起こす機序について明らかになり，高尿酸血症は危険のサインであり，脳血管疾患のリスク因子であることも指摘されてるようになった。プリン体は酒類に含まれるだけでなく，飲酒と同時にとるつまみといわれる食品にもプリン体含有量が高いものがあり，飲酒によって尿酸生成が増加，尿酸排泄が低下することから適度な飲酒が望まれる理由のひとつになっている。

遺伝子発現とその制御

　生体を構成する体細胞の一つひとつには，両親から受け継いだ遺伝情報が2セットある。1セットの遺伝情報をゲノム（genome）と呼ぶ。体細胞は同じDNA配列のゲノムをもっている。ゲノム中のハウスキーピング遺伝子と呼ばれる遺伝子（gene）は，どの細胞でも常に発現している。その一方で，それぞれの臓器や組織には特異的に発現する遺伝子が存在し，特有の機能を担っている。

　食物から吸収された栄養に対して，遺伝子の発現やたんぱく質の機能が適切に調節されることは，個体の生命維持にとって重要である。栄養素に対する応答は個人によって少しずつ異なり，その背景に個人の遺伝的要因がある。食事や運動などの生活習慣に起因する生活習慣病も，環境的要因だけでなく，個人によって異なる遺伝子多型に起因する遺伝的要因が発症に関与している。

1. 生命の基本原理

　生物は一定の決まった構造をもち，外界との物質交換により生命を維持している。外界からの刺激に反応する能力も，個体の生命維持にとって重要である。これらの活動は遺伝情報に支配されている。遺伝情報は正確に子孫に伝えられていく一方で，小さな変異を起こし，同一種内にも個体差を生み出していく。

1.1　セントラルドグマ

　遺伝子発現における遺伝情報の流れは，DNAからRNAへ，RNAからたんぱく質へという方向性をもつ。DNAとRNAは核酸であり，これらの一次構造はヌクレオチド配列であり，塩基配列として表わされる（p.39，第2章4.2参照）。DNAの塩基配列の情報をRNAの塩基配列の情報に写し取る過程を転写という。一方，たんぱく質の一次構造はアミノ酸配列である。したがって，RNAの情報をもとにたんぱく質を合成するためには，塩基配列をアミノ酸配列に読み直す必要があり，この過程を翻訳と呼んでいる。

　「DNAがすべての生物のゲノムであり，遺伝情報は決して逆方向には流れない」という考え方を分子生物学のセントラルドグマと呼ぶ（図10-1）。RNAを遺伝子としてもつウイルスでは，RNAからDNAへの情報の流れ（逆転写）がみられるが（p.43，第2章トピックス参照），現存の生物はこのセントラルドグマに従って遺伝情報の処理をしている。真核生物の場合，転写は核内で，翻訳は細胞質内で進行する。基本的に，1つの遺伝子から1種類のRNAと1種類のたんぱく質がつくられるが，選択的スプ

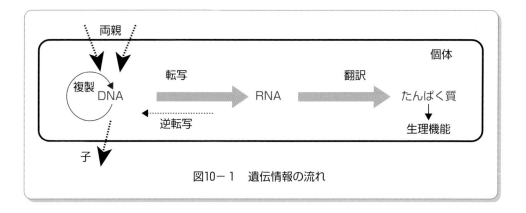

図10−1　遺伝情報の流れ

ライシングによって複数種のRNAが生成され，複数種のたんぱく質がつくられる場合もある（p.176，4.1参照）。

1.2　ゲ ノ ム

　ゲノム（gene + ome = genome，omeは総体という意味）は精子や卵子に1セット含まれ，両親から子に1セットずつ伝えられる遺伝子の総体である。ヒトゲノムは30億の塩基対からなり，体細胞の1つの核には2セットのゲノム，すなわち60億の塩基対からなるDNAが存在する。このDNAの塩基配列が遺伝情報を担っている。

　ヒトゲノムの塩基配列は2000年代初頭に解読されたが，ゲノムの個人差や，過去の人類のゲノムに関する解析は現在も進行している。ヒトゲノムのうち，たんぱく質のアミノ酸配列の遺伝暗号を有する（コードする）遺伝子の数は約3万個で，ゲノムの約2％である。しかしそれ以外に，たんぱく質をコードせず，リボソームRNA（rRNA）や転移RNA（transferRNA：tRNA，p.178，4.2参照）でもないRNAの遺伝子が5万個以上存在することが明らかになっており，ヒトゲノムの90％以上はRNAに転写されていると考えられている。たんぱく質をコードしない（非コード）RNAには，マイクロRNA（miRNA）や長鎖非コード（lncRNA）が含まれ，これらの遺伝子調節における役割が明らかになりつつある。

1.3　ゲノムの構造

　ゲノムはDNAからなる遺伝子の総体であるが，DNA単独で機能しているわけではない。分裂期の細胞でみられる染色体構造は，娘細胞へゲノムを正確に分配するために重要である。染色体は，クロマチンと呼ばれるDNAとたんぱく質の複合体からなり，分裂期では密度の高い状態になっている。さらに基本的な単位として，DNAがヒストンに巻きついたヌクレオソームがある（p.39，第2章4.2参照）。ヌクレオソームの構造はゲノムの機能発現に応じて変化する。合成期の細胞では，ヌクレオソームの一部がほどけながらDNAの複製が進行し，新たなヒストンや他のたんぱく質が結合する。静止期の細胞では，ゲノムの各領域で，細胞の種類に応じた転写が行われて

おり，そのような領域ではヌクレオソームの構造が変化している（p.184，5.1参照）。転写が不活性化されたゲノム領域は，ヘテロクロマチンと呼ばれる，より凝縮された構造になっている場合がある。

2．DNAの複製

　　遺伝情報を担っている実体はDNAであり，遺伝情報は親から子へ，また同一個体であっても細胞の分裂によって細胞から細胞へと受け継がれていく。DNAは生殖細胞をつくる減数分裂や，体細胞にみられる有糸分裂に先行して新たに合成，すなわち複製される。

　　個体の成長の過程や成長後の恒常性維持のなかでは，細胞分裂による細胞の増殖が行われる反面，寿命がきた細胞は死滅していく。組織のなかには，**非再生系の細胞**と，細胞分裂を行う**再生系の細胞**がある。

　　再生系の細胞は，増殖性の分裂能をもつ幹細胞から増殖をくり返し，分裂能力を失った細胞へと分化していく。1日で赤血球は2,000億個，好中球は700億個，小腸粘膜上皮細胞は700億個の細胞が増殖するといわれている。これらの合計数は約3×10^{11}個にもなり，成人の体を構成する細胞の1/200にも相当する。肝臓では3ヵ月に1回くらい細胞分裂を行っている。

　　細胞にはその寿命があらかじめ遺伝子に書き込まれている。体細胞が分裂を繰り返すと，染色体末端の構造である**テロメア**の長さが減少していくため，テロメアを新たに合成しない限り，無限の増殖はできない（p.39，第2章4.2参照）。遺伝子によってプログラムされた細胞死は**アポトーシス**といわれる。アポトーシスは発生段階での細胞の選択的な除去やDNAが損傷した細胞の除去などにかかわっており，正常な発生を促し，細胞のがん化を防ぐなど，個体としての生命維持に寄与している。

3．核　　酸

　　核酸は細胞の核内に存在する酸性物質である。**デオキシリボ核酸（DNA）**と**リボ核酸（RNA）**とがあり，DNAが遺伝情報の保存をするのに対して，RNAは遺伝情報の発現のために使われる。それぞれの生合成系は細胞増殖や細胞の生理機能と深いかかわりをもち，細胞内外の情報によって制御されている。

3．1　核酸の合成

　　DNAは，ヒト細胞の場合，核とミトコンドリアに存在している。核DNAは両親に由来し，ミトコンドリアDNAは母親に由来する。DNAの合成は複製ともいわれ，細胞分裂に先立って行われる必要がある。RNAの合成はたんぱく質合成に必須のステップである。いずれの場合も，すでに存在しているDNAを鋳型として生合成が進行する。

（1）DNAの複製

　DNAは二重らせんと呼ばれる立体構造をとっているが，複製に先立ちヘリカーゼにより二重らせんの水素結合が離れて**一本鎖**となり，新しい鎖を合成するための鋳型として準備される。DNAポリメラーゼが，鋳型DNA上の塩基と相補的な塩基対をつくったデオキシリボヌクレオチドを，すでに合成されているDNAの末端に付加することによって鎖が伸長していく。このようにしてできた二本鎖DNAのうち，1本は鋳型となった古いDNAであり，もう1本は新たに**合成されたDNA鎖**である。このような複製の機構を半保存的複製という（図10-2）。

　DNAポリメラーゼによるDNAの合成反応は複製開始点といわれる一定の開始点から始まり，両方向に進行する（図10-3）。二本鎖のいずれも複製のための鋳型となる。DNA合成の基質はデオキシリボヌクレオシド三リン酸（dNTP，NはA，G，C，Tのいずれか）であり，ピロリン酸が遊離した形のデオキシリボヌクレオシド一リン酸が，

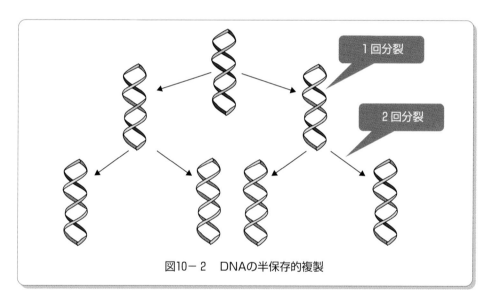

図10-2　DNAの半保存的複製

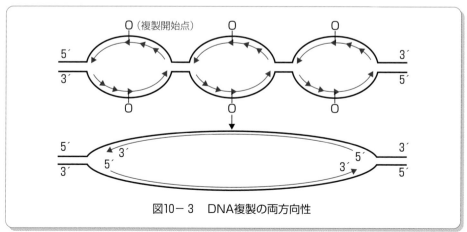

図10-3　DNA複製の両方向性

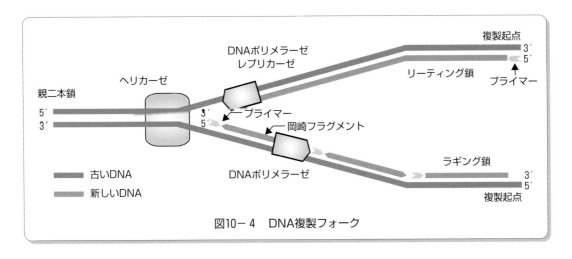

図10-4　DNA複製フォーク

すでにあるDNA（開始時のみRNAプライマー）の3′-OH基に付加されていく。この伸
長反応はDNAポリメラーゼによって行われる。DNA合成を開始するには鋳型となる
DNAだけでなく，先導となるプライマーを必要とする（図10-4）。プライマーは，
プライマーゼにより数個から10個程度のリボヌクレオチドからなるRNAプライマー
として合成される。

　DNA鎖の伸長は，3′末端にデオキシリボヌクレオチドが付加されていくことに
よって進行する。すなわち，DNAポリメラーゼは5′→3′方向にしかDNA鎖を伸長
させることができない。二重らせんを形成している2本のDNA鎖は互いに逆向きで
ある。そのためDNA合成は鋳型となるDNAの二本鎖が完全にほどかれて進行するの
ではなく，部分的にほどかれて，一本鎖になった部分で，2本のDNA鎖の複製が同
時に両方向に進行していく（図10-3）。このような複製の過程では，DNAの二重ら
せん構造に起因する立体的なねじれが反応の障害となる。ヘリカーゼやトポイソメ
ラーゼがATPを消費しながらこのねじれを解消する反応を行う。複製される2本の
DNA鎖のうちの1本は，5′→3′方向に短いDNA鎖を合成し，あとでその短鎖DNA
をつなぐという不連続複製が行われる（図10-4）。5′→3′方向に連続的に合成され
るDNA鎖をリーディング鎖，不連続に合成されるDNA鎖をラギング鎖という。ラギ
ング鎖で複製フォークの近傍で合成される短いDNA鎖を岡崎フラグメントと呼ぶ。
リーディング鎖やラギング鎖の末端同士の連結はDNAリガーゼにより行われる。

　複製されたDNAは染色体として娘細胞に分配される。この過程では，塩基配列以
外の情報も受け継がれる。片親由来の遺伝子の中には，不活性化されているものがあ
る。このような遺伝子中のシトシン-グアニン（CpG）という配列のシトシンは，5
位炭素がメチル化されていることがある。メチル化されたCpGの相補鎖として複製さ
れたシトシンは，維持メチル化酵素により，娘細胞でもメチル化が保たれる。染色体
の主要な構成たんぱく質として，H3・H4の四量体一つとH2A・H2Bの二量体2
つからなる，ヒストン八量体がある。各娘細胞には親細胞H3・H4の四量体がラン

ダムに分配されることがわかっている。シトシンのメチル化や，H3の化学修飾は，転写の制御と密接にかかわっている（p.184，5.1参照）。

（2）RNAの合成

RNA合成はDNAを鋳型として行われ，この過程を転写という。RNA合成の基質はリボヌクレオシド三リン酸（NTP，NはA，G，C，Uのいずれか）で，RNAポリメラーゼによって触媒される。プライマーは必要とされない。合成されるRNAは，rRNA前駆体，伝令RNA（messengerRNA：mRNA）の前駆体であるhnRNA（heterogeneous nuclear RNA），tRNA前駆体，その他の非コードRNA（p.172参照）であるが，それぞれに固有のRNAポリメラーゼが存在する。RNA合成は，鋳型DNAの3′→5′方向に読み，RNA鎖自身は5′→3′方向に伸長することで進行する。鋳型となるDNAは二本鎖DNAであるが，いずれかの鎖が鋳型として使用される。合成されたRNAと同じ5′→3′の方向性をもつDNAを非鋳型鎖という。DNAがたんぱく質をコードする遺伝子の場合，遺伝コードを含み，アミノ酸を指定できる配列を含むDNA鎖をコード鎖，あるいはセンス鎖という。

3．2　核酸の分解

核酸はヌクレアーゼという酵素によって二本鎖核酸，あるいは一本鎖核酸のホスホジエステル結合が切断されることにより分解される。DNAの分解を行う酵素をDNアーゼ（DNase），RNAの分解を行う酵素をRNアーゼ（RNase）という。エキソヌクレアーゼは3′末端のホスホジエステル結合から分解を始め，5′-モノヌクレオチドを生成する。エンドヌクレアーゼは内部のホスホジエステル結合を切断することができ，5′側にリン酸基，3′側に-OHをもつオリゴヌクレオチドを生じる。DNaseの一部はDNAの修復にかかわっている（p.186，6.2参照）。DNAの大規模な分解が起こるのは細胞が破壊されたり死に向かうときである。RNA，特にmRNAの分解は遺伝子の発現を制御する機構の一部である。

4．たんぱく質の生合成

たんぱく質はDNAの情報をもとに，転写，翻訳という2つの段階を経て合成される。合成にはATPやGTPがエネルギー源として利用される。合成されたポリペプチドは，物理化学的により安定な構造変化や化学修飾を経て，生理機能をもつたんぱく質として発現する。

4．1　転　　写

転写は遺伝子からたんぱく質をつくる第一のステップで，DNAを鋳型としてRNAを合成するプロセスである。

（1）転写単位

たんぱく質のアミノ酸配列やRNAのヌクレオチド配列を決定する遺伝子領域を構造遺伝子（シストロン）という。真核生物の場合，RNAポリメラーゼによる１回の反応で転写される転写単位には１つの遺伝子が含まれるだけである。このような構造をモノシストロニックであるという。転写の調節にかかわる配列をエンハンサーやシスエレメント，転写の開始にかかわるDNA部分をプロモーター，終結にかかわる部分をターミネーターという（図10-5）。転写反応を進めるのはRNAポリメラーゼという酵素で，合成するRNAにより３種類のRNAポリメラーゼが使い分けられている。RNAポリメラーゼⅠはrRNA前駆体を，RNAポリメラーゼⅡはmRNAの前駆体であるhnRNAやsnRNA（核内低分子RNA，small nuclear RNA）を，RNAポリメラーゼⅢはtRNA前駆体を合成する。RNAポリメラーゼⅡは，CCAATやTATAなどの塩基配列をもつプロモーターを認識し，転写を開始するが，その過程ではエンハンサーやシスエレメントに結合する転写調節因子，基本転写因子などが重要な役割を果たしている。RNAポリメラーゼⅡのC末端領域には，基本転写因子，キャップ構造の形成因子，スプライシング装置の構成因子，ポリ（A）付加と切断に関与する因子などが結合することにより，転写から成熟への各段階が制御されている。

（2）転写後のプロセッシング

たんぱく質をコードする遺伝子はheterogeneous nuclear RNA（hnRNA）と呼ばれるRNAへと転写され，さまざまなプロセッシングを経た後，成熟mRNAとなる（図10-5）。真核生物の遺伝子はたんぱく質をコードする領域が何か所にも分散しており，その間に翻訳されない領域が存在するという分割された遺伝子構造をとっている。

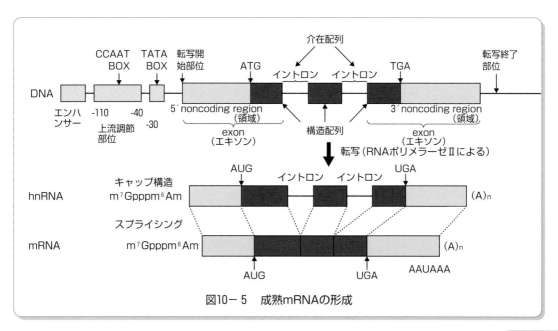

図10-5　成熟mRNAの形成

最終的に成熟mRNAを構成する領域をエキソン，間の介在配列をイントロンと呼ぶ。ヒト遺伝子では，イントロンの数が2〜50にも及び，その長さも50塩基対から20,000塩基対に及ぶものがある。

　　DNAからRNAポリメラーゼⅡによる転写によって合成されたhnRNAは，5′末端側にキャップ構造が付加される。5′末端側はリン酸基が遊離した状態であるので，ここにGTPが結合する。5′末端のリン酸基とGTPの5′位のリン酸基が結合した，5′-5′三リン酸結合で，通常のポリヌクレオチド鎖にはみられない結合である。その後グアニンはメチル化される。一方，3′末端には約100個のアデニル酸が結合され，ポリ（A）尾部が形成される。キャップ構造とポリ（A）はエキソヌクレアーゼによるmRNAの分解を防ぐ役割がある。その後，hnRNAに転写されたイントロン部分はスプライシングによって除かれ，成熟mRNAが完成する（図10-5）。スプライシングはsnRNAとたんぱく質からなるスプライシング複合体スプライセオソームによって行われる。snRNAはhnRNAを切断する触媒活性の中心となっており，このような酵素はリボザイムと呼ばれる。スプライセオソームの他に，リボソームやテロメア（p.39，第2章4.2参照）合成酵素など，細胞機能の維持に重要な役割を担う分子には，たんぱく質とRNAの両方が含まれているものがある。

　　以上のように，mRNAは，DNAの一次転写産物がキャッピングを施され，ポリ（A）を付加し，スプライシングを経て成熟する。成熟mRNAは核小孔から核を出て細胞質に移動し，たんぱく質合成の鋳型として使われる。

4．2　翻　　訳

　　翻訳は遺伝子からたんぱく質をつくる第二のステップで，遺伝子の情報を担ったmRNAを鋳型としてたんぱく質が合成されるプロセスである。核内で合成されたmRNAが細胞質に移動し，翻訳の装置であるリボソームに付着すると，遺伝暗号に対応するアミノ酸をtRNAが運び，アミノ酸が順につながり，ポリペプチド鎖が形成される。

（1）遺伝暗号

　　翻訳過程は塩基配列をアミノ酸配列に置き換える反応である。ポリペプチド鎖は20種類のアミノ酸からなるので，その一次配列を決定するためには，4種類の塩基からなる塩基配列の三連塩基を1組にして，これと1個のアミノ酸と対応させることが必要となる。mRNA上の三連塩基が1個のアミノ酸と対応しているという**三つ組み暗号説**は実験的に確かめられた。mRNA上の三連塩基を**コドン**（codon）といい，mRNAと，そのもとになったDNAの塩基配列を**遺伝暗号**（genetic code）という。

　　遺伝暗号は最初に大腸菌で解読された。その後，動植物やウイルスもすべて同じ暗号を使っていることがわかり，普遍暗号と呼ばれている。遺伝暗号表（表10-1）には，次のような特徴がある。

表10−1　遺伝暗号表

5′側塩基	中央塩基				3′側塩基
	U	C	A	G	
U	Phe	Ser	Tyr	Cys	U
	Phe	Ser	Tyr	Cys	C
	Leu	Ser	終止	終止	A
	Leu	Ser	終止	Trp	G
C	Leu	Pro	His	Arg	U
	Leu	Pro	His	Arg	C
	Leu	Pro	Gln	Arg	A
	Leu	Pro	Gln	Arg	G
A	Ile	Thr	Asn	Ser	U
	Ile	Thr	Asn	Ser	C
	Ile	Thr	Lys	Arg	A
	Met	Thr	Lys	Arg	G
G	Val	Ala	Asp	Gly	U
	Val	Ala	Asp	Gly	C
	Val	Ala	Glu	Gly	A
	Val	Ala	Glu	Gly	G

　遺伝暗号は64種類あるが，このうちアミノ酸を指定しているのは61種類で，残りの3種類は終止コドンである。終止コドンは何のアミノ酸も指定せず，終止コドンが現れると，たんぱく質合成は終了する。

　翻訳の開始コドンはAUGであり，同時にメチオニン（Met）を指定する。したがって，ポリペプチド合成は必ずMetから開始されるが，合成終了後にとり除かれる場合が多い。1つのアミノ酸に1つのコドンが対応しているのはMetとトリプトファン（Trp）のみである。その他の18種類のアミノ酸は何種類かの異なるコドンをもっている。これを同義語コドンという。コドンの三番目の塩基は2〜4種類が1つのアミノ酸に対応している場合が多く，このような遺伝暗号の冗長性を縮重という。

　普遍暗号にはいくつかの例外が発見されてきた。ヒトのミトコンドリアでは普遍暗号では終止コドンであるUGAがTrpコドンである。また，核遺伝子であっても普遍暗号に従わない生物種が存在している。縮重やこのようなコドンの例外は，生物がコドンを進化させて来た過程を反映していると考えられている。

（2）アミノアシルtRNA

　遺伝暗号の翻訳のためにはコドンを認識し，適切なアミノ酸を運搬してくる分子が必要となる。tRNAはおよそ80のヌクレオチドからなる小さな分子で，クローバーの葉のような構造をもっている（図10−6）。内部で塩基対を形成している部分がステム

領域，塩基対を形成していない部分がループ領域で，これらが組み合わさって複雑な立体構造をとっている。

　tRNAの構造には，2つの重要な部位が存在する。5′側から2つ目のループの中央には，コドンと相補的塩基対を形成することができる塩基が3つ並んでいる。この部分はアンチコドンと呼ばれ，コドンを認識するという点で重要な部位である。もうひとつの重要な部位は3′末端側にCCA-OHと並ぶ配列であり，この部分にアミノ酸が結合する。

　tRNAのアンチコドンが遺伝暗号コドンを読みとってアミノ酸に翻訳していくためには，あるアンチコドンをもつtRNAはそれに対応するアミノ酸とだけ結合できなければならない。メチオニンに特異的なtRNAをtRNA^{Met}と書き，メチオニンと結合したtRNAをMet-tRNA^{Met}と書く。ほかのtRNA分子の場合も同様で，これらをアミノアシルtRNAと呼ぶ。tRNAにアミノ酸を結合させる過程はアミノアシルtRNA合成酵素によって触媒される。特異的なアミノ酸をtRNAに結合させるためには少なくとも20種類の酵素が必要であり，細胞内に用意されている。この酵素はアミノ酸とアンチコドンを含めたtRNA全体の構造を認識していると考えられている。結合反応はアミノ酸の活性化と呼ばれることもあり，ATPのエネルギーを必要とする。

　　　アミノ酸　＋　tRNA　＋　ATP アミノアシルtRNA　＋　PPi　＋　AMP

　PPi（ピロリン酸）は加水分解されて2分子のリン酸となるので，この反応は右へ進む。仮に，tRNAが不適当なアミノ酸と結合し，ポリペプチド合成に使われたとすると，異常なポリペプチド鎖が合成されることになる。確率は低いが，間違いが起こった場合には，間違ったアミノ酸を加水分解で除去する。この過程を校正と呼ぶ。

　tRNA分子の3′末端には-CCAという構造があり，末端のアデニンヌクレオチドのリボースの2′または3′の-OH基は遊離している。アミノ酸のカルボキシ基はこの-OHとエステル結合を形成して結合する。このエステル結合はペプチド間の結合とほ

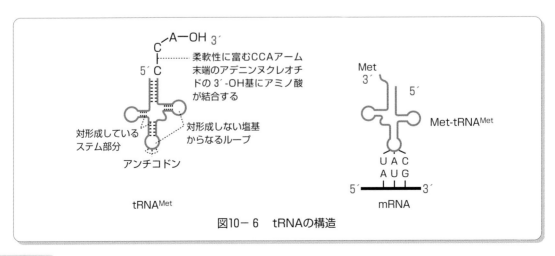

図10-6　tRNAの構造

ほぼ同じエネルギーをもっている。アミノアシルtRNAのエステル結合がはずれ，転移することにより，ペプチド鎖の末端のアミノ酸のカルボキシ基と，アミノアシルtRNA由来のアミノ基の間でペプチド結合が形成される。

（3）ポリペプチド鎖合成反応

ポリペプチド鎖合成反応は，細胞内小器官のひとつであるリボソームで行われる。リボソームはRNAとたんぱく質からなり，乾燥重量の60％がRNAであることからその名がつけられた。リボソームには大小２つのサブユニットが存在し，真核細胞の場合，大サブユニットに３種類のRNAが，小サブユニットに１つのRNAが含まれている。たんぱく質としては，大小サブユニットあわせて約80種類のポリペプチドが含まれている。

１）ポリペプチド鎖合成開始反応

リボソームはmRNAの5′末端に結合し，3′末端の方向へと移動していく。コドンの配列を読みながら，アミノアシルtRNAを集め，ポリペプチド鎖を伸ばし，終止コドンに出会った時点でポリペプチド鎖合成は終了し，リボソームから放出される。

リボソームがmRNAの正しい場所から翻訳を開始することは重要である。mRNAは両端に非翻訳領域をもち，中間に翻訳領域をもつ。真核生物のmRNAは，5′末端にメチルグアノシン三リン酸のキャップ構造が，3′末端にはポリ（A）が存在する。リボソームが翻訳領域の最初のコドンを正しく識別できれば，その後は３塩基ずつ読み進めていくことができる。

真核生物の翻訳開始には10ほどの開始因子が関与しており，開始複合体形成は一群のGTPアーゼによって監視されている。eIF２はそのひとつで，翻訳開始Met-tRNA^Met とGTPの複合体を形成し，リボソーム40Sサブユニットへの結合を促進する。リボソーム40Sサブユニットとの翻訳開始複合体はmRNAの上流に結合した後，mRNAに沿って下流に移動し，翻訳開始コドンAUGを探し出す（図10-7）。

２）ポリペプチド鎖伸長反応

ポリペプチド鎖合成が開始されると，２番目以降のアミノ酸を次々と結合していく。この反応は伸長反応と呼ばれ，伸長因子によって進められる。ポリペプチド鎖の伸長には２種類の伸長因子（EF１α，EF２）が関与しており，いずれもGTPを結合するたんぱく質である。GTPと結合しているときリボソームに移行し，結合したGTPを加水分解しながらポリペプチド鎖を伸長する。GTPはGDPになるので，伸長因子はリボソームより離れ，次の伸長反応に備える。

伸長反応は伸長反応複合体上で進行する。翻訳開始時にはP部位にMet-tRNA^Met が結合しており，A部位は空である。続くアミノアシルtRNA（aa_2-tRNA）はA部位に入る。この過程は伸長因子EF１αが行う。隣りのA部位にあるアミノアシルtRNAのカルボキシ基が，ペプチジルトランスフェラーゼの活性によって新しいアミノアシルtRNAのアミノ基に結合する。アミノ酸１つ分だけ伸長した（ジペプチドの結合した）

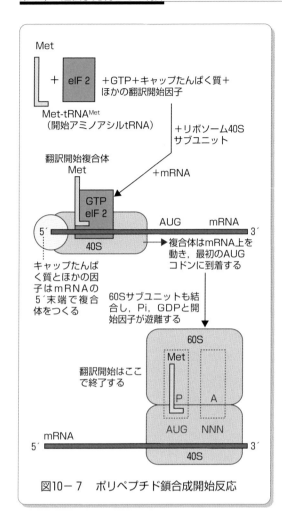

図10−7　ポリペプチド鎖合成開始反応

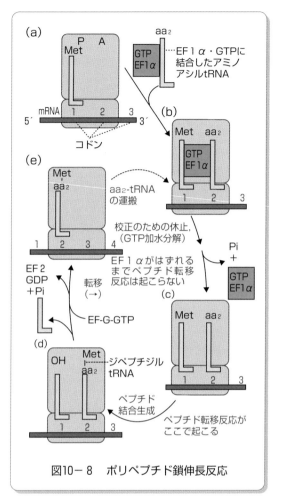

図10−8　ポリペプチド鎖伸長反応

　ペプチジルtRNAは伸長因子EF2によってA部位からP部位へ移行する。空になった A部位には次のコドンに相当するtRNAが伸長因子によって運ばれてくる。このくり 返しによってポリペプチド鎖が延ばされていく（図10−8）。ポリペプチド鎖のアミノ 酸1つの伸長には，2分子のGTPを必要とする。

3）ポリペプチド鎖合成終結反応

　ポリペプチド鎖はアミノ末端からカルボキシ末端へと延びていく。伸長反応が進み， 終止コドンであるUAA，UAG，UGAのいずれかがくると伸長反応は停止する。 tRNAに結合しているポリペプチド鎖は，GTP分解活性をもつ終結因子によりtRNA から離される。

4．3　ポリペプチド鎖からたんぱく質へ

　合成されたポリペプチド鎖は，その直後から機能を発揮するのではない。直鎖状の ポリペプチドが折りたたまれて立体構造をとる，構成するアミノ酸の側鎖に糖が結合

する，2本のポリペプチド鎖がジスルフィド結合（S−S結合）するなどによって初めて生理的に機能するたんぱく質となる。

（1）分子シャペロンによる立体構造の形成

　細胞にはたんぱく質の高次構造の形成に関連する一群のたんぱく質が存在している。分子シャペロンと呼ばれるたんぱく質で，完全な高次構造を形成していないたんぱく質，すなわち部分的に折りたたまれたたんぱく質や，変性しつつあるたんぱく質を認識し，これらと結合する。シャペロンがこのような部分に結合すると，正しい折りたたみ構造になるまでたんぱく質に結合し，正しい折りたたみができたときにポリペプチドから離れる。多くのシャペロンはこの際にATPの分解を必要とする。リボソームでつくられた直後のポリペプチド鎖は疎水性アミノ酸の領域が不適切に結合している場合があり，これらを正すうえでシャペロンが働いている。たんぱく質の高次構造そのものは一次構造をもとに決まるものであるが，シャペロンは高次構造形成を補助し，誤ってフォールディングしたたんぱく質の品質管理を行っている。熱ショックたんぱく質は細胞外からのストレスがかかったときに発現するたんぱく質である。ストレスによって乱れたたんぱく質の高次構造をもとに戻す働きがあることから，分子シャペロンの一種ということができる。

　ウシ海綿状脳症（BSE：bovine spongiform encephalopathy）あるいは狂牛病は，この病気に感染した動物の組織を食べることによって伝わる病気である。原因物質はプロテアーゼに抵抗性のたんぱく性感染粒子（small proteinaceous infectious particle）でプリオンと呼ばれている。正常な動物にもプリオンが存在しており，非感染性のプリオンと感染性のプリオンは同じアミノ酸配列をもち，同じ遺伝子にコードされている。しかし，感染性のプリオンはβシート構造に富み，自己触媒的に凝集塊をつくる。感染性のプリオンは非感染性のプリオンを異常な高次構造をもった感染性のプリオンに変えることが知られており，これがウシ海綿状脳症感染の原因である。非感染性のプリオンから感染性のプリオンへの転換の機構にはシャペロンが関与している。クロイツフェルトヤコブ病，アルツハイマー病，パーキンソン病なども，異常な構造のたんぱく質に起因すると考えられている。

（2）翻訳後修飾

　合成されたポリペプチドがさまざまな翻訳後修飾を受けて生理活性のあるたんぱく質へと変わることが知られている。細胞外に分泌されるたんぱく質や，膜たんぱく質の細胞外の領域には糖鎖が付加される。細胞膜や細胞内のキナーゼ類の多くは，自身のリン酸化により酵素活性が制御されている。

　インスリンは51個のアミノ酸残基からなるペプチドホルモンであるが，109個のアミノ酸残基からなるプレプロインスリンから2つの過程を経て生成される。プレプロインスリンは粗面小胞体上のリボソームで合成された後，小胞体内に移行し，プレプ

ロインスリンのN末端にあるシグナルペプチドと呼ばれる23個のアミノ酸残基が切断されて，プロインスリンとなる。さらに，プロインスリンはポリペプチド鎖内にジスルフィド結合を形成してゴルジ体に移行し，ポリペプチド鎖の中間部が切断されて，生理機能をもつインスリンとなる（図10-9）。インスリン分子のA鎖は21個のアミノ酸，B鎖は30個のアミノ酸が結合したペプチドで，A鎖とB鎖は2か所でジスルフィド結合している。インスリンは二量体を経て六量体を形成し，安定化する。

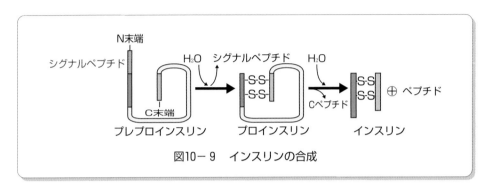

図10-9　インスリンの合成

5．遺伝子発現の調節

　遺伝子からRNAやたんぱく質がつくられる過程の各段階に制御機構が存在する。転写や翻訳レベルでの調節にはホルモンや栄養素がかかわっている。今日では，高速塩基配列解析やたんぱく質の質量分析などにより（p.192, 10.1参照），mRNAやたんぱく質の全体が，栄養条件などでどのように変化するかが明らかになりつつある。

5．1　転写レベルでの調節

　転写レベルでの制御は，最終的に酵素やその他の機能をもつたんぱく質の生成量を調節する機構の一部である。転写はプロモーターから開始されるが，多くの遺伝子で，細胞外のからホルモンや，細胞内のセカンドメッセンジャーにより，その転写量が調節されている。転写の制御にかかわる因子を転写制御因子，あるいはトランス作用因子という。プロモーターの周辺あるいは上流域にはエンハンサーやシスエレメントと呼ばれる制御領域が存在する。そこに転写制御因子が結合し，RNAポリメラーゼを制御することによって，転写が活性化されたり抑制されたりする。これらが結合するDNAの配列はホルモンや細胞内シグナルなどへの応答配列，あるいは転写制御因子の認識配列といわれる。実際には，一つの遺伝子に複数のシスエレメントが作用し，協調的に制御を行っている場合が多い。

　転写制御因子はDNAの特定の塩基配列を認識し，結合するために特殊な構造をもっている。ヘリックス-ターン-ヘリックス，Zn（亜鉛）フィンガー，ロイシンジッパーなどの基本構造がある。転写制御因子にはDNA結合領域のほかに，転写制御領

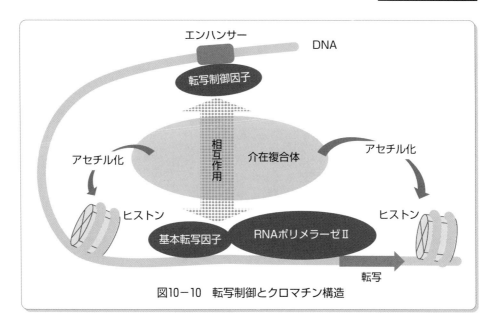

図10-10　転写制御とクロマチン構造

　域が存在し，図10-10のようなクロマチン構造の制御複合体などを介して，RNAポリメラーゼを含む転写開始複合体の形成を制御する。このような転写制御因子は数多く見いだされている。

　転写の活性化には，クロマチンの構造とDNAやヒストンの化学修飾がかかわっている。転写が活性化されている遺伝子の領域はDNA分解酵素への感受性が高い，すなわち，DNAが比較的露出している傾向がある。また，転写の開始に先立ち，エンハンサーとプロモーターは，これらに結合するたんぱく質複合体を介して相互作用していることが知られている。このようなたんぱく質複合体にはヒストンアセチル化酵素が含まれている場合がある。転写が活性化されている遺伝子の転写開始点の前後数千塩基の範囲にあるヒストンＨ３のLys27はアセチル化されている割合が高い（図10-10）。転写の不活性化にはポリコームたんぱく質群と呼ばれる別種の複合体が関与している。この場合，Lys27は脱アセチル化され，トリメチル化されている割合が高い。DNA修飾であるCpGのメチル化も転写の不活性化に関与している（p.173，3.1参照）。

5．2　翻訳レベルでの調節

　転写されたmRNAの安定性もたんぱく質の合成量に関与する。ヒトの細胞では1,000種類以上のmRNAがそれぞれ複数コピーされて存在している。これらのmRNAの半減期は10分から数日まで広範囲にわたっている。生体内のほかの分子と同じようにmRNAも代謝回転している。mRNAの量は合成と分解の速度によって決まり，mRNAの寿命によりたんぱく質の量が調整される。

　トランスフェリン受容体は細胞内の鉄の量を制御している。トランスフェリン受容

体たんぱく質の合成は翻訳レベルでの調節が行われている。この受容体のmRNAの3′末端の非翻訳領域には，鉄応答性配列（IRE：iron-responsive elements）と呼ばれるステムループ構造が5つくり返されている。鉄濃度が低いときには，IRE結合たんぱく質（IRP 1）がIREに結合し，mRNAを安定化させ，受容体たんぱく質の合成を増し，細胞内の鉄濃度を高める。鉄濃度が高くなると，鉄とIRE結合たんぱく質（IRP 1）が複合体を形成し，IREからはずれ，mRNAはエンドヌクレアーゼによる分解を受けやすくなる。フェリチンはおもに肝臓で鉄を貯蔵するたんぱく質で，アポフェリチンと無機鉄イオンの複合体である。アポフェリチンmRNAの5′側上流にはIREがある。鉄が少ないときにはIRE結合たんぱく質IRP 1がIREに結合したんぱく質の合成が低下する。鉄濃度が高くなると，鉄とIRE結合たんぱく質IRP 1が複合体を形成し，IREからはずれ，アポフェリチンの合成が促進される。脱核以前の赤血球におけるヘム合成も同様に調節されている。

6．DNAの損傷と修復

遺伝情報を担うDNAはさまざまな内的，外的要因によって損傷を受ける。DNA複製や転写などに障害がでると，細胞はさまざまな仕組みで正常な状態への復帰を試みる。修復できない場合は，アポトーシスなどにより，異常な遺伝子をもった細胞は個体から除去される。

6．1　変　異　原

DNAに損傷を引き起こす要因としては，内因的なものと外因的なものとがある。内因的な要因としては，塩基の脱アミノ化，塩基−糖間のグリコシル結合の開裂などDNAの構造の不安定性に起因するものや，細胞内の様々な化学反応で発生する活性酸素分子種に起因する塩基の損傷がある。外因的なものとしては，紫外線，放射線，化学物質などがある。食物中に含まれる亜硝酸なども変異原性を示す場合がある。

6．2　損傷の修復

皮膚に紫外線があたると，同一鎖でチミジンが隣り合っている場合，2つのチミジンの間で共有結合ができ，チミジンダイマー（チミジン二量体）が生じる。この損傷はDNAの修復機構によって修復される。すなわち，DNA損傷部位が認識され，損傷部位の5′および3′末端でDNA一本鎖が切断され，損傷部位を含むオリゴヌクレオチドが除去された後，損傷部位が修復される。色素性乾皮症は約10万人に1人の割合で発症する遺伝的疾患で，DNA損傷が修復されずに残り，高頻度の突然変異や発がんなどの原因になっている。

6.3 複製時における誤りの修復

　ヒトの1つの細胞内のDNAを複製するには30億の2倍，60億の塩基配列を正しくつくらなければならない。複製は相補的な塩基対の形成に依存する。水素結合による塩基対の形成はエネルギーを放出する方向であり，正しい塩基対のほうが生成しやすい。しかし，これは確率的な事象であるので，誤った塩基対も形成されうる。また，dATP分子の少数がイミノ基の形をとっている場合があり，Cと塩基対を形成するなど，誤ったヌクレオチドが付加され，ミスマッチが発生する場合がある。こうした間違いを最小限にするために，DNAポリメラーゼの一種には3′→5′エキソヌクレアーゼ活性があり，正しい塩基対ができていないときにこれを切り出し，正しい塩基対に直す。すなわち，複製の正確さをチェックする校正機能をもっている。

7．先天性代謝異常

　ヒトゲノムの塩基が正常な塩基とは違う塩基に置き換わったり，欠失したりすることを突然変異という。突然変異は，DNA複製の誤りや，変異原によるDNA損傷によってもたらされる。塩基の置換は，コードするたんぱく質のアミノ酸配列の変化や，新たな終止コドンの生成により，たんぱく質の欠損の原因となることがある。塩基の欠失や挿入により，遺伝暗号の読み枠がずれ，正常なたんぱく質の合成が妨げられる場合もある。こうした変異が，卵細胞や精細胞に生じると，子孫に遺伝し，遺伝子病の原因となる場合がある。

7.1 遺伝子病と先天性代謝異常症

　生存に致命的な変異が生じた場合は，次世代に伝えられる前にその個体が消滅する。遺伝によって次世代に伝えられる場合でも，重い障害を発症する場合が多い。現在，約5,000種類の遺伝子疾患が知られており，そのうちおよそ1,100種類の原因遺伝子が特定されている。責任となる遺伝子の変異部分が明らかになっても，治療法が確立されていない場合が少なくない。遺伝子病のなかでも酵素の異常によって物質代謝の異常が顕著である場合を，先天性代謝異常という。代謝異常には酵素の質的な異常と量的な異常とがある。質的な異常を起こす変異には構造遺伝子の異常とスプライシングの異常とがあり，量的な異常には調節領域の異常がある。

　ある遺伝子に変異が起こり，つくられるたんぱく質のアミノ酸配列が変化すると，たんぱく質の構造に変化が生じる場合がある。異常なたんぱく質は機能が変化したまま使われるか，分解されて機能しない。その遺伝子の存続は，変異をもった個体が生存できるかどうかに依存している。鎌状赤血球症の人が有する変異型のヘモグロビンβ鎖（HbS）は，正常なヘモグロビンβ鎖（HbA）のグルタミン酸がバリンに置換している。ヘモグロビンβ鎖はヘモグロビンα鎖およびヘムとヘモグロビンを構成する。HbSからなるヘモグロビンと，HbAからなるヘモグロビンは，両方とも酸素や二酸

化炭素と結合することができる。しかし，酸素と結合していない状態のHbSはお互い
に会合して，長い線維状のヘモグロビンとなる。この線維のため，赤血球は鎌状に変
形し，柔軟性を失う。細胞膜が損傷を受け，細胞が破壊されると酸素運搬がうまくい
かず，貧血を起こす。その一方で，このように異常な赤血球にマラリア原虫が感染す
ると，すぐに赤血球が破壊されるため，HbSをもつ人ではマラリア原虫が増殖しにく
い。したがって，マラリアが流行しやすい地域では，一定の割合でこの変異をもつ人
が存在することになる。

　エキソンとイントロンの境界部には一定の共通な配列（コンセンサス配列）があり，
mRNAのスプライシングにおいてその部分が認識されて切断される。変異によりコ
ンセンサス配列に異常を生じたり，イントロン内部に新たなコンセンサス配列が生じ
ると，スプライシング異常をきたす。重篤なヘモグロビン異常の一種である$\beta+$-サ
ラセミアはこの例である。

　遺伝子には転写の調節に関与するプロモーター領域，転写の組織特異性などに関与
するエンハンサー領域がある（p.176，4.1参照）。これらの領域内の変異は転写の異
常を引き起こし，転写活性の低下によるmRNA量の低下からたんぱく質量が減少す
る場合がある。

7.2　食事療法による発症の回避

　先天性代謝異常は，乳児の発達に重大な影響を及ぼし，知能障害を起こしたり，死
を招く場合がある。しかし，食事療法によって治療が可能な場合がある。表10-2に
あげた代謝異常のほか，出生後数日以内にマススクリーニングによって診断が行われ
ている。異常が確定した場合には，早期に食事療法を始めれば発症を回避することが
でき，正常な生活を営むことができる。食事療法の基本は代謝異常によって蓄積する
物質を制限し，不足する物質を補充することにある。このために特殊なミルクが開発

表10-2　先天性代謝異常症とその食事療法

病　　名	代　謝　異　常	障害酵素	症　　状	食　事　療　法	
				制限物質	補充物質
フェニルケトン尿症	フェニルアラニン→←→チロシン	フェニルアラニンヒドロキシラーゼ	知能障害，痙攣	フェニルアラニン	
ホモシスチン尿症	メチオニン→←→シスチン	シスタチオン合成酵素	知能障害，痙攣，水晶体偏位	メチオニン	
メープルシロップ尿症	分枝アミノ酸──→ α-ケト酸→←→	分枝 α-ケト酸脱水素酵素	脳障害，痙攣，メープルシロップ様の臭気	ロイシン，バリン，イソロイシン	
ガラクトース血症	ガラクトース-1-リン酸→←→グルコース-1-リン酸	ガラクトース-1-リン酸ウリジルトランスフェラーゼ	知能障害，白内障	乳糖（母乳，牛乳）	デンプン，グルコース

出典）香川靖雄・野澤義則：『図説　医化学』，南山堂（2001）より改変

されている。食事療法の効果の測定は血液検査による。

8．栄養と遺伝子

　従属栄養生物であるヒトは食物を摂取し，これを栄養としている。栄養素は，活動のためのエネルギー源となったり，体成分となる。ヒトは栄養素を摂取すると，そのときの栄養状態に応じて，代謝系が適切に対応する。この過程には，ホルモンによる遺伝子制御や，摂取した栄養素や代謝物による直接的な遺伝子制御が含まれる。

8．1　代謝調節と遺伝子発現

　グルコースの代謝が，肝臓の遺伝子発現によって制御されている例をヘキソキナーゼにみることことができる。

　グリコーゲン合成反応はグルコース-6-リン酸を基質とする。細胞内にとり込まれたグルコースはヘキソキナーゼによってグルコース-6-リン酸となる。ヘキソキナーゼには4種類のアイソザイムがあることが知られている。血中のグルコース濃度が高まったとき，肝臓でヘキソキナーゼⅣ（グルコキナーゼともいわれる）が合成される。他のヘキソキナーゼⅠ～ⅢのK_mが0.1mMであるのに対し，ヘキソキナーゼⅣのK_mは10mMと，グルコースに対する親和性が低く，通常の血糖値（100mg/dL＝5.5mM）では，その反応速度は低い。しかし，血糖値が通常よりも高くなるとヘキソキナーゼⅣの反応速度は高くなり，肝臓にグルコースをとり込むのに適している。ヘキソキナーゼⅣの遺伝子の転写はインスリンによって促進される。

　このほかに，β酸化の律速酵素であるカルニチンパルミトイル転移酵素，解糖系の酵素であるピルビン酸脱水素酵素のキナーゼなど，さまざまな酵素が遺伝子レベルでの制御を受け，代謝の恒常性を維持している。

8．2　遺伝子に働きかける栄養素

　ステロイドホルモンは栄養状態や成長過程に応じて分泌され，標的細胞で遺伝子の転写を制御している。ステロイドホルモンは脂溶性であり，細胞膜の脂質二重層を通過し，細胞内の受容体（ステロイドレセプター，核内受容体）と結合する。核内受容体はZnフィンガーをもち（p.184，5．1参照），核内受容体スーパーファミリーを形成している。核内受容体スーパーファミリーは，ステロイドホルモンである糖質（グルコ）コルチコイドや各種の性ホルモンに加えて，甲状腺ホルモン，ビタミンA（レチノイン酸），ビタミンD，脂質，ビリルビンなど，多くの栄養素や代謝物と結合し，遺伝子を制御していることが知られている（表10-3）。同様に栄養や代謝に応答する他の転写制御因子としては，コレステロールなどに応答するステロール調節要素結合転写因子（SREBP），細胞内の還元状態に応答する核因子赤芽球2関連因子2（Nrf2）などが知られている。

表10−3　核内受容体スーパーファミリーの機能

分類名 遺伝子数	おもなメンバー	主な機能
NR1ファミリー 19遺伝子	甲状腺ホルモン受容体（TR） レチノイン酸受容体（RAR） ビタミンD受容体（VDR） ペルオキシソーム増殖因子活性化受容体（PPAR） 肝臓X受容体（LXR） プレグナンX受容体（PXR） 構成的アンドロスタン受容体（CAR），その他	ビタミンA，ビタミンD，脂肪酸，コレステロール，食品ポリフェノールなどに応答し，代謝を制御する。RXRとのヘテロ二量体で機能する。
NR2ファミリー 12遺伝子	肝細胞核因子4（HNF4） レチノイドX受容体（RXR），その他	RXRはNR1ファミリーとともに働く。
NR3ファミリー 12遺伝子	エストロゲン受容体（ER） グルココルチコイド受容体（GR） プロゲステロン受容体（PR） アンドロスタン受容体（AR），その他	ホルモンに応答し，性周期や代謝を制限する。おもにホモ二量体で機能する。
NR0，4，5，6ファミリー 8遺伝子	NOR1，その他	機能不明なものが多い。

　　遺伝子発現制御の基本的なメカニズムの一部であるDNAやヒストンの化学修飾（p.184, 5．1参照）にも，栄養素や代謝物が直接かかわっている。シトシンやヒストンのメチル化酵素には，メチオニンとATPから合成されるS-アデノシルメチオニンがメチル基を供与する。ヒストンのアセチル化酵素には，アセチルCoAがアセチル基を供与する。ヒストンの脱メチル化酵素にはFADが，ヒストンの脱アセチル化酵素にはNADが必要である。これらはエネルギーの産生に関係する重要な代謝物である。

9．遺伝子と多型

　　太りやすい，高血圧になりやすいなど，体質という言葉で説明されてきたことの多くが遺伝子によって説明できることが明らかになってきた。ヒトは種として共通の遺伝子をもっている反面，遺伝子のなかに多くの変異，すなわち多型を抱えている。栄養素に対する応答の仕方には個人差があり，これは遺伝子の多型に起因している。栄養素の吸収や，代謝系の制御にかかわる遺伝子の情報をもとに，個人に対応した栄養学・栄養指導を実践する必要がある。

9．1　遺伝子多型

　　ヒトゲノムには多くの1塩基レベルの変異が存在する。変異のなかには，死を招いたり，疾患の原因である遺伝子病として扱われるものもある。一方，生存に大きな影響を及ぼさず，集団内で一定の頻度を示す場合がある。このような変異は1塩基多型

（SNPs：single nucleotide polymorphisms，スニップス）と呼ばれており，さまざまな個人差の原因となっている考えられている。SNPsは，遺伝子上のエキソン部位だけではなく，イントロンやプロモーターの部位にも認められている。エキソン上に生じた変異でも，アミノ酸の置換を引き起こす場合とそうでない場合とがある。プロモーター部位や遺伝子制御部位に生じた変異によって遺伝子の発現が影響を受けることも知られている。SNPsの頻度は，人種，民族により違いがある。アセトアルデヒド脱水素酵素の遺伝子多型はコーカソイド（白色人種），ネグロイド（黒色人種）にはほとんどみられないが，モンゴロイド（黄色人種）にみられるというのがその一例である。

９．２　遺伝子多型と栄養

　食習慣や運動習慣などの生活習慣に起因して発症することから名づけられた生活習慣病も，環境的要因だけではなく遺伝的要因も関与していることが明らかになりつつある。単一遺伝子変異が遺伝子疾患として発症する遺伝子病とは違い，複数の遺伝子が関与していると考えられている。

　肥満は栄養が十分な時にそれを蓄える順応機構であり，疾患ではないが，慢性になると多くの病気を発症する要因となる。肥満に関与する肥満遺伝子，あるいはエネルギーを節約する倹約（節約）遺伝子としていくつかの遺伝子が候補にあがってきている。遺伝性肥満マウスで見つかったレプチン遺伝子もそのひとつである。この遺伝子異常はマウスに遺伝性肥満をもたらすが，ヒトでは少数例しか発見されていない。

　アドレナリンは交感神経によって分泌が促進されるホルモンであるが，その受容体にはα型2種類，β型3種類が知られている。α_1受容体にアドレナリンが結合すると，肝臓細胞でのグリコーゲンの分解が促進される。肥満との関係で注目されているのは，β_3-アドレナリン受容体で，白色脂肪組織，褐色脂肪組織，腸，肝臓に存在している。アドレナリンが白色脂肪組織の細胞膜にあるβ_3-アドレナリン受容体に結合すると，アデニル酸シクラーゼ系を介してcAMP濃度が上昇し，プロテインキナーゼAからのカスケード反応で，最終的にホルモン感受性リパーゼが活性化される。このリパーゼによって中性脂肪は遊離脂肪酸とグリセロールに分解され，血中に放出される。アドレナリンが褐色脂肪組織の細胞膜にあるβ_3-アドレナリン受容体に結合すると，細胞内シグナル伝達により，ミトコンドリア内膜にある脱共役たんぱく質の発現を促進する。ミトコンドリア内膜では，電子伝達系によって生じたH^+の電気化学ポテンシャルと共役してATPを産生している。脱共役たんぱく質は，この電気化学ポテンシャルでATP産生を行わず，熱を産生する。

　β_3-アドレナリン受容体を構成する408個のアミノ酸の64番目のアミノ酸がトリプトファンからアルギニンに変化した遺伝子変異がある。その結果，受容体の機能が低下し，肥満を生じやすいと考えられている。この遺伝子変異は白人や黒人よりも，モンゴロイドである日本人やアメリカ先住民のピマ族に多くみられる。この遺伝子は潜性（優性）遺伝で親から子に伝わる。熱産生によるエネルギー消費を抑えるという面

では，飢餓の多い生活条件に適した遺伝子変異であるが，飽食の時代では肥満を起こしやすく，２型糖尿病を発症しやすくなる。

　倹約遺伝子仮説は，飢餓の時代に，食物を効率よく体内にエネルギー源としての脂肪として蓄積できる個体が生き残ってきた，という仮説である。現代の栄養過多の社会は，倹約遺伝子をもつ人々にとって肥満や糖尿病のリスクを増加させることが示唆されている。β_3-アドレナリン受容体遺伝子の変異は潜性遺伝で，日本人の３人に１人にみられる（表10-4）。１日あたりの基礎代謝量が200kcaL少なく，過食により肥満や糖尿病を引き起こす確率が高いことも知られている。β_3-アドレナリン受容体遺伝子以外にも，PPARγ（peroxisome proliferator-activated receptor γ，表10-3参照），アディポネクチン，GIP（gastric inhibitory polypepitde）などの遺伝子でも人種による多型頻度の違いが報告され，倹約遺伝子として注目されている。

表10-4　β_3-アドレナリン受容体遺伝変異（Trp64Arg）の頻度

人　種	サンプル	Trp／Trp	Arg／Trp	Arg／Arg
モンゴロイド	ピマ族（アメリカ先住民）	46	45	9
モンゴロイド	日本人	61	34	5
ネグロイド	アメリカ在住	75	24	1
コーカソイド	アメリカ在住	89	10	1

10. 遺伝子工学

　DNAを解析する技術によって生物学や生化学は進展してきた。その過程で明らかになった生命の仕組み（酵素や塩基配列）を使って，生命そのものを操作する技術が産み出された。有用なたんぱく質を微生物で生産し，食品や医薬品として使うことが可能になるなど，各方面で活用されている。ヒトの疾患の遺伝子治療も可能であるが，技術と同時に倫理的な基準が重要である。

10. 1　遺伝子解析の技術
（1）ポリメラーゼ連鎖反応

　ポリメラーゼ連鎖反応（PCR：polymerase chain reaction）はDNA分子の特定の部分を増幅する技術である。この技術は，二本鎖DNAが高温（92℃程度）で一本鎖に解離する性質と，高温でも失活しないDNAポリメラーゼに依存している。PCRには，鋳型DNA，一組のプライマー，耐熱性DNAポリメラーゼ，DNA合成の基質となるデオキシリボヌクレオチド（dNTPs）が必要である。DNAの合成は，鋳型DNA両端の塩基配列と相補的な，25塩基程度のオリゴヌクレオチドDNAをプライマーの起点として進行する。増幅の原理は，二本鎖DNAの解離，プライマーの相補的な結合，ヌ

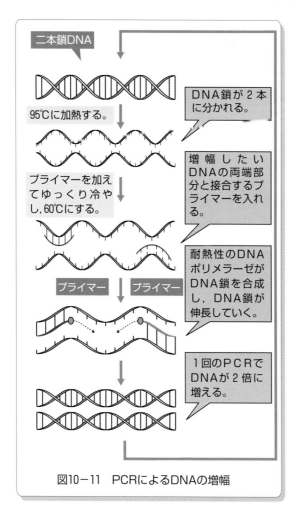

図10-11　PCRによるDNAの増幅

二本鎖DNA

95℃に加熱する。

DNA鎖が2本に分かれる。

プライマーを加えてゆっくり冷やし、60℃にする。

増幅したいDNAの両端部分と接合するプライマーを入れる。

プライマー　プライマー

耐熱性のDNAポリメラーゼがDNA鎖を合成し、DNA鎖が伸長していく。

1回のPCRでDNAが2倍に増える。

クレオチド伸長反応を基本過程とし，そのくり返しである。理論的には，反応回数nに対して，2のn乗に鋳型DNAの一部を増幅することができる（図10-11）。20,000塩基対程度のDNAを増幅可能であるが，長くなるほど，複製の正確性が低下する。PCRは，DNAやRNAの検出，DNAの塩基配列の解析，遺伝子クローニングなど，遺伝子解析と操作の基盤技術となっている。

トピックス　新型コロナウイルス感染のPCR検査

　PCRは特定のDNAの配列を100万倍以上に増幅する技術である。この技術によって，1本の髪の毛や，コップに付着した唾液から個人を特定したり，豆腐や納豆などに遺伝子組換え大豆が使われているかを検査したりすることもできる。新型コロナウイルスのPCR検査は，感染をウイルスの遺伝子の検出で検査する。検査の信頼性は，検体の採取方法と，注目しているDNAだけをいかに増幅するか，にかかっている。検体は当初，鼻咽頭拭い液が用いられた。鼻から綿棒を入れて粘液を採取する必要があり，咳やくしゃみを伴うことから，操作に危険を伴った。その後，のどや唾液からも同じ感度で検出されることがわかり，唾液や鼻腔前庭拭い液での検査が行われるようになった。唾液中には細菌や本人の口腔粘膜の細胞も存在することから，これらに由来するDNAを増幅しないようにする必要がある。コロナウイルスはRNAの遺伝子をもち，その塩基配列と，細菌やヒトのゲノムDNAの塩基配列はわかっているので，これらを区別するようにPCRを工夫することが可能である。一方で，遺伝子配列が変異したコロナウイルスの株も出現しているため，常にPCRの方法を改良してゆく必要がある。

（2）DNAの塩基配列の解析技術

　現在の塩基配列の解析技術の多くは，DNA合成酵素とダイデオキシリボヌクレオチド（ddNTPs）を用いた，サンガー法を基礎としている。サンガー法は，dNTPsとddNTPsを共存させてDNA合成反応を行うと，ddNTPsがとり込まれたDNA鎖で合成が停止することを利用している。近年開発された高速塩基配列解析では，まず，プライマーを高密度の点状に固定した基盤上で，鋳型DNAを増幅する。この上で，4種類の蛍光で標識され，3′-OHが保護されたdNTPsを基質として，1塩基ずつ伸長，脱保護，蛍光標識の除去反応を行い，それぞれの点の蛍光色の時間変化を検出することにより，極めて高速な解析が可能となっている。具体的には，2000年代のヒトゲノムプロジェクト終了時に，一つの機械で1日に約10^4塩基（500塩基×20回）であった能力が，2010年代には，1日に約2×10^{11}塩基（100塩基×2×10^9回）と，1,000万倍以上を示すに至っている。これは，ヒトゲノムを一度に100回以上解析しうることを意味する。腸内細菌叢や，環境の微生物全体のゲノムも解析対象であり，メタゲノムという考え方も生まれた。

（3）遺伝子発現の解析技術

　組織や細胞における遺伝子発現は，遺伝子に由来するmRNAやたんぱく質の検出により評価することができる。抽出されたmRNAを，プライマーとウイルス由来の逆転写酵素を用いて相補的なDNA（cDNA）に変換し，cDNAを鋳型としたPCRを行うことにより増幅することができる。逆転写のプライマーには，ランダムな6塩基のオリゴヌクレオチドDNAや，mRNAに特有なポリ（A）配列（p.176，4.1参照）に相補的なオリゴヌクレオチドDNAが用いられる。増幅されたDNAの量はもととなったmRNAの量に比例するため，DNAを蛍光色素などで検出することにより，個々のmRNAの発現量を比較することができる（定量PCR）。

　発現するRNAの全体（トランスクリプトーム）を解析する技術も発達してきた。解読された生物のゲノムの情報に基づき，個々の遺伝子の一部の配列をもつオリゴヌクレオチドDNAが点状に高密度に配置された基盤が用意されている（DNAマイクロアレイ）。次に，mRNA全体からcDNAを合成し，これを鋳型として，蛍光標識されたRNAプローブをRNA合成酵素で合成する。このRNAプローブを，DNAマイクロアレイ上のオリゴヌクレオチドDNAと共存させ，塩基対を形成させると，個々のmRNAの発現量をDNAマイクロアレイ上の蛍光強度の分布として得ることができる。さらに，高速塩基配列解析はトランスクリプトームの解析方法を一変させた。mRNA全体から合成されたcDNAの配列全体を1,000万以上の桁の回数で解析することにより，mRNAの発現量を，得られた配列データの個数として測ることが可能になっている。たんぱく質をコードしないRNAも同様の方法で解析可能である。（p.39，第2章4.2参照）。

　たんぱく質については，個々のたんぱく質に特異的な抗体を用いた検出が，研究や

検査などで用いられている。一方で，たんぱく質の全体像を捉えることも，高分子を対象とした質量分析機によって可能になってきている。また，遺伝子の制御に関係するようなたんぱく質のゲノム上での結合状態を，抗体によるたんぱく質-DNA複合体の精製（染色体免疫沈降）と高速塩基配列解析を組み合わせることにより，解析することが可能になっている。

（4）情報通信技術

　ゲノムDNAやmRNAを解析して得られたデータを，コンピューターなしに解析することは不可能である。すでにヒト，マウスなど各種の実験動物，家畜，各種の細菌，各種のウイルスなどのゲノムが解読され，インターネット上に公開されている（リファレンスゲノム）。既知の遺伝子はもとより，新たな遺伝子の機能も，データ上の多数の遺伝子との類似性から推定することができる。高速塩基配列解析によって得られるデータも，リファレンスゲノムに基づいて解析される。大規模な核酸のデータと，生物学的機能（代謝の個人差や病態などの表現型）を関連付けることも重要である。多くの疾患について，全ゲノムのSNPsとの関連性が研究されている（GWAS：Genome Wide Association Study）。各組織や血液のトランスクリプトーム，腸内細菌叢についても，個人の栄養状態や疾患との相関が盛んに解析されている。

10.2　遺伝子操作の技術

（1）遺伝子クローン

　特定の遺伝子の機能を解析し，利用するためには，その遺伝子を単独で扱う必要がある。単独の遺伝子を得る過程をクローニングといい，得られた遺伝子をクローンという。過去には，大腸菌などの宿主に，目的の生物のゲノム断片やcDNA全体をベクターを介して導入し，増殖させ，選抜することによりクローニングが行われていた。ベクターとは遺伝子の運び屋であり，多くの場合，大腸菌が元来有する環状DNAであるプラスミドを改変したものが使われる。現在では，目的の遺伝子の塩基配列の情報はリファレンスゲノムから得ることができる。したがって，遺伝子クローニングは，ある生物のゲノムDNAやcDNAに対するPCR，増幅されたDNA断片のベクターへの組み込みと大腸菌への導入，塩基配列の確認という過程を経て完了する。既知の遺伝子クローンの多くを供給する遺伝子バンクも存在する。

（2）遺伝子組換え

　クローニングにおける大腸菌への外来遺伝子の導入過程は，遺伝子組換えである。遺伝子組換え操作で多用されるプラスミドベクターは，いくつかの要素から構成されている。ベクターが大腸菌内で複製されるための複製開始点と，大腸菌内で安定に保持されるための薬剤耐性遺伝子は，例外なく含まれている。クローニングした遺伝子がコードするたんぱく質を，大腸菌やその他の真核細胞で発現させたい場合は，これ

らの細胞で働くプロモーターを遺伝子の5′側に連結させる。このようなプロモーターは，薬剤，温度，栄養，特定の組織など，限定された条件で遺伝子の発現を誘導することができる。逆に，誘導条件や，組織での発現の特異性など，転写制御領域の機能を解析したい場合は，発現の確認が容易なβガラクトシダーゼや緑色蛍光たんぱく質などのレポーター遺伝子を3′側に連結させる。

（3）遺伝子組換え生物

　本来有していたものと異なる遺伝子を導入された生物を組換え体という。クローニングの過程でつくられる大腸菌は，組換え遺伝子をプラスミドとして，自身のゲノムとは別に保持している。出芽酵母や哺乳類の培養細胞の組換え体の場合，組換え遺伝子がゲノムに組み込まれる場合もある。その様式としては，組換え遺伝子がゲノムの不特定な場所に組み込まれる場合と，細胞が本来もっていた遺伝子との相同性を利用して，一部を取り換えるように組み込まれる場合がある。特に後者は動物の遺伝子の改変に用いられる。組換え体は，ヒトのインスリン，赤血球増殖因子，たんぱく質分解酵素などの生産に利用されている。多細胞生物である遺伝子組換え植物や，遺伝子を改変した動物などについては，分化全能性をもった細胞に遺伝子を導入し，個体として生育させ，交配，選別する，という複雑な操作が必要である。以上のような組換え体の作成や使用は，国際的なガイドラインに従い，物理的あるいは生物学的に封じ込められた条件のもとで行われている。

第 11 章

シグナル伝達

1. 個体における情報伝達のネットワーク

　　ヒトのからだは，その状態が比較的狭い範囲内でたえず変動しながら適切な安定性を維持できる。このとき，からだを構成する器官系，器官，組織（細胞）のそれぞれの間で，互いに協調しながら安定性を調節する。この能力を**ホメオスタシス**（恒常性維持）という。温度，pH，グルコース濃度，酸素など細胞外の環境条件にあわせて，**神経系**と**内分泌系**がホメオスタシスを調整する（図11-1）。

　　ホメオスタシスは下記の3つの構成要素により制御される。

　　①　外界の変化を「刺激」として認識し応答する受容体（センサー）
　　②　受容体から調節中枢（脳や脊髄）への情報の伝達（求心性経路）
　　③　調節中枢から効果器（エフェクター，筋肉や分泌腺）への情報の伝達（遠心性経路）

　　また，ホメオスタシスの調整には，効果器の働きが適正に抑制される仕組み（負のフィードバック作用）が必須となる。

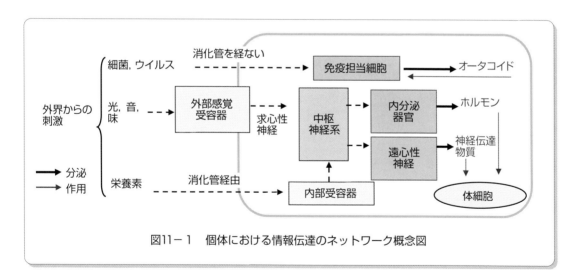

図11-1　個体における情報伝達のネットワーク概念図

2. 細胞と細胞の間の情報伝達

　　神経系と内分泌系は，生理活性物質と呼ばれる化学物質を細胞外に放出して，その生理活性物質と特異的に結合する**受容体**をもつ**標的細胞**に作用する。生理活性物質の分泌形式は，分泌細胞と標的細胞の距離と作用時間に応じて，神経分泌，傍分泌，内

表11-1　細胞間情報伝達の分泌形式と情報伝達物質

分　泌　形　式	神　経　分　泌	傍　分　泌	内　分　泌
情報伝達物質	神経伝達物質	オータコイド，サイトカインなど	ホ　ル　モ　ン
模　式　図	シナプス前膜　標的細胞	細胞　標的細胞	内分泌腺　血管　標的細胞

分泌と分類されている。それぞれの分泌形式における生理活性物質を，**神経伝達物質，オータコイドやサイトカイン，ホルモン**と呼ぶ（表11-1）。

　a. **神経分泌**　　ニューロンの軸索末端部に貯蔵されている神経伝達物質が，**シナプス中に放出される機構**である。神経分泌は，軸索上を伝わってきた電気的刺激により調節される。神経伝達物質には，**モノアミン系**（セロトニン，ドーパミン，ノルアドレナリン，ヒスタミンなど），**アミノ酸系**（グルタミン酸，GABAなど），**ペプチド系**（VIPやニューロテンシン，エンドルフィンなど），そしてアセチルコリンなどが含まれる。

　b. **傍分泌**　　細胞から分泌された化学物質が，**近傍の細胞に**（あるいは分泌した細胞自体に）作用する機構である。セロトニン，ヒスタミン，エイコサノイド（プロスタグランジンやロイコトリエン），一酸化窒素（NO）などは**オータコイド**（局所ホルモン）と呼ばれる。一方で，免疫細胞を含む種々の細胞から分泌される糖たんぱく質は**サイトカイン**と呼ばれる。サイトカインには，インターロイキン，インターフェロン，腫瘍壊死因子（TNF：tumor necrosis factor），種々の増殖因子（EGF：epidermal growth factorやNGF：nerve growth factor）などが含まれる。

　c. **内分泌**　　内分泌腺（ホルモンを生成する組織）で生成されたホルモンが血中に放出され，比較的離れた組織に作用する機構である。ホルモンには，**アミノ酸誘導体ホルモン**（アドレナリン，セロトニンなど），**ペプチド性ホルモン**（インスリン，グルカゴンなど），**ステロイド性ホルモン**（糖質コルチコイド，鉱質コルチコイドなど），**視床下部ホルモン**（副腎皮質刺激ホルモン放出ホルモン，ゴナドトロピン放出ホルモンなど），**下垂体ホルモン**（副腎皮質刺激ホルモン，性腺刺激ホルモンなど），**性ホルモン**（エストロゲン，プロゲステロンなど），**消化管ホルモン**（ガストリン，セクレチンなど）などが含まれる。アドレナリンのように，神経伝達物質としての機能とホルモンとしての機能を合わせもつものもある。

3. 細胞における情報の受容

　生理活性物質は，特異的な受容体に結合して初めてその機能が発揮される。

　脂溶性の生理活性物質（ステロイドや甲状腺ホルモン，一酸化窒素など）は，生体膜を自由に通過して**細胞内受容体**（核内受容体）と結合する。ステロイドや甲状腺ホルモンは細胞内受容体（核内受容体）と複合体を形成した後，遺伝子のホルモン応答配列（HRE：hormone response element）に直接結合する。そして，その遺伝子の転写を活性化または抑制することによりたんぱく質の発現量を調節し，細胞の機能を変化させる（図11－2）。

　水溶性の生理活性物質（ペプチドやアミノ酸誘導体であるホルモン，神経伝達物質，オータコイドなど）は，**細胞膜受容体**（膜貫通型受容体）と結合して細胞外からの情報を細胞内に伝える。

　細胞膜受容体の重要な特徴は，次の2つである。ひとつは，細胞膜受容体と結合した生理活性物質は，細胞内で新しい情報伝達物質（セカンドメッセンジャーと呼ぶ）を生成することである。このとき何段階かの連鎖的な化学反応を引き起こし，細胞内の機能たんぱく質（酵素など）を化学修飾（リン酸化や脱リン酸化など）する。こうして，細胞が生理活性物質に応答する。

　細胞膜受容体のもうひとつの重要な特徴は，特定の生理活性物質は複数の特異的受容体（サブタイプという）と結合することにより多様な作用を発揮することである。たとえば，アドレナリンの受容体にはαタイプ受容体（α_1，α_2）とβタイプ受容体（β_1，β_2，β_3）が存在し，アドレナリンがそれぞれに高い親和性で結合した場合に異なる作用を現す。アドレナリンが血管平滑筋のα_1受容体に結合すると強い血管収縮と血圧上昇を引き起こし，心筋のβ_1受容体に結合すると心筋収縮と心拍量の増大を促す。対照的に，アドレナリンが骨格筋内の血管β_2受容体に結合すると血管を拡張し骨格筋内への血流量を増加させる。そのほかに，アドレナリンが肝臓（肝細胞）のβ_2受容体に作用するとグリコーゲンを分解してグルコースを産生する。また，アドレナリン

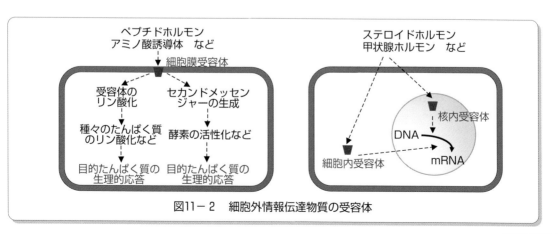

図11－2　細胞外情報伝達物質の受容体

が脂肪細胞のβ_3受容体に作用すると脂肪分解を促進する。

　反対に，2種類の生理活性物質が同じ受容体に結合する例もある。アドレナリンとノルアドレナリンは，同じアドレナリンα_1受容体と結合して同じ作用を発揮することができる。

4．細胞膜受容体とセカンドメッセンジャー

　細胞膜受容体は3つの領域に分けられる。細胞外領域，膜貫通領域，そして細胞内領域である。**細胞外領域**は生理活性物質と結合する構造を有しており，**膜貫通領域**は疎水性アミノ酸からなるα-ヘリックス構造（らせん構造）を有し受容体を細胞膜に支持する役目をしている。**細胞内領域**は，生理活性物質の情報を細胞内に伝えるための機能発現を担う。細胞膜受容体の基本構造は，その膜貫通領域の数（α-ヘリックスの数）により4つに分類できる（表11-2）。

表11-2　膜受容体の分類

分　類　名	Gたんぱく質共役型	チロシンキナーゼ型	イオンチャネル内蔵型	そ　の　他
ペプチド鎖の数	1本	1～4本	4～5本	1本
膜貫通の回数	7回	1回	4～5回	
受容体の例	アドレナリン受容体（α型，β型） アセチルコリン受容体（ムスカリン性） ペプチドホルモン大部分の受容体	インスリン受容体	アセチルコリン受容体（ニコチン性Naチャネル）	エンドサイトーシス受容体（LDL受容体など）
模　式　図				細胞外 細胞膜 細胞内 LDL受容体

4．1　Gたんぱく質共役型受容体の情報伝達機構（図11-3）

　Gたんぱく質共役型受容体は，膜貫通領域を7つもつ特徴的な構造を有する。この受容体による細胞内への情報伝達には，Gたんぱく質の仲介が必要とされる。Gたんぱく質は3つのサブユニット（それぞれα，β，γサブユニットという）からなり，αサブユニットにGDP（グアノシン二リン酸）あるいはGTP（グアノシン三リン酸）との結合部位をもつ（Gたんぱく質とは，GTPやGDPと結合するたんぱく質の意味）。

　情報伝達の順序は，以下のようである。まず，受容体に生理活性物質（以下，リガンドという）が結合すると受容体の立体構造が変化し，細胞内領域に結合しているGたんぱく質が活性化される。このときαサブユニット上のGDPが遊離して，代わりに

GTPが結合する（GDP−GTP交換反応）。

　次に，Gたんぱく質のαサブユニットとβ−γサブユニットが解離して，効果器と呼ばれる酵素（アデニル酸シクラーゼ，ホスホリパーゼCなど），あるいはイオンチャネル（K$^+$イオンチャネル，Ca^{2+}イオンチャネルなど）に作用する。

【例1】　Gたんぱく質のαサブユニットが，効果器アデニル酸シクラーゼに作用する：　アドレナリンによる肝グリコーゲン分解促進（図11−3）

　情報伝達の順序は，以下のようである。

　アドレナリンが肝細胞膜上にあるアドレナリンβ_2受容体に結合する→Gたんぱく質に構造変化が起こり，GDPが遊離して代わりにGTPが結合する→αサブユニットとβ-γサブユニットが解離して，アデニル酸シクラーゼ[*1]を活性化する→ATPからcAMP（サイクリックAMP）が生成する→cAMPはcAMP依存性プロテインキナーゼ（プロテインキナーゼAという）[*2]を活性化する→ホスホリラーゼキナーゼ[*3]をリン酸化する（〜Ⓟ化，活性型となる）→ホスホリラーゼ（グリコーゲンを分解する酵素）[*4]をリン酸化する（〜Ⓟ化，活性型となる）→グリコーゲンが分解される。

*1　アデニル酸シクラーゼ：ATPからサイクリックAMPをつくる酵素（サイクリックAMPのような細胞内の情報伝達物質をセカンドメッセンジャーという）。

*2　プロテインキナーゼ：キナーゼはATPを使ってリン酸化する酵素のこと（ここでは，ホスホリラーゼというたんぱく質をリン酸化する）。

*3　ホスホリラーゼキナーゼ：ホスホリラーゼをリン酸化する酵素。

*4　ホスホリラーゼ：無機のリン酸を使って基質をリン酸化する酵素（ここでは，グリコーゲンからグルコースを1つ切り離して，これを無機のリン酸を使ってG-1-Pにする）。

注）酵素によって，リン酸化状態が活性型であるものと，逆に脱リン酸化状態が活性型であるものがある（ホスホリラーゼキナーゼやホスホリラーゼはリン酸化状態が活性型である）。

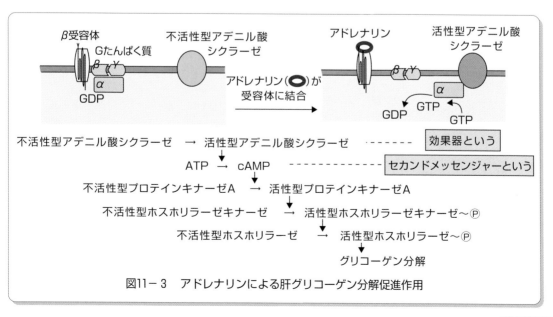

図11−3　アドレナリンによる肝グリコーゲン分解促進作用

【例2】 Gたんぱく質のαサブユニットが，ホスホリパーゼCに作用する：アドレナリンによる血管平滑筋収縮作用（図11-4, 5）

　情報伝達の順序は，以下のようである。

　アドレナリンが血管平滑筋膜上のα_1受容体に結合する→Gたんぱく質に構造変化が起こり，GDPが遊離して代わりにGTPが結合する→αサブユニットと$\beta-\gamma$サブユニットが解離して，ホスホリパーゼCを活性化する→ホスホリパーゼCは細胞膜の成分であるホスファチジルイノシトール-4, 5-二リン酸を加水分解して，イノシトール-1,4,5-三リン酸（IP$_3$）とジアシルグリセロール（DAG）を生成する→IP$_3$は細胞内のCa^{2+}貯蔵部位（小胞体）に作用してCa^{2+}放出を促す→血管平滑筋内のCa^{2+}濃度の上昇に伴い平滑筋が収縮する。

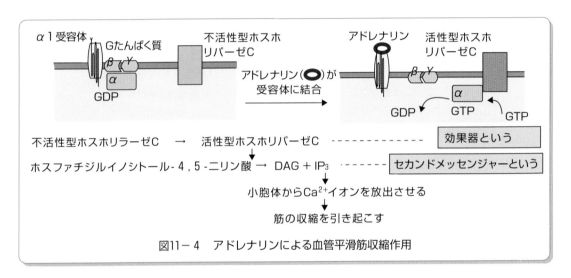

図11-4　アドレナリンによる血管平滑筋収縮作用

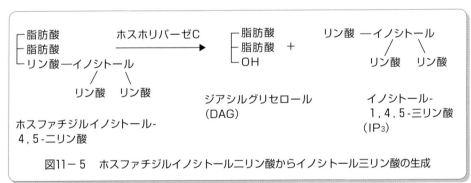

図11-5　ホスファチジルイノシトール二リン酸からイノシトール三リン酸の生成

4．2　チロシンキナーゼ型受容体の情報伝達機構（図11-6, 7）

　チロシンキナーゼ型受容体は，受容体の細胞内領域にチロシンキナーゼ（チロシンリン酸化酵素）活性を有することが特徴である。受容体にリガンドが結合すると，受容体細胞内領域のチロシン残基がリン酸化（～Ⓟ化）され（自己リン酸化という），受容

体が活性化される。続いて活性化された受容体のチロシンキナーゼは，ほかの細胞内たんぱく質をリン酸化し連鎖的な化学反応を引き起こしながら細胞の機能を調節する。

【例】 インスリンによる脂肪組織や骨格筋細胞内へのグルコースのとり込み（図11-6, 7）

　　骨格筋および脂肪細胞上のインスリン受容体のαサブユニットにインスリンが結合する→受容体のβユニットのチロシンキナーゼにより，βユニットのチロシン残基がリン酸化される→細胞内の種々のたんぱく質（酵素など）が次々とリン酸化される→細胞内に局在しているグルコース輸送体（GLUT4）が細胞膜上に移動する（トランスロケーション）→血中のグルコースが細胞内にとり込まれる。

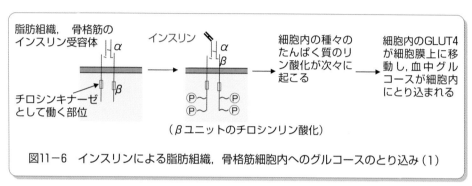

図11-6　インスリンによる脂肪組織，骨格筋細胞内へのグルコースのとり込み（1）

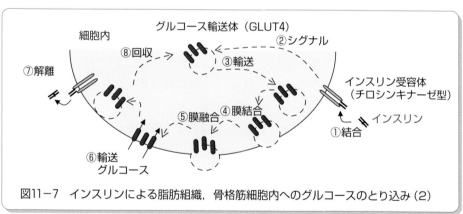

図11-7　インスリンによる脂肪組織，骨格筋細胞内へのグルコースのとり込み（2）

4．3　イオンチャネル内蔵型受容体の情報伝達機構

　　イオンチャネル内蔵型受容体は4〜5個のサブユニットからなり，中央にイオンが通過するチャネル（channel）がある。通常は閉じているが，受容体にリガンドが結合すると，チャネルが開いてイオンが細胞内に入り細胞の機能が変化する。

【例】 アセチルコリンによる筋収縮

　　運動神経の終末からアセチルコリンが放出される→骨格筋細胞のアセチルコリン受容体に結合する→受容体のNa^+チャネルが開く→Na^+が細胞内に入る→筋細胞の膜電位が変化する→筋小胞体からCa^{2+}が放出される→Ca^{2+}がアクチンフィラメント中にあるトロポニンというたんぱく質に結合する→ミオシンフィラメントは頭部

を振りながら，アクチンフィラメントの上を収縮の方向に向かって滑る→その結果，筋が収縮する。

4．4　その他の膜受容体

【例】　膜1回貫通型グアニル酸シクラーゼ（ANPと受容体の結合による活性化）

　　心房性ナトリウム利尿ペプチド（ANP）は，心房から分泌され，腎臓や血管の膜受容体に結合して，利尿，尿中ナトリウム排泄，血管の弛緩・拡張を引き起こして，血圧降下作用を示すペプチドホルモンである。このホルモンの受容体は，ペプチドが結合する細胞外領域，1回の膜貫通領域，そして細胞内領域にはグアニル酸シクラーゼ（GTPからサイクリックGMPを生成する酵素）活性を有する構造である。心房性ナトリウム利尿ペプチドが受容体に結合すると，細胞内領域のグアニル酸シクラーゼが活性化し，細胞内でサイクリックGMP産生を促進する。この結果，細胞内での機能が調節される。

5．細胞質受容体（可溶性受容体）

【例】　細胞質グアニル酸シクラーゼ（一酸化窒素NOと受容体の結合による活性化）

　　一酸化窒素（NO）は，血管内皮細胞でアルギニンからNO合成酵素（NOシンターゼ：NOS）によって産生される。NOは脂溶性であるため，血管平滑筋細胞の細胞膜を直接通過することができる。細胞内に透過したNOは，NO受容体である可溶性グアニル酸シクラーゼを活性化し，細胞内でサイクリックGMP産生を促進する。細胞内で増加したサイクリックGMPは，カルシウム排泄ポンプに作用して細胞内のCa^{2+}を細胞外にくみ出すことにより血管平滑筋を弛緩させる。

6．発生と分化

　　1つの受精卵からヒトの基本的な構造ができ上がる一連の過程を発生という。発生の過程で，受精卵が細胞分裂を重ねていき，形態と機能が異なる約200種類の細胞に特殊化していく。ヒト成人の身体を構成する総細胞数は，約30〜60兆個の範囲に及ぶと推定される。このようにもとの受精卵と同じ遺伝子のセット（遺伝情報）をもつ細胞が，多様な形態と機能を獲得していく過程を分化という。異なる分化をした細胞の間では，遺伝情報の使われ方，つまり遺伝子発現のパターンが異なることが特徴としてあげられる。分化した細胞は，それぞれ特異的な組織や器官を階層的に形成し，ヒトとして統一された構造を完成させていく。ヒト細胞の分化のなかには，いったん完成したヒトの身体のなかにおいて起こる例もある。それは，骨髄組織中に存在する造血幹細胞から，赤血球や白血球に特殊化していく過程である。

　　母体内で発生を続けた胎児は，ヒトとしての基本的な身体の構造ができ上がると出

産される。そして，生殖年齢に至るまで成長・発達を続ける。その後は，年齢を重ねるごとに身体の各部の機能が徐々に衰え（老化，エイジング），やがて死に至る。老化現象を引き起こす要因として，エラー蓄積説とプログラム説があげられている。エラー蓄積説とは，紫外線照射や体内での代謝の過程で産生される活性酸素種などが，遺伝子DNAの変異や体内たんぱく質の損傷（エラー）を引き起こし，その結果細胞の正常機能が大きく損なわれてしまう，という説である。一方，プログラム説は，細胞の寿命が遺伝的に決められているとする説で，①ゲノムDNA修復機能にかかわる遺伝子群に起因した老化機序，②細胞分裂に伴う染色体末端部（テロメア）の短縮化と，そのことに起因するがん抑制遺伝子*p53*の活性化を介した老化機序や，③サーチュイン（Sirtuin）と呼ばれる一連の長寿遺伝子（老化抑制遺伝子）の関与を含んでいる。

7．細胞死（アポトーシス，非アポトーシス：ネクローシスとオートファジー細胞死）

　　ヒトのからだには，発生の過程や恒常性の維持や環境の変化に適応する過程において必要とされる細胞死がある。すべての細胞死の過程は，大きく分けて3種類ある。生理的な死である**アポトーシス**と**オートファジー細胞死**，そして病的な死である**ネクローシス（壊死）**のいずれかによる（図11-8）。

　　アポトーシスは，生体の発生と機能を正常に保つために細胞内にプログラムされた細胞死の仕組みである。したがってアポトーシスは，細胞の分裂や分化と同様に生理的に必須な機構である。ヒトにおけるアポトーシスの生物学的意義として次の3つがあげられる。

　　①　ヒト胎児の発生過程で過剰に分裂し分化した余分の細胞の除去
　　②　健常な個体において適正な細胞数と正常な機能を維持するため，新陳代謝により古くなった細胞の除去
　　③　ウイルス感染や化学物質への暴露などにより細胞が修復できないほどに痛んだ有害な細胞の除去

　　アポトーシスの最終段階で，死細胞は，マクロファージのような食細胞や隣接する正常な上皮細胞により"速やかに"とらえられ（貪食）除去される。一般的に，アポトーシスの後には炎症反応は起こらない。

　　細胞が栄養飢餓になると，生存に必要最小限の細胞内構成要素だけを残して，種々の細胞内小器官やたんぱく質が分解される。この自食過程をオートファジーと呼ぶが，この過程が過剰に進むと，細胞の生存に必須の要素まで分解され死に至る場合がある。この細胞死の過程を，オートファジー細胞死という。

　　ネクローシスは，急な外傷や病気が原因で細胞が膨張し，細胞膜が破裂することで細胞の状態が保たれなくなったときに起こる無秩序なタイプの細胞死である。この過程でミトコンドリアや分解酵素を含むさまざまな細胞内物質が細胞外液中に漏れ出し，周囲で**炎症反応を引き起こす**。血液中への乳酸デヒドロゲナーゼ（LDH）の漏出は，

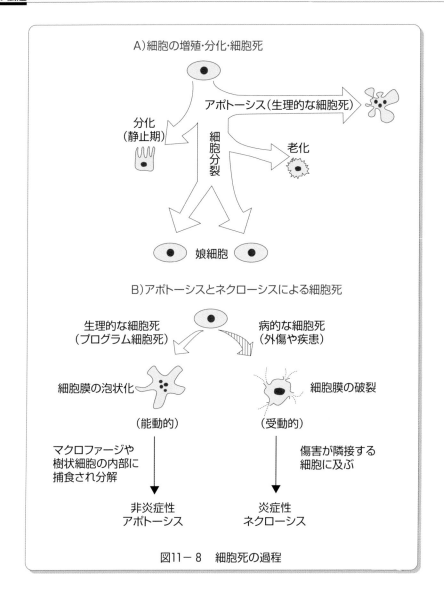

A)細胞の増殖・分化・細胞死

分化
（静止期）

アポトーシス（生理的な細胞死）

細胞分裂

老化

娘細胞

B)アポトーシスとネクローシスによる細胞死

生理的な細胞死
（プログラム細胞死）

病的な細胞死
（外傷や疾患）

細胞膜の泡状化

細胞膜の破裂

（能動的）

（受動的）

マクロファージや
樹状細胞の内部に
捕食され分解

傷害が隣接する
細胞に及ぶ

非炎症性
アポトーシス

炎症性
ネクローシス

図11－8　細胞死の過程

ネクローシスの代表的なマーカーとして認識されている。

　非常に特殊な細胞死として，皮膚が産生されるときにケラチノサイトの角化による細胞死もある。

8. 細胞接着分子

　同一の機能または複数の異なる機能をもつ細胞は，集団として組織を形成する。安定した組織環境を形成するために，細胞と細胞との間，または細胞と細胞外基質（細胞外マトリックス）との間が，独特な接着様式でつなぎ合わされている。

　この独特の接着は，細胞接着分子と呼ばれる細胞膜貫通型たんぱく質を介して構築

される（図11-9）。細胞接着分子の構造的特徴は，細胞膜を挟んで細胞内領域と細胞外領域に分けられる。**細胞外領域**は，隣接する細胞の細胞接着分子と結合したり，細胞外基質（細肪外マトリックス）と結合したりする。一方，**細胞内領域**はアクチンなどの細胞骨格分子と相互作用しながら，細胞増殖や細胞の移動を制御する。

代表的な細胞接着分子として，カドヘリン，セレクチン，免疫グロブリンスーパーファミリー，インテグリンなどがあげられる。

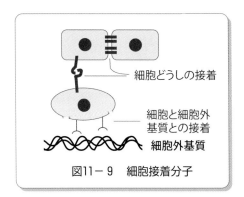

細胞どうしの接着

細胞と細胞外基質との接着

細胞外基質

図11-9　細胞接着分子

トピックス　身体の化学分子センサーも口ほどにものを言う

外界と触れる身体の最先端は顔であり，身体にとって有害・無害な環境変化を最初に嗅ぎ分けて感知するセンサーが顔の感覚器官に集まっている。口にする食べ物の毒性成分は舌にある苦味受容体を通して感知し，多種多様な匂いの識別は鼻の嗅覚受容体を通して感知して感情や身体の反応を引き起こす。

さまざまな毒性成分を認識する「苦味」受容体はヒトでは25種類あり，口腔以外の組織にも存在することがわかってきた。特に注目されている機能として感染防御作用があげられる。たとえば，上気道の絨毛細胞は「苦味」受容体の機能を介して絨毛運動を活発化して外来の微生物を排除・殺菌する。また血液中の好中球細胞で発現する「苦味」受容体も微生物の殺菌貪食に関わり自然免疫機能を促す。胃腸での「苦味」受容体は，普段の食事で口にする食べもの（大豆，ブロッコリー，コーヒー，ビールなど）に含まれる毒性成分を認識し胃酸分泌の促進による毒性成分の分解や，消化ホルモンであるコレシストキニンの分泌を促進することが明らかになった。

一方ヒトが嗅ぎ分けられる匂い成分は1兆種！！あると推定されている。膨大な種類の匂いを認識できる匂い受容体はヒトでは約350種類見つかっている。「苦味」受容体と同様に嗅覚受容体も鼻以外の体内器官（肝臓，筋肉，腎臓，肺，血管など）に多くの種類が存在しており，体内の化学分子センサーとして機能していることがわかってきた。たとえば精子は，嗅覚受容体を介して卵子または雌性生殖器官から放出される化学分子を嗅ぎ分け卵子に向かって泳いでいく。嗅覚受容体の機能に関する最近のトピックスとして，2017年に新たな食欲調節ホルモンとして報告されたアスプロシンとの関係がある。アスプロシンは白色脂肪細胞で産生・分泌されるホルモンで，血液脳関門を通過して視床下部神経に作用して食欲を制御する。同時に，肝臓細胞の嗅覚受容体を活性化してグルカゴンとは独立した経路で糖新生を促進している可能性が注目されている。食欲調節や肝臓での糖新生に関するアスプロシンの関与に関する今後の研究成果は，生化学の教科書に新たなページを加えることとなるであろう。

第 12 章

生体防御と免疫の生化学

　生体は，自己の生存に左右する危険に常にさらされており，これらに対する防御機構を備えている。外因性の出血に対する血液凝固，電離放射線や紫外線がもたらす突然変異に対する遺伝子修復機構，熱やそのほかのストレスに対する熱ショックたんぱく質の産生などである。免疫系は，細菌やウイルスなど，病気を引き起こす感染源に対する防御機構で，“自己と非自己”を正確に識別し，非自己を排除し，生体の恒常性を維持する。無数ともいえる外敵に対しては遺伝子組換えによって，対抗手段をつくり出している。免疫系はほかの生物あるいは高分子に対する防御機構を提供するのに対して，低分子に対しては酵素による機構が生体防御にあたる。

1. 自然免疫と獲得免疫

　免疫とは，病原体や異常な細胞などから，生体を防御するシステムである。

　生体にはもともと皮膚や粘膜の表面を覆う体液に含まれるリゾチームによる物理化学的防御，補体の溶菌作用・貪食促進作用（オプソニン効果），好中球やマクロファージなど食細胞による貪食作用，ナチュラルキラー（NK）細胞による障害作用などの防御機構が備わっている。これを自然免疫という（表12-1）。自然免疫は外敵を分子認識して攻撃するものの，二度目からの防御反応が強まることはない。

　それに対して，感染することで獲得していく特異的な防御機構を獲得免疫という（表12-1）。免疫反応によって生体内に抗体が生成され，それに伴う抗原抗体反応を免疫応答という。好中球やマクロファージによる自然免疫が突破されると獲得免疫が発動される。

表12-1　自然免疫と獲得免疫

	自 然 免 疫	獲 得 免 疫
防　御　法	非特異的	特異的
担　当　組　織	皮膚・粘膜	リンパ組織
担　当　細　胞	食細胞（好中球，マクロファージ） NK細胞	リンパ球 （T細胞，B細胞）
体液中の物質	補体，リゾチーム	抗体
サイトカイン	マクロファージの分泌する因子	T細胞の分泌する因子

2．免疫臓器と免疫担当細胞

　獲得免疫には，抗体分子を介した防御系の体液性免疫と，リンパ球が中心となって異物の認識・排除を行う細胞性免疫がある。体液性免疫は細胞外病原体に対する防御機構であり，細胞性免疫はおもにウイルスや細胞内病原体に対する防御機構である。獲得免疫では，サイトカインは，細胞間接着，細胞相互間における情報伝達，反応制御，調節を行い，免疫担当細胞と協調的に機能する。

2．1　免疫臓器
　免疫応答に重要な役割を果たす臓器は骨髄，胸腺，リンパ節および脾臓で，まとめて免疫臓器と呼ぶ。免疫臓器は免疫細胞の生産・成熟の場である一次リンパ器官と，免疫応答の場である二次リンパ器官とに大別される。
1）骨　　髄
　骨髄は血液中のすべての細胞のもとになる幹細胞を産生する組織である。多能性造血幹細胞は骨髄系幹細胞とリンパ球系幹細胞に分化する。さらに，骨髄系幹細胞は顆粒球，巨核球，赤血球の前駆細胞へと分化する。リンパ球系幹細胞はT細胞とB細胞の2系統の前駆細胞に分化し，それぞれリンパ球系幹細胞の70％，20％を占める。T細胞は胸腺へ移動し，B細胞は骨髄あるいはその他のリンパ組織で分化増殖する。
2）胸　　腺
　胸腺はT細胞に自己・非自己を識別する能力を付与する臓器である。胸腺細胞（T細胞系）からなる胸腺に造血器由来の未熟リンパ球（前T細胞）が入り，ストローマ細胞（胸腺上皮細胞，樹状細胞など）や，胸腺ホルモンの影響下で成熟T細胞となる。成熟T細胞の1～2％は末梢血やリンパ組織に移動するが，大部分はその前に選択的に排除される。
3）リンパ節
　リンパ節は抗原侵入に際し，抗体産生，感作リンパ球や記憶細胞の誘導を起こす組織である。リンパ管から入ってくる抗原をその局所で抑え込む役割をもち，リンパ管に沿って全身くまなく散在している。
4）脾　　臓
　脾臓はリンパ球の増殖やその機能発現を制御する臓器である。リンパ節と異なり，血管系の途中にはまり込み血液の濾過を行い，とくに老朽赤血球の破壊に関与している。T細胞，B細胞やマクロファージが存在し，刺激が加わると多数の免疫芽球が出現する。

2．2　免疫担当細胞

　免疫担当細胞は，抗原提示細胞，リンパ球，顆粒球の３つに大別される。抗原提示をする細胞は何種類かあるが，抗原提示を受ける細胞はヘルパーT細胞だけである。これらの細胞はいずれも骨髄幹細胞に由来する。

（1）抗原提示細胞

　抗原提示細胞は生体内に侵入した抗原をとり込み，消化分解して小分子としたうえで，主要組織適合性抗原複合体（MHC：major histocompatibility antigen complex）クラスII抗原またはクラスI抗原に載せて細胞膜上に抗原提示する。単球，マクロファージ，樹状細胞などがある。マクロファージは，骨髄中の幹細胞に由来する血中の単核白血球の一種（単球）が出現したものと考えられている。大食細胞ともいわれ，旺盛な貪食能をもち，体内で生じた死細胞，変性した自己成分や外部から侵入した細菌などの異物を貪食し排除する。抗原提示のほかに免疫や炎症反応の調節，個体発生や変態の制御などの役割をもっている。

（2）リンパ球

　リンパ系組織（リンパ節，脾臓，胸腺，骨髄，リンパ管）や血液中に存在する細胞は，T細胞とB細胞に分けられる。

1）T細胞（T cell）

　胸腺由来のT細胞は血液中に入り，リンパ節や脾臓で分化成熟する。成熟T細胞は，抗原と接触すると４種の活性化T細胞になる。移植細胞，ウイルス感染細胞，腫瘍細胞などに作用して破壊する**キラーT細胞**（別名：細胞傷害性T細胞，Tc cell：cytotoxic T cell），B細胞の分化を助ける**ヘルパーT細胞**（Th cell：helper T cell），リンホカインを産生してマクロファージを活性化する遅延型反応性T細胞などがあり，**T細胞サブセット**と呼ばれている（表12-2）。白血球表面抗原のCD3はT細胞受容体（TCR：T cell receptor）からの情報伝達，CD4はMHCクラスIIと結合，CD8はMHCクラスIと結合する。

表12-2　T細胞のサブセット

サブセット		白血球表面抗原			抗原受容体	機　　能
		CD3	CD4	CD8		
ヘルパーT細胞	Th2細胞	+	+	−	TCR	B細胞の抗体産生を補助する。
	Th1細胞	+	+	−	TCR	Tcの活性化。
キラーT細胞 細胞傷害性T細胞	Tc細胞	+	−	+	TCR	移植細胞，ウイルス感染細胞，腫瘍細胞などに作用して破壊する。
遅延型反応性T細胞		+				リンホカインを産生してマクロファージを活性化する。

２）Ｂ 細 胞

骨髄で産生したB細胞は抗体産生細胞（形質細胞）に分化する。形質細胞は抗体を産生するが，１種類の形質細胞が産生する抗体は単一の抗体（モノクローナル抗体）である。免疫グロブリン〔Immunoglobulin（Ig）〕をコードしている遺伝子は父親由来のものと母親由来のものと２組あるが，対立遺伝子排除という過程により，どちらか一方のみが発現している。血液中には１種類の抗原に対して異なった抗体を産生する形質細胞が数多く存在する。１種類の抗原に対して，何種類かのB細胞クローンが抗体を産生するので，血漿中の抗体群はポリクローナル抗体となる。

（３）顆 粒 球

細胞内に顆粒が観察されることからその名がつけられた。白血球中で最も多い細胞群であり，なかでも好中球が多い。

１）好 中 球

貪食作用により非特異的に異物や細菌をとり込み，消化排除する。細胞内には活性酸素を産生する機構があり，リソソーム酵素（ミエロペルオキシダーゼ，酸性ホスファターゼ，プロテアーゼなど）とともに異物の消化，破壊を行う。

２）好 塩 基 球

好塩基球のうち組織にあるものは肥満細胞と呼ばれる。IgE抗体のFc部分を結合する性質をもつ（p.210参照）。

３）好 酸 球

肥満細胞により放出される好酸球走化性因子が脱顆粒を起こし，顆粒酵素，リソソーム酵素や活性酸素などを放出して肥満細胞由来の化学伝達物質の作用を制御する。

２．３　免疫応答に介在する因子

免疫応答には接着分子，サイトカイン，補体などのたんぱく質が関与している。

１）接 着 分 子

接着分子は細胞膜表面上にあって，膜貫通型糖たんぱく質，細胞どうしあるいは細胞外基質などとの結合に関与する分子である。構造上いくつかの群に分類され，なかでも免疫グロブリンスーパーファミリーは免疫グロブリンに特徴的なドメイン構造を有する分子群で細胞表面たんぱく質として存在する。細胞どうしの結合やT細胞，B細胞間相互作用に関与する。

２）サイトカイン

サイトカインは免疫担当細胞をはじめ，種々の細胞が産生する生理活性物質である。サイトカインは，ポリペプチド鎖であり，糖鎖修飾を受けているものもある。微量で標的細胞を活性化し，サイトカイン産生を促進，増殖を誘導するもの，標的細胞に分化を誘導するもの，炎症反応を誘導するものなどがあり，そのシグナルは受容体を介して行われる。生理活性が判明しているものにインターロイキン（IL）1〜18などがある。

3）補　　体

補体は血清に存在し，抗体の働きを補うたんぱく質である。9種類が知られ（C3〜C9），順に活性化されて働く。主要な働きは，食細胞の貪食作用を助け（C3b），白血球の走化性を高め（C5a），抗体によってウイルスを中和し（C3b，C4a），細菌膜や感染細胞膜に孔を開け，細胞を破壊する（C5b，C6，C7，C8，C9）ことである。

3．抗原と抗体（免疫グロブリン）

3．1　抗　　原

抗原分子には抗体と特異的に結合する領域があり，この領域を抗原決定基またはエピトープという。たんぱく質の場合は，アミノ酸の組合わせや立体構造などによって特異性が決まる。抗体抗原反応は，抗原決定基とそれに対応する抗体の結合部位との結びつきによって起こる。

3．2　抗　　体

抗体分子は糖たんぱく質からなり，血清のγ-グロブリン分画に存在することから，免疫グロブリンと呼ばれる。その基本構造を図12−1に示す。アミノ酸約200個からなるL（light）鎖と約400個からなるH（heavy）鎖それぞれ2本ずつが，ジスルフィド結合（S−S結合）によってY字型分子を構成している。さらに抗原が結合する部位Fab（fragment antigen binding）のN末端から109個のアミノ酸残基からなる部分は，抗原に対して独特な配列をもつ可変領域〔variable region（V領域）〕で，さらにC末端側はどの抗体でも同じ配列の定常領域〔constant region（C領域）〕と呼ばれる。C領域のC

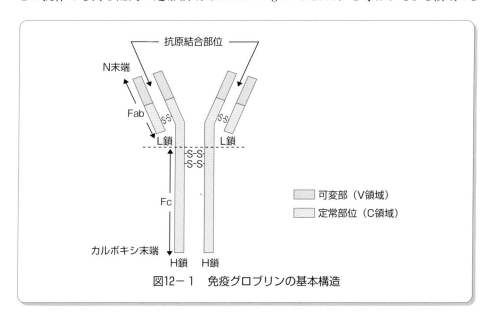

図12−1　免疫グロブリンの基本構造

表12−3　免疫グロブリンの５つのサブクラス

	IgG	IgA	IgM	IgD	IgE
Ig総量に対する%	70〜80	15（10〜20）	7（3〜10）	0.2	0.001
血清内分布%	80	10〜12	3〜10	0.2	0.02〜0.05
分子量（×10^4）	15	17（40）	95	18	20
胎盤通過性	+	−	−	−	−
補体結合性	+	−	+	−	−
性　　　状	体液性免疫の主役。抗体としての寿命が長い。	母乳に分泌され，新生児の感染防御に役立つ。異物の侵入に対する最初の防御。	感染の最初につくられる。	生物活性はよくわかっていない。	アレルギーを起こす。

　末端側のFc部分（fragment crystallizable）は，補体系の活性化などの抗原—抗体反応後に起こる免疫作用に関係している。免疫グロブリンはその構造の違いから，IgG，IgA，IgM，IgD，IgEの５種類に分類される（表12−3）。

4．免疫の発現

　体外から進入して抗原性を示す細菌やウイルスに対して必要となる抗体の種類は10^{10}程度と見積もられている。脊椎動物は，抗体遺伝子の多重性だけではなく，B細胞成熟過程での遺伝子組換え，RNAスプライシング，体細胞突然変異によって多様な抗体を産生する。親から受け継いだゲノム情報をそのまま使うのではなく，一世代・一個体のなかで，変異と選択という生物進化ともいえる戦略をとっているのである。

4．1　自己と非自己の認識

　自己と非自己の認識は細胞膜中に浮遊する糖たんぱく質の一種主要組織適合性抗原複合体（MHC）によって行われる。ヒト白血球のMHC分子はヒト白血球抗原（HLA：human leukocyte antigen）といわれている。すべての有核細胞はクラスⅠ抗原を保有し，防衛反応にかかわるマクロファージ，B細胞，活性型T細胞，樹状細胞はクラスⅡ抗原を保有する。

　体液性免疫を担当するB細胞や，細胞性免疫を担当するT細胞は骨髄の幹細胞に由来する。分化・成熟の過程で，自分自身のたんぱく質に対する抗体をつくるB細胞や自分自身の細胞を攻撃するT細胞などの自己免疫性をもつ細胞はアポトーシスによって除去される。

　　未成熟のB細胞は，ほとんどすべての生体内高分子に対する抗体をつくる能力がある。自分自身の成分に対して抗体をつくるB細胞は，骨髄での成熟過程の初期に除去される。未熟なB細胞が抗体をつくると，細胞膜に結合した状態で細胞表面に提示される。この時期に自己成分と細胞膜結合型抗体とが結合することで，免疫寛容が生じ，B細胞はアポトーシスによって選択的に死滅していく。選択的細胞死を免れた細胞だけが生き残り，未感作B細胞として血液中に放出される。

４．２　抗体の産生

　　抗体産生は，抗原提示細胞，ヘルパー T細胞，B細胞の相互作用によって行われる。未感作B細胞は細胞表面にIgMを発現しており，人体に異物として進入した抗原と結合し活性型B細胞となる。一方，抗原提示細胞は同じ抗原を細胞内にとり込み，断片化する。断片化した抗原は細胞内でMHCⅡ抗原と結合し，細胞表面に出てくる。抗原提示細胞の表面に出た断片化抗原とMHCⅡ抗原はヘルパー T細胞（Th 2）のT細胞受容体（TCR）によって認識される。抗原による刺激を受けたヘルパー T細胞は，IL- 4，IL- 5，IL- 6などのサイトカインを分泌し，活性型B細胞の増殖と抗体産生細胞への分化を誘導する。分化した細胞は形質細胞と呼ばれ，**抗体を分泌**する（図12- 2）。

　　活性化されたB細胞の一部は形質細胞には分化しないで，非常に寿命が長い記憶細胞となり，体液中を数年間も循環し，次回の抗原の侵入に備える。

４．３　抗体の多様性

　　それぞれのIg分子は特定の抗原または抗原決定基を認識して 1 対 1 の特異的な結合をする。Ig分子のL鎖とH鎖は個々の抗体で異なるアミノ酸配列をもつ。Ig遺伝子は

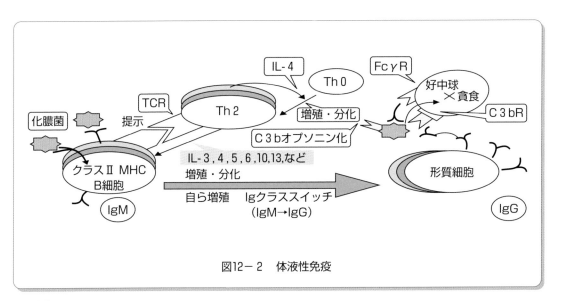

図12- 2　体液性免疫

複数の遺伝子をもつ多重遺伝子ファミリーであるが，その組合わせは有限であり，遺伝子組換え，RNAスプライシング，体細胞突然変異によって多様な抗体をつくり出している。

　B細胞が成熟する過程で，抗体をコードする部分のDNA組換えが生じ，抗体遺伝子の再構成が行われる。免疫グロブリンL鎖の遺伝子構成を図12−3に示す。遺伝子は1つの定常部位（図12−3③）と約300個の可変部位（V），さらに両者をつなぐ4個のJ部位から構成されている。V部位やJ部位はすべてアミノ酸配列が異なっており，図12−3に示す過程を経て，B細胞のグロブリンL鎖の遺伝子配列が決まる。V部位とJ部位の組合わせは1,200通りであるが，組換えはランダムな部位で生じ，その結果，L鎖の多様性は3,000にも及ぶ。H鎖では，さらに多彩な遺伝子の再編成が起こり，多様なH鎖遺伝子がつくられる。抗体の抗原結合部位はH鎖とL鎖の組合わせで決まるため，さらに多様な抗体がつくり出されることになる。この結果，それぞれのB細胞に固有の抗体を生産することができるようになる。さらに，成熟B細胞は抗原と出会った後に，抗体遺伝子の塩基配列を1塩基多型により変化させる。成熟B細胞ではクローンごとに，染色体DNAの塩基配列が異なり，ヒトのすべての細胞は同じ質のゲノムをもつというルールの例外となる。B細胞では，遺伝子の再構成と突然変異という個体内進化が常に起こっており，これによってまだ見ぬ外敵に対する備えをしているのである。

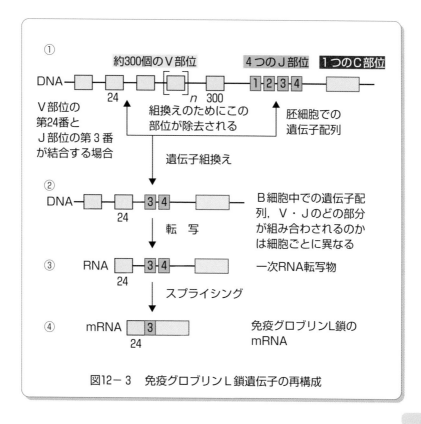

図12−3　免疫グロブリンL鎖遺伝子の再構成

4．4　クラススイッチ

　新たに分化したあるB細胞は1種類の抗体しか産生しないが，別のクラスの抗体へスイッチして，抗体の生理的機能の幅を広げることができる。抗原特異性を維持したまま，IgMからIgGへと抗体のクラスが変更され，IgAやIgEへと変更される場合もある。これをクラススイッチといい（図12−2），H鎖遺伝子の定常領域の再構成によって行われる。抗原に対する特異性を決めているのはH鎖の可変領域とL鎖の可変領域であるから，H鎖遺伝子の定常領域の再構成によって変わるのはB細胞が産生する抗体のクラスだけで，抗原特異性は変わらない。

4．5　細胞性免疫

　ウイルスや細胞内に寄生する細菌に対しては体液性免疫は機能しない。抗体が細胞内に入れないからである。寄生された細胞を丸ごと破壊することによって防御する方法が細胞性免疫である（図12−4）。

　ウイルスや細胞内寄生性細菌が侵入して感染が起こっても，細胞性免疫の発現には数日間を必要とする。それまでの一次防御として働くのが自然免疫で，マクロファージやナチュラルキラー細胞が感染細胞の破壊を行う。感染した細胞やマクロファージは自分自身がもつMHCクラスⅠ分子にウイルスや細胞内寄生性細菌の抗原をのせて細胞表面に運び，キラーT細胞（Tc）に抗原を提示する。一方，マクロファージはMHCクラスⅡ分子を介してヘルパーT細胞（Th1）にも抗原を提示する。Th1細胞はサイトカインIL−2を分泌し，自分自身の受容体と合う抗原の提示を受けたTcを活性化する。活性化されたTcは増殖して，感染細胞を破壊する。Th1細胞から分泌されるIFN−γはマクロファージを活性化し，ウイルス増殖抑制作用をもつIFN−αの産生を促す。

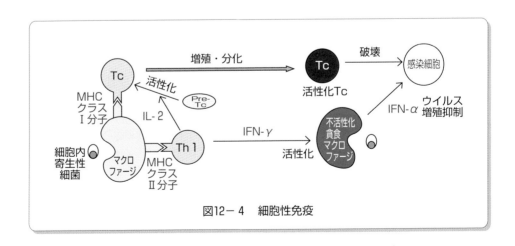

図12−4　細胞性免疫

5．アレルギー

　　自己と非自己を識別し，非自己からの攻撃に対し自己を防御するのが免疫であるが，この反応が過剰防衛や防衛不能になったり，自己攻撃をしたりする場合がある。

　　アレルギー反応には表12−4に示すように，免疫学的組織障害を起こす機序の分類に基づいて，体液性免疫によるⅠ〜Ⅲ型，細胞性免疫によるⅣ型がある。獲得免疫反応が過敏に働き，生体に有害となる免疫反応が生じ種々の病態を引き起こす。これがアレルギーである。なかでもIgEによって惹起されるⅠ型アレルギーを意味することが多い。アレルギーを引き起こす抗原をアレルゲンといい，接触経路によって，吸入アレルゲン（スギ，ヒノキ，ブタクサなどの花粉，ペットの毛，塵など），食物アレルゲン（卵，牛乳，小麦，ソバなど），薬剤アレルゲン（ホルモン，ペニシリン，抗生物質など）などが知られている。これらの多くは，非常に微量でも感作を誘導できる。

　　アレルギー発症の仕組みは，図12−5のようにまとめられる。

① 　食物アレルゲンの腸管通過

② 　T細胞の活性化およびサイトカインの放出

③ 　サイトカインによるB細胞の活性化および抗体の産生

④ 　産生IgEの肥満細胞上への結合とそれに伴うヒスタミン，セロトニンなどの化学物質の放出

⑤ 　化学物質による平滑筋の収縮，血管透過性の向上，粘液の分泌亢進など

表12−4　アレルギー反応の種類

型	機序	標的器官	化学伝達物質	症　　状
Ⅰ即　時　型	IgE 肥満細胞	腸管，皮膚，肺	ヒスタミン，セロトニン，ロイコトリエン，プロスタグランジン	腸管アレルギー，じん麻疹，アトピー性皮膚炎，鼻水，気管支喘息，食物アレルギー
Ⅱ細胞溶解型	IgM，IgG	血液有形成分	活性化補体成分，サイトカイン	溶血性貧血，白血球減少症，異型輸血（溶血性輸血副作用）
Ⅲ免疫複合体型	IgG，IgM	血管，皮膚，関節	活性化補体成分，リソソーム酵素	血清病，全身性エリテマトーデス，糸球体腎炎，ウイルス性肝炎
Ⅳ遅　延　型	T細胞	皮膚，肺，甲状腺，中枢神経	サイトカイン，リソソーム酵素	ツベルクリン反応，接触皮膚炎，橋本甲状腺炎，臓器移植免疫反応

注）近年，Ⅱ型の亜型として，自己抗体が細胞を刺激して過剰な作用を導くⅤ型アレルギーを加える場合がある。自己抗体である抗TSH受容体により甲状腺ホルモンが過剰に産生されて起こるバセドウ病があげられる。

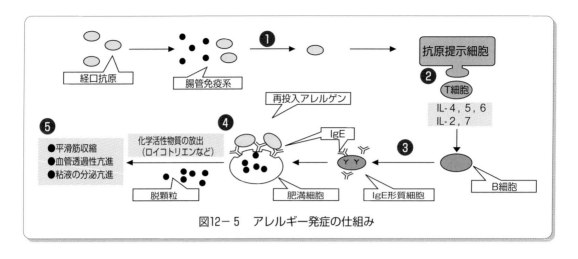

図12－5　アレルギー発症の仕組み

6．活性酸素に対する防御

　　酸素はヒトの生存にとって欠かせず，好気的代謝において効率的にエネルギーをつ
くり出すために使用されている。一方で，酸素から酸素よりも反応性に富む活性酸素
が産生されると，核酸，たんぱく質，脂質などを攻撃する。生体膜を構成する不飽和
脂肪酸は生体膜の流動性を高めているが，活性酸素によって酸化されると，過酸化脂
質を産生し，生体膜の機能に異常をきたすことになる。ウイルスや細菌などの異物が
体内に侵入した際に，貪食能の強い顆粒球は大量の活性酸素で体内に侵入した異物を
処理する。しかし，顆粒球は増え過ぎると，常在菌を攻撃し化膿性の炎症を発現させ
る。顆粒球は短期間で死滅するが，その折に活性酸素を放出し，周囲の組織を酸化・
破壊させる。生体内では何種類もの活性分子種が産生される（表12－5）。活性分子種
からの攻撃を避けたり，あるいは消去するために，抗酸化酵素や抗酸化剤が用意され，
生理機能の維持に役立てられている。

表12－5　活性分子種

名　　称	化学記号	ラジカル	消去酵素
スーパーオキシドアニオンラジカル	$\cdot O_2^-$	＋	SOD
過酸化水素	H_2O_2	－	カタラーゼ，ペルオキシダーゼ
ヒドロキシラジカル	$\cdot OH$	＋	なし
一重項酸素	$^1O_2$	－	なし
脂質ラジカル	$LO\cdot$	＋	なし
脂質ペルオキシラジカル	$LOO\cdot$	＋	なし

6．1　活性酸素の生成

　　クエン酸回路（TCAサイクル）と電子伝達系が協調して行う好気的なエネルギー産生

は，嫌気的なエネルギー産生に比べて，物質のもつ化学エネルギーを最大限に引き出せる。嫌気性生物にとっては有害であった酸素を有効に利用することで，嫌気的代謝の20倍近くのエネルギーをグルコースからとり出し，ATPに蓄積し，生命活動に利用することができるようになった。一方で，電子伝達系が完結せず，途中で酸素に電子を渡すと，酸素よりも有害な活性酸素を産み出すことにもなり，生体は酵素的にあるいは化学的に活性酸素に対する防御機構を備える必要があった。

酸素は電子伝達系における電子の最終受容体として働いており，4個の電子と4個の水素原子を受けとって，水を生成する。

$$O_2 + 4e^- + 4H^+ \longrightarrow 2H_2O$$

酸素自体も2個の不対電子をもつビラジカルであるが，お互いに力を弱めあうため，1個の不対電子をもつフリーラジカルよりも活性が弱く，反応性は低い。また，反応によって生成される水も無害な物質であることから，上記の反応によって効率的にエネルギーをとり出せるようになった生物学的意義は大きい。電子伝達系が段階的に行われるため，途中の段階で電子が酸素に受け渡される反応が進行する。

一連の段階的（カスケード）反応によって，3種類の活性酸素，スーパーオキシドアニオンラジカル（$\cdot O_2^-$），過酸化水素（H_2O_2），ヒドロキシラジカル（$\cdot OH$）を生じる。電子伝達系に関与する酸素のうち，数%が活性酸素になる。活性酸素は化学反応性に富み，核酸，脂質，たんぱく質と反応してこれらの物質を酸化する。

生体膜を構成している多価不飽和脂肪酸がヒドロキシラジカルや一重項酸素（$^1O_2$）などの活性酸素によって脂質過酸化連鎖反応を引き起こし，脂質ラジカル，脂質ペルオキシラジカルを経て過酸化脂質を生成すると，生体膜の破壊だけではなく，膜酵素や受容体の機能にも障害が及び，疾病を引き起こすと考えられている。

生体内には電子伝達系のほかにも活性酸素をつくり出す酸化反応がある。ヘモグロビンが酸素と結合するとオキシヘモグロビン（HbO_2）を生じる。ヘム鉄は酸化されずFe^{2+}のままである。酸素がHbO_2から離れるときはO_2として離れて，ヘム鉄はFe^{2+}のままであるのが正常な反応である。しかし，鉄から電子を奪い，$\cdot O_2^-$として遊離するとメトヘモグロビン（Fe^{3+}型）となり，ヘモグロビンは酸素運搬能を失う。

好中球やマクロファージは細菌の表面に結合し，自らの細胞膜で細菌を包み込み，食胞を形成して細胞内にとり込む。このとき酸素消費量が高まり，酸素からスーパーオキシドアニオンが生成される。スーパーオキシドアニオンは，過酸化水素を生じ，さらにミエロペルオキシダーゼによって塩素イオンを酸化し，次亜塩素酸を生成する。

$$H_2O_2 \ + \ Cl^- \ + \ H^+ \longrightarrow HClO \ + \ H_2O$$

次亜塩素酸は細菌内の電子伝達系を強力に阻害する。活性酸素を殺菌に有効利用している一例である。

６．２　スーパーオキシドジスムターゼによる活性酸素の破壊

スーパーオキシドジスムターゼ（別名：スーパーオキシド消去酵素, SOD：superoxide dismutase）はスーパーオキシドアニオンを破壊する酵素である。細胞内のミトコンドリア, リソソーム, ペルオキシソームに存在するほか, リンパ液, 血漿, 関節腔のような細胞外液にも存在する。SODが触媒するのは次の反応である。

$$2 \cdot O_2^- \ + \ 2\,H^+ \longrightarrow H_2O_2 \ + \ O_2$$

過酸化水素はある種のオキシダーゼによっても生成される。プリン代謝にかかわるキサンチンオキシダーゼもこの種の酵素である。

$$AH_2 \ + \ O_2 \longrightarrow A \ + \ H_2O_2$$

生じた過酸化水素はカタラーゼによって分解される。

$$2\,H_2O_2 \longrightarrow 2\,H_2O \ + \ O_2$$

過酸化水素はFe^{2+}のような金属イオンと反応して, 最も反応性に富んだヒドロキシラジカル（$\cdot OH$）を生じる。

$$Fe^{2+} \ + \ H_2O_2 \longrightarrow Fe^{3+} \ + \ \cdot OH \ + \ OH^-$$

ヒドロキシラジカルはDNAをはじめ, 生体分子を酸化あるいは水酸化して破壊する。Fe^{2+}が遊離の陽イオンとして存在しないようにするためのたんぱく質としてトランスフェリンやフェリチンが用意されている。一方で, SODやカタラーゼも用意して, ヒドロキシラジカルの生成を抑えている。ただし, ヒドロキシラジカルそのものを消去する酵素は発見されていない。

６．３　グルタチオンペルオキシダーゼ―グルタチオンレダクターゼ系による活性酸素, フリーラジカルの破壊

グルタチオンはトリペプチド（γ-グルタミルシステイニルグリシン）で, たんぱく質の活性発現に必要なシステインを還元状態に保つために働いている。グルタチオンによるたんぱく質の還元は非酵素的に進行する。

グルタチオンペルオキシダーゼは過酸化物の不活化を触媒する酵素である。

$$H_2O_2 \ + \ 2\,GSH \rightleftharpoons GS\text{-}SG \ + \ 2\,H_2O$$

酸化型グルタチオンGS-SGはグルタチオンレダクターゼによって還元型グルタチオンGSHに戻る。

$$GS\text{-}SG + NADPH + H^+ \rightleftarrows 2\,GSH + NADP^+$$

酸化されたメトヘモグロビンはグルタチオンペルオキシダーゼによって還元され，酸素運搬能を回復する。GS-SGの還元に必要なNADPHは赤血球のペントースリン酸回路（五炭糖リン酸回路）によって供給される。

６．４　抗酸化剤による活性酸素の排除

活性酸素を含むフリーラジカルに電子を与えてフリーラジカルを消去するのが抗酸化剤である。抗酸化作用をもつ栄養素として，アスコルビン酸（ビタミンC）とα-トコフェロール（ビタミンE）があげられる。前者が水溶性，後者が脂溶性であることから，両者で細胞の両相における保護材として機能している。β-カロテンも抗酸化剤として働く。ポリフェノール類は植物が自身の酸化を防ぐために産生する物質で，これを含む食品については体内で抗酸化作用を示すことで注目されている。生体内で産生される物質のなかにも，尿酸やビリルビンのように抗酸化作用を示す物質がある。

7．外来の化学物質に対する防御作用

摂取する食物のなかに含まれている物質には，生体が栄養素として利用できる物質だけではなく，有効に利用できないどころか毒性を示す生体異物が含まれている場合がある。生体異物としては，意識的にとる医薬品や，残留農薬や内分泌かく乱化学物質といわれる工業化学物質，植物由来のテルペン，アルカロイド，タンニンなどが含まれる。これらの物質は脂溶性である場合が多く，体内に蓄積し，慢性的に有害な結果をもたらす。生体には肝臓でこれらの物質を排出するための仕組みが備わっている。

7．1　シトクロムP450

シトクロムP450は電子伝達系シトクロムと同じくヘムたんぱく質複合体である。滑面小胞体に埋め込まれており，活性部位が細胞質基質側を向いている。有機化合物への酸素の導入を酸化還元反応によって行う。

$$AH + O_2 + NADPH + H^+ \longrightarrow A\text{-}OH + H_2O + NADP^+$$

分子状酸素はシトクロムP450上で開裂し，1つは基質と結合して基質を水酸化し，もう1つはNADPH由来の$2\,H^+$と結合し水を生成する。酸素分子の1つの原子しか使われないのでモノオキシゲナーゼと呼ばれている。

7．2　肝臓の反応

　肝臓小胞体には多くの種類のシトクロムP450が存在しており，脂溶性物質の代謝にかかわっている。たとえば，各種ステロイドホルモンの合成，胆汁酸の合成，ビタミンD$_3$の水酸化，脂肪酸のω酸化，エイコサノイドの合成，エタノールの酸化などである。それぞれの反応に固有のシトクロムP450によって触媒されている。シトクロムP450は，これら内在性化合物の水酸化反応のほかに，フェノバルビタールなどの異物の水酸化にも働いている。フェノバルビタールのような外来性の化学物質に曝されると，肝臓の滑面小胞体が急激に増加し，シトクロムP450とグルクロン酸抱合系が誘導されてくる。薬物によって遺伝子のスイッチが入るという一例である。すべての薬物が代謝されてしまうと肝臓は正常に戻る。

　シトクロムP450によって水酸化された化合物は，UDPグルクロン酸，活性硫酸，グルタチオンなどの極性物質と抱合され，水溶性抱合化合物として体外に排出される。

8．がん（癌）

　がん（癌，cancer）はギリシャ語のkarkinosに由来し，腫瘍とリンパ節の腫れた状態が，カニの手足のような広がりと似ていることに起因している悪性腫瘍（悪性新生物）である。

　体内の組織は通常，細胞増殖と死滅をくり返しながら，秩序を保っている。また，生体には損傷を受けたとき，それを修復する機能も備わっている。細胞がDNA損傷を受け修復が不可能な場合は，生体は防御反応により細胞死（アポトーシス）を起こし，不要な細胞を排除し，よい生体環境を保つことができる。しかし，がん細胞は本来の免疫機能を回避し，多くの細胞分裂をくり返すことにより腫瘍を形成する。また，正常な細胞はほかの細胞との接触により増殖を停止するが，がん細胞は隣接する細胞からのシグナルを送られても，がん細胞自身の自律増殖により限りなく増殖する。がん細胞から形成された悪性腫瘍は，血管の新生や，原発部位からほかの部位へ浸潤し，転移する機能も保持している。

8．1　発がんのメカニズム

　がんの発生は遺伝的要因と環境要因によると考えられている。外的環境要因によるさまざまな傷害，発がん性を示す化学物質，紫外線，放射能，ウイルスなどの発がん因子による影響により，細胞内で多数の遺伝子変異が蓄積され，異常な遺伝子の発現が生じる。このような変異の過程を経て疾病が引き起こされる。

　悪性腫瘍を形成する原因となる遺伝子は，2種類に大別される。

　正常な細胞には，細胞分裂の開始や進行を促進するたんぱく質をコードしている遺伝子としてがん原遺伝子（proto-oncogene）が存在する。このがん原遺伝子に変異が生じると，がん遺伝子（oncogene）に変化する。もうひとつの遺伝子群は，がん抑制遺

伝子であり，DNA損傷などの応答で発現し，がん発生を抑制する機能をもつたんぱく質をコードする遺伝子である。1つの細胞において，これらの遺伝子群に多種の変異が生じることで，がん化が誘導されると考えられている。EGFR（上皮増殖因子受容体），MYC（転写因子），INT2（増殖因子），RAS（Gたんぱく質），BCL2（アポトーシス制御因子）などが，がん遺伝子として知られている。

　また，遺伝的に子孫に受け継がれるがんも知られている。遺伝性乳がん・卵巣がん症候群（RRCA1/2）や，遺伝性非ポリポーシス大腸がん（リンチ症候群）（MSH2, MLH1, MSH6, PMS2），骨軟部肉腫（リ・フラウメニ症候群）（TP53）などは，（　　）内に示したがん抑制遺伝子の変異が原因とされている。

8．2　腫瘍免疫

1）腫瘍抗原

　腫瘍免疫とは，がん細胞に対する免疫応答のことをいう。1980年代に，悪性黒色腫で，がん細胞を特異的に攻撃するヒト抗腫瘍T細胞の存在が明らかとなった。さらに研究が進み，T細胞が認識する，ヒト腫瘍抗原が同定された。腫瘍抗原たんぱく質が分解した8〜十数個のアミノ酸からなるペプチドは，がん細胞の表面上のMHC（主要組織適合性抗原複合体）分子の先端にある溝に結合する。T細胞は，MHC分子により掲示された腫瘍抗原由来のペプチドを認識することができる。腫瘍抗原としては，①がん・精巣抗原（がん細胞で発現，正常細胞では精巣や胎盤のみで発現するたんぱく質），②分化抗原（組織に特異的発現をするたんぱく質），③変異遺伝子由来のたんぱく質，④過剰発現抗原（がん細胞に発現量が多いたんぱく質），⑤ウイルス抗原（発がんウイルス由来のたんぱく質）などがある。多くのヒト腫瘍抗原の同定により，これらの抗原を標的とした治療法の開発が行われている（【参考】がん治療へのアプローチ　参照）。

2）免疫監視機構（immune surveillance）と免疫編集（immune-editing）

　腫瘍抗原は，抗原特異的T細胞やNK細胞などの免疫細胞を活性化することにより免疫応答を行い，多くの腫瘍細胞が排除されている。これを免疫監視機構と呼ぶ。このように，腫瘍細胞は自然免疫も獲得免疫も誘導する。

　しかし，免疫細胞は腫瘍細胞を排除しきれずに，免疫防御機構から回避し増殖をし続けることも明らかになっている。これを免疫逃避と呼び，腫瘍細胞自身が自らの身を守るための仕組みである。腫瘍細胞は，免疫細胞が相互に作用した結果，さまざまな遺伝子などの変化により免疫に排除されにくくなる免疫抵抗性や，免疫抑制性を獲得した腫瘍細胞となり，免疫逃避し選択的に増殖し成長する。それらの過程は免疫編集と呼ばれている。腫瘍細胞の免疫逃避機構における，腫瘍抗原の消失やMHCクラスⅠ分子の発現低下など，その他さまざまな仕組みが明らかとなっている。

─── 【参考】がん治療へのアプローチ ───

　乳がん治療のひとつの手段として，乳がん細胞の増殖を促進するシグナルを受けとる受容体たんぱく質を標的とした分子標的療法がある。腫瘍抗原であるHER2（human epidermal growth factor receptor 2）たんぱく質もその受容体のひとつである。正常時のHER2たんぱく質の本来の機能は成長ホルモン受容体であり，細胞の増殖や分化の調節に関与している。しかし，乳がんの約20%においては，HER2たんぱく質の過剰な発現がみられ，がん細胞の高い悪性度と予後不良が示唆されている。HER2陽性乳がんの場合，化学療法による治療に加えて，HER2たんぱく質に特異的に結合する人工モノクローナル抗体を分子標的治療薬（トラスツズマブ製剤）として用いた治療法が施行されている。

　HER2たんぱく質は，腫瘍抗原としてがん細胞の増殖を促す刺激を細胞表面で受け止めるセンサーとしての役割がある。しかし，この分子標的治療薬がHER2に結合することでその働きが抑制され，がん細胞の増殖が阻害される。さらに，ヒト本来の免疫細胞は，治療薬が結合した部分を異常と感知し，そこを攻撃することで相乗的にがん細胞に作用し，治療効果を得ている。しかし，このような分子標的治療薬に対する新たな耐性の獲得も問題となっており，さまざまな治療戦略が考案されている。

トピックス　PD-L1とがん治療

　活性化T細胞の細胞表面上の受容体の1つにPD-1（Programmed cell Death 1）というたんぱく質がある。通常がん細胞の表面上のPD-L1（Programmed cell Death 1- Ligand 1）に結合することでPD-1が活性化される。その結果，T細胞は標的細胞への攻撃を中止する。健常人体内中では，このPD-1/PD-L1経路を用い，T細胞が誤って自己細胞を攻撃しないように制御されている。

　がん細胞は自分の細胞表面上にPD-L1を発現することで，T細胞からの攻撃を巧みに回避することで増殖している。そこで，PD-1，PD-L1に対する抗体を使って，PD-1とPD-L1が結合するのを妨げ，T細胞ががん細胞を攻撃できるようする薬（PD-1，PD-L1抗体薬）によるがん治療が有望視されている。

文　　　献

・福岡良男・伊藤忠一・福岡良博・佐藤進一郎・安藤清平：『臨床検査学　臨床免疫学』，医歯薬出版，（2001）
・大沢利昭・奥田研爾・小山次郎：『免疫学事典』第2版，東京化学同人，（2001）
・平野俊夫：『免疫のしくみと疾患』，羊土社，（1997）

索　引

〔編著者〕　　　　　　　　　　　　　　　　　　　　　　　　　（執筆分担）

木元　幸一（きもと こういち）　東京家政大学　名誉教授　　　　　　　　第1章

後藤　潔（ごとう きよし）　　　聖徳大学　名誉教授　　　　　　　　　　第2章4，第9章

大西　淳之（おおにし じゅんじ）東京家政大学家政学部　教授　　　　　　第3章2，第11章

〔著　者〕（五十音順）

小野瀬　淳一（おのせ じゅんいち）東京農業大学応用生物科学部　教授　　第3章3，第5章

倉沢　新一（くらさわ しんいち）　関東学院大学　名誉教授　　　　　　　第2章1～3

土生　敏行（はぶ としゆき）　　　武庫川女子大学食物栄養科学部　教授　第7章，第12章

牧　久惠（まき ひさえ）　　　　　女子栄養大学短期大学部　准教授　　　第3章1，第8章

南　久則（みなみ ひさのり）　　　神戸学院大学栄養学部　教授　　　　　第4章，第6章

安岡　顕人（やすおか あきひと）　聖徳大学人間栄養学部　教授　　　　　第10章

Nブックス

四訂 生 化 学

2003年（平成15年）　4月10日　初 版 発 行～第6刷
2009年（平成21年）　4月25日　改訂版発行～第9刷
2016年（平成28年）　9月15日　三訂版発行～第6刷
2021年（令和3年）　 5月20日　四訂版発行
2023年（令和5年）　11月20日　四訂版第4刷発行

編著者　　木　元　幸　一
　　　　　後　藤　　　潔
　　　　　大　西　淳　之

発行者　　筑　紫　和　男

発行所　　株式会社　建　帛　社
　　　　　　　　　 KENPAKUSHA

112-0011 東京都文京区千石4丁目2番15号
TEL（03）3944-2611
FAX（03）3946-4377
https://www.kenpakusha.co.jp/

ISBN　978-4-7679-0662-1　C3047　　　　壮光舎印刷／ブロケード
ⓒ木元，後藤，大西ほか，2003，2021.　　Printed in Japan
（定価はカバーに表示してあります）

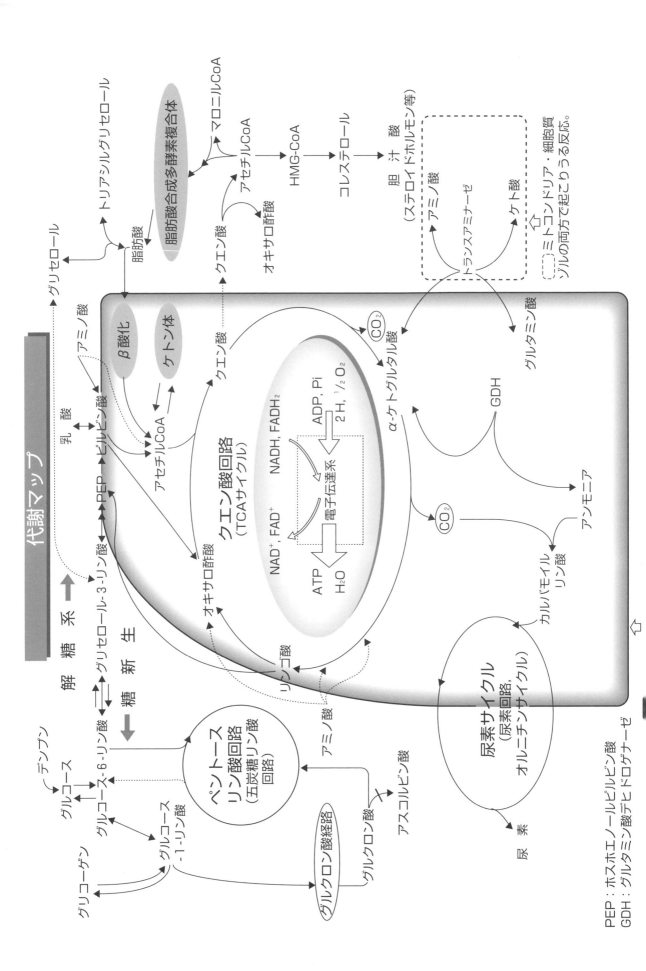

代謝マップ

解 糖 系
糖 新 生

グリコーゲン
デンプン
グルコース
グルコース-1-リン酸
グルコース-6-リン酸
グルコース-1-リン酸
ペントース
リン酸回路
（五炭糖リン酸
回路）
グルクロン酸経路
グルクロン酸
アスコルビン酸

グリセロール
トリアシルグリセロール
脂肪酸
グリセロール-3-リン酸
PEP
ピルビン酸
乳 酸
アミノ酸
β酸化
ケトン体
アセチルCoA

脂肪酸合成多酵素複合体
マロニルCoA
マロニルCoA
アセチルCoA
オキサロ酢酸
クエン酸
HMG-CoA
コレステロール
胆 汁 酸
（ステロイドホルモン等）

クエン酸回路
（TCAサイクル）
NAD⁺, FAD⁺
NADH, FADH₂
電子伝達系
ADP, Pi
2H, ¹/₂ O₂
ATP
H₂O
CO_2
CO_2
クエン酸
オキサロ酢酸
リンゴ酸
α-ケトグルタル酸
アミノ酸
カルバモイル
リン酸
GDH
アンモニア
グルタミン酸

アミノ酸
トランスアミナーゼ
ケト酸
□：ミトコンドリア・細胞質
ブルの両方で起こりうる反応。

尿素サイクル
（尿素回路、
オルニチンサイクル）
尿 素
尿

PEP：ホスホエノールピルビン酸
GDH：グルタミン酸デヒドロゲナーゼ